낸시의 홈짐

한 그루의 나무가 모여 푸른 숲을 이루듯이
청림의 책들은 삶을 풍요롭게 합니다.

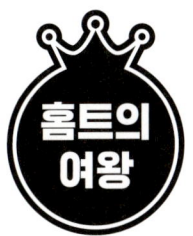

홈트의 여왕

고강도 홈 다이어트 인생개조 프로젝트

낸시의 홈짐

낸시 지음

청림Life

PROLOGUE

인생에 변화가 필요하다면
낸시의 손을 잡아요

여자로서, 엄마로서 운동을 결심했습니다

20대의 저는 먹는 것을 별로 좋아하지 않았기 때문에 살집이 없는 편이었습니다. 잘 먹지도 않는 데다 딱히 운동 같은 것을 안 해서인지 체력도 좋지 않았어요.

그런데 서른 살이 지나면서 제 몸이 달라지기 시작했습니다. 아기를 낳지도 않았는데, 아주 조금씩 몸이 펑퍼짐해지면서 허벅지 뒤에는 셀룰라이트가 자글자글하게 자리 잡기 시작했고, 가늘었던 팔뚝도 조금씩 두꺼워지기 시작했습니다. 그때부터 체지방이 빛의 속도로 붙기 시작했습니다. 사진 속 제 모습이 무척 후덕하죠? 이때는 임신을 계획 중이었기 때문에 '지금 살 빼봤자 임신하면 다시 찔 텐데 뭐. 아기를 낳고 나중에 살을 빼자!'라고 생각했지요.

임신 후 저는 입덧 때문에 메슥거리는 속을 달래기 위해 뭔가를 끊임없이 먹어야 했습니다. 외국에 살고 있는 터라 한식이 그리웠고 그중에서도 매콤한 음식이 더 먹고 싶더라고요. 고추장이 듬뿍 들어간 비빔밥, 비빔국수를 끊임없이 먹어대다 결국, 당뇨를 동반한 임신중독증에 걸리고 말았습니다.

임신중독증 탓에 아기는 9개월을 다 채우지 못하고, 긴급 제왕절개 수술로 임신 31주만에 세상에 나와야 했습니다. 당시에 인큐베이터에 누워 있던 작고 야윈 아기를 보면서 제 마음은 갈기갈기 찢어졌습니다.

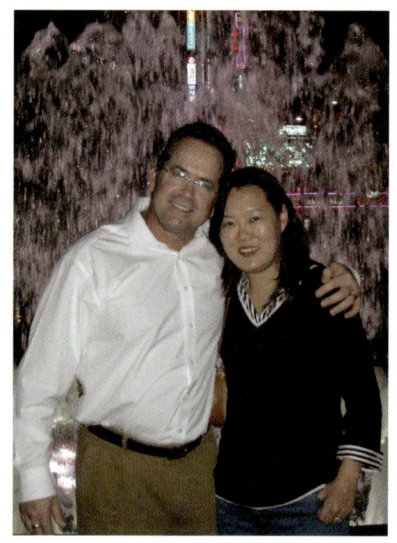

임신 전 남편과 함께

산후조리 할 틈도 없이 노심초사의 시간을 보냈고, 제 몸과 마음은 만신창이가 되어버렸지요.

결국 아주 심각한 산후우울증에 빠지고 말았습니다. 조산도 제 탓 같았고 또 몸이 안 좋아 아이를 제대로 돌보지 못하고 있다는 죄책감, 또 급격하게 뚱뚱해진 외모로 인한 자괴감까지…. 산후우울증은 곧 대인기피증이 되었고 하루하루 힘든 시간을 보내야만 했습니다.

그러던 어느 날, 아들 리오가 4~5개월이 되었을 무렵 문득 아기를 위해서도 이대로 가만히 있을 수 없다는 생각이 들었어요. 그래서 다이어트를 결심했죠. 어떻게 운동을 시작해야 하는지도 모르던 시절이었는데 우연히 동네 이웃이 헬스 트레이닝을 받는 것을 보고는 따라서 운동을 시작하였습니다. 당시 싱가폴에서는 나름 유명했던 헬스 트레이너에게 '지옥 훈련'을 받게 되었지요.

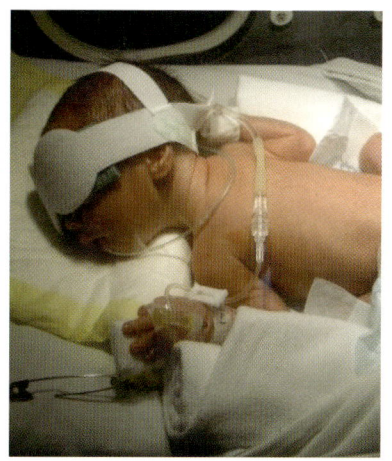

두 달 먼저 세상에 나온 아들, 리오

낸시의 홈짐, 이렇게 시작되었습니다

조산으로 약하게 태어난 리오였기에 아이 셋을 키우는 것 이상의 공을 들여야만 했어요. 그러던 중 리오는 아스퍼거 증후군 진단을 받게 되고 저는 하던 일을 그만 두었습니다. 리오는 다른 아이보다 몇 배는 더 엄마의 손길이 필요했으니까요.

집에서 육아에만 집중하다 보니 스트레스도 상당했습니다. 스트레스를 슬기롭게 극복하고 자기계발의 계기로 삼아야겠다는 생각에 '헬스 트레이너 자격증' 공부를 시작하게 되었습니다. 결국 정식 헬스 트레이너 자격증을 땄고, 피트니스 클럽에서 병아리 헬스 트레이너로 또 프리랜서 트레이너로 일하기 시작했습니다. 물론 이후에도 꾸준히 운동 공부는 계속 하였답니다.

하지만 미국과 한국을 자주 왕래해야 하는 사정이 있던 저로서는 운동을 꾸준히 한다는 것이 쉽지 않았어요. 그때만 해도 피트니스 센터에서만 제대로 된 운동이 가능하다고 생각하던 때였거든요.

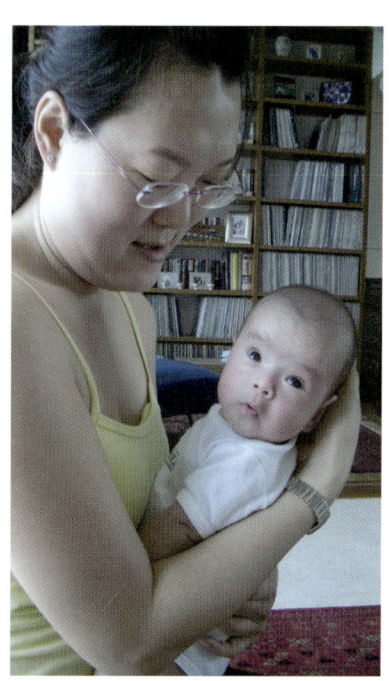

리오 출산 후 심각한 산후우울증에 빠지기도 했다.

PROLOGUE

제가 처한 상황에서 운동을 꾸준히 할 수 있는 방법을 고민하던 어느 날, 기능성 운동(Functional training) 코스를 수료하면서 헬스장을 가지 않아도 맨몸으로 얼마든지 헬스 이상의 효과를 볼 수 있는 운동을 할 수 있다는 것을 알게 되었고 그렇게 시작하게 된 운동이 바로 '낸시의 홈짐' 입니다.

이 세상에서 가장 중요한 건 나 자신

운동은 저의 체력뿐만이 아니라 정신을 더욱 강하게 만들어주었습니다. 남편이 암 진단을 받고 이후 9개월 동안 힘든 투병의 시간을 함께하며 제 마음은 이루 말할 수 없을 정도로 힘들었습니다. 내가 흔들리면 남편도 아이도 더 힘들다는 생각에, 이를 악물고 운동을 하며 무너지는 마음을 다잡았습니다.

남편이 떠난 이후에도 가슴이 뻥 뚫린 것처럼 허전하고 슬펐지만 운동을 멈추지 않았습니다. 운동이 얼마나 몸과 마음을 강하게 만들어주는지 알고 있기 때문입니다.

낸시의 홈짐은 앞으로도 계속될 것입니다. 제가 여든 살이 되어도 아흔 살이 되어도, 그 나이와 몸에 맞는 운동으로 변화하고 발전하면서 말이지요.

늘 젊고 건강한 삶을 유지하겠다는 여러분과의 약속, 또한 앞으로도 오래오래 여러분 곁에 남아 있겠다는 약속, 꼭 지킬게요.

이렇게 평범하기 그지 없는 저와 함께 할 홈지머들, 앞으로도 우리 이렇게 함께 땀 흘리고, 힐링하고, 사랑하고, 보듬어주면서 그렇게 살아요.

그리고 세상에서 가장 중요한 것, 가장 지켜야 하는 것은 바로 나 자신이고 나의 건강이라는 것을 잊지 마세요.

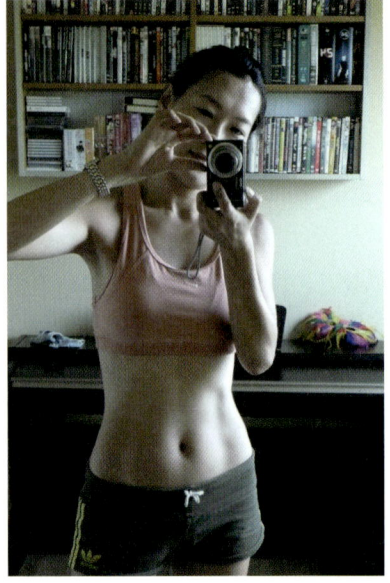

낸시의 홈짐을 시작할 무렵

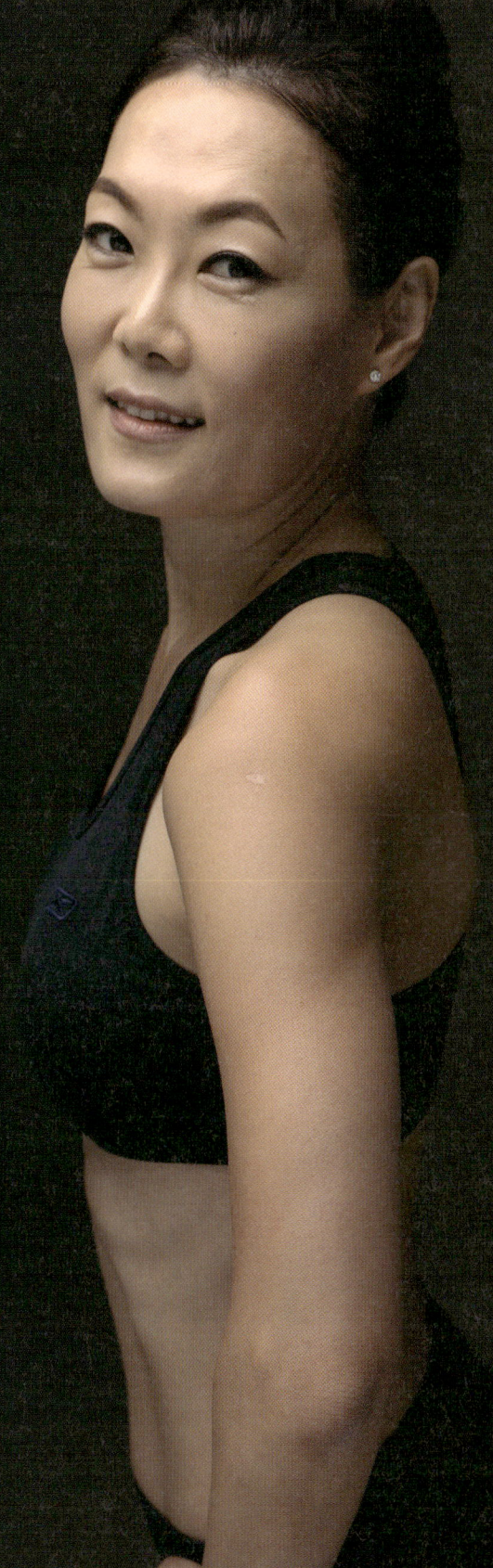

가랑비에 옷 적시듯 운동을 했어요.
한 번 할 때 십여 분, 혹은 일주일에 한 번, 한 달에 한 번.
때로는 매일매일.
상황이나 주어진 시간에 맞추어 그때그때 운동을 했어요.
안달복달하지도 않았어요. 그저 '운동을 할 수 있으면
행복하다'고 생각했어요.

그렇게 한 걸음 한 걸음 걸어왔더니 오늘의 낸시가 되었네요.
대단한 사람도 아니고 잘난 사람도 아니지만, 한결같은 꾸준함과
소처럼 묵묵한 우직함이 저를 발전시킨 것 같아요.
지금도 현재 진행형이에요.

나는 누가 나를 봐주지 않아도 좋아요.
사랑스런 눈으로 지켜봐주면 그건 인생의 보너스라고 생각해요.
그냥 그렇게, 묵묵히 이 자리에 있으렵니다.

인생에 다른 욕심도 없어요.
행복이란 건 돈이나 야망으로 얻어지는 것이 아니라는 것을
인생의 쓴맛을 통해 배웠지요.
내년이면 쉰 살, 70년생 여자로서 '그저 오늘 하루 건강하고
행복하면 된 거다' 하며 순간순간에 충실할 뿐입니다.
우리 함께 땀 흘리고, 힐링하고,
서로 사랑하고 보듬어주면서 그렇게 살아요.
앞으로도 계속 저와 함께할 홈지머들,
내 손을 잡아요.

From Nancy

CONTENTS

PROLOGUE 인생에 변화가 필요하다면 낸시의 손을 잡아요 • 4

Part 1
여자, 낸시의 홈짐으로 리즈 몸매를 되찾아라!

낸시의 홈짐, 탄생 스토리 • 14
Your body is your gym, 맨몸으로 하는 최강의 근력 운동, '낸시의 홈짐' • 18
왜 낸시의 홈짐인가? • 22
매번 다른 형태의 운동을 해야 하는 이유 • 26
운동 기록장, 운동 노트 • 28
거울 속의 나를 사랑하라 • 30
다이어트에도 밀당이 필요하다! • 32
나이가 드니 뱃살이 나온다고? • 34
먹어도 살이 안 찌는 몸, 근육형 S라인 • 36
특정 부위의 살만 빼고 싶다고요? • 38
셀룰라이트는 운동으로 없애자! • 41
운동은 습관이 되어야 한다! • 42
운동은 20 식단이 80 • 45
다이어트 식단은 영양가 있는 음식으로 채워라 • 46
다이어트 식단 일기를 쓰자 • 48
치팅 데이의 중요성 • 50
내 멋에 산다 • 51
슬로우 다이어트가 베스트 다이어트 • 52
충분한 휴식과 수면의 중요성 • 54
운동 중 부상에 주의하라! • 55
팔순이 되어도 하고 있을 운동 • 56

Q&A 낸시, 궁금해요! • 58

Before & After • 64

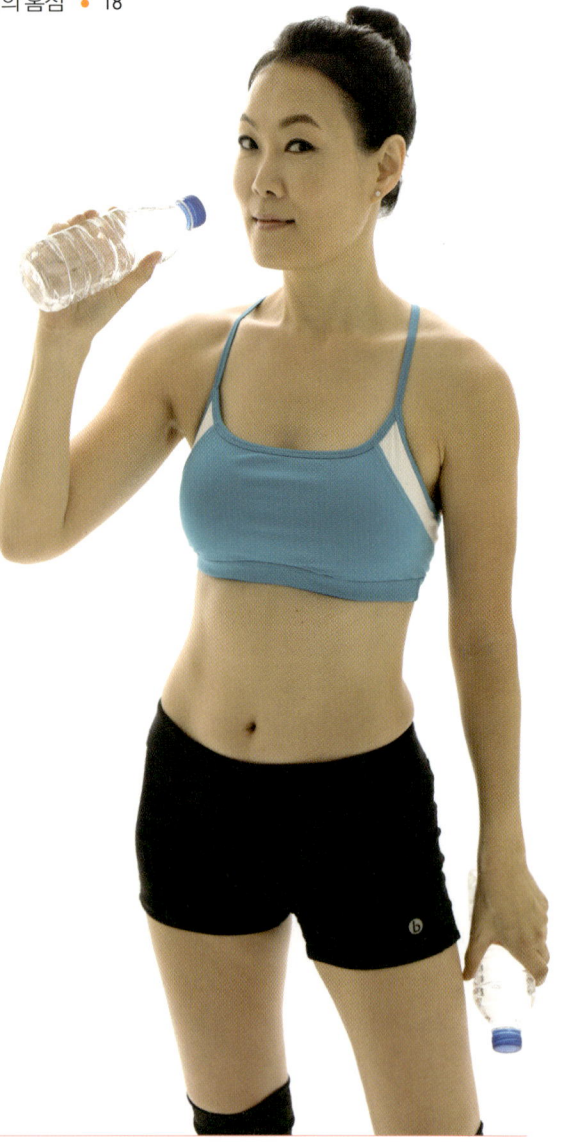

Part 2
낸시와 함께 하는 기본 동작

- 스쿼트 • 74
- 런지 • 75
- 사이드 런지 • 76
- 스텝 업 • 77
- 스텝 업 무릎 올리기 • 78
- 브리지 • 79
- 푸시업 • 80
- 버피 • 81
- 플랭크 무릎 차기 • 82
- 악어 걸음 • 83
- 마운튼 클라임 • 84
- 마운트 클라임 달리기 • 85
- 플랭크 점프 • 86
- 플랭크 사이드 점프 • 87
- 플랭크 로 • 88
- 게 자세 발차기 • 89
- 슈퍼맨 • 90
- 나는 슈퍼맨 • 91
- 딥 • 92
- 의자 딥 • 93
- 무릎 올려 뛰기 • 94
- 하늘 자전거 크런치 • 95
- 누웠다 일어서기 • 96
- 사이드 크런치 • 98
- 스타 크런치 • 99
- 시계추 운동 • 100
- 덤벨 로 • 101
- 암 워킹 • 102
- 플랭크 워크 • 103
- 점핑 잭 • 104
- 토 터치 크런치 • 105

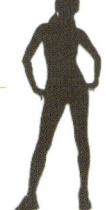

Part 3
운동 효과를 극대화하는 변형 동작

- 좁게 스쿼트 • 108
- 와이드 스쿼트 • 109
- 스모 스쿼트 • 110
- 스쿼트 트위스트 • 111
- 스쿼트 옆차기 • 112
- 스쿼트 앞차기 • 113
- 다이내믹 스쿼트 • 114
- 점프 스쿼트 • 115
- 백 런지 • 116
- 백 런지 무릎 올리기 • 117
- 백 런지 발차기 • 118
- 백 런지 옆차기 • 119
- 앞으로 런지 • 120
- 앞으로 런지 트위스트 • 121
- 크로스 런지 • 122
- 불가리안 런지 • 123
- 런지점프 • 124
- 사이드 런지 무릎 올리기 • 125
- 사이드 런지점프 • 126
- 한 발 브리지 • 127
- 발 높이 올려 브리지 • 128
- 발 높이 올려 한 발 브리지 • 129
- 벽 푸시업 • 130
- 테이블 푸시업 • 131

CONTENTS

의자 푸시업 • 132
무릎 대고 푸시업 • 133
푸시업 어깨 탭 • 134
푸시 업 로 • 135
다이아몬드 푸시업 • 136
엎드려 푸시업 • 137
푸시업 사이드 플랭크 • 138
한 발 푸시업 • 139
발 높이 올려 푸시업 • 140
푸시업 버피 • 141
테이블 버피 • 142
의자 버피 • 144
걷기 버피 • 146
걷고 점프 버피 • 148
사이드 버피 • 150
사이드 버피 푸시업 • 151

Part 4

시간별·부위별 루틴 운동

4분 기본 근력 운동 • 154
4분 전신 조임 운동 • 155
4분 슬림 레그·슬림 암 운동 • 156
4분 탄탄한 허벅지 운동 • 157
4분 체지방, 내장지방 빼기 운동 • 158
4분 아랫배 조이기 운동 • 159
4분 똥뱃살 빼는 운동 • 160
10분 마스터 전신 운동 • 161
10분 슬림 비키니 바디 운동 • 162
10분 칼로리 소모 폭탄 운동 • 164
10분 뱃살 빼는 운동 • 166
10분 전신 다이어트 운동 • 168
10분 뱃살, 팔 살, 허벅지 살 빼는 운동 • 170
10분 날씬해지는 운동 • 172
10분 엉뽕, 허벅지가 탄탄해지는 운동 • 174
10분 11자 복근 만들기 운동 • 176
10분 상체 비만 타파 운동 • 178
12분 옆구리 살 빠지는 전신 운동 • 180
12분 짧고 굵게 하는 전신 운동 • 182
12분 뱃살 빼는 최고 조합 운동 • 184
12분 칼로리 소모 전신 운동 • 186
12분 몸짱·근육짱 운동 • 188
12분 뱃살, 허벅지 살 빼는 운동 • 190
12분 기본 근력 운동 • 192
12분 엉뽕·납작배 운동 • 193
12분 힙업 및 허벅지 살 빼는 운동 • 194
12분 날렵한 상체를 만들어 주는 운동 • 196
15분 뱃살이 쭉쭉 빠지는 운동 • 198
15분 엉덩이 살 빼는 운동 • 200
15분 헐렁한 몸통 쪼잇쪼잇 운동 • 202

부록

동영상으로 따라 하는 인생개조 홈트 프로젝트

다이어터로 시작해서 평생어터가 되기 위한 첫걸음,
낸시의 '인생개조 8주 홈트 프로젝트'의 탄생! • 206

인생개조 8주 홈 트레이닝 프로그램을 시작하자! • 207

1 저강도 홈 트레이닝 ❶ • 208
2 저강도 홈 트레이닝 ❷ • 209
3 저강도 홈 트레이닝 ❸ • 210
4 저강도 홈 트레이닝 ❹ • 211
5 하체 운동 • 212
6 탄탄한 몸을 위한 전신 근력 운동 • 213
7 코어·하체 단련 운동 • 214
8 체지방을 태우는 전신 근력 운동 • 215
9 옆구리살 빼는 전신 근력 운동 • 216
10 체지방을 태우는 근력 운동과 유산소 운동 • 217
11 근력을 키워주는 운동 • 218
12 본격 복근 만들기 전신 운동 • 219
13 살 안 찌는 몸 만드는 운동 • 220
14 체지방을 빼고 근육 만드는 운동 • 221
15 하체 비만 탈출 운동 • 222
16 몸짱의 시작! 전신 근력 운동 • 223

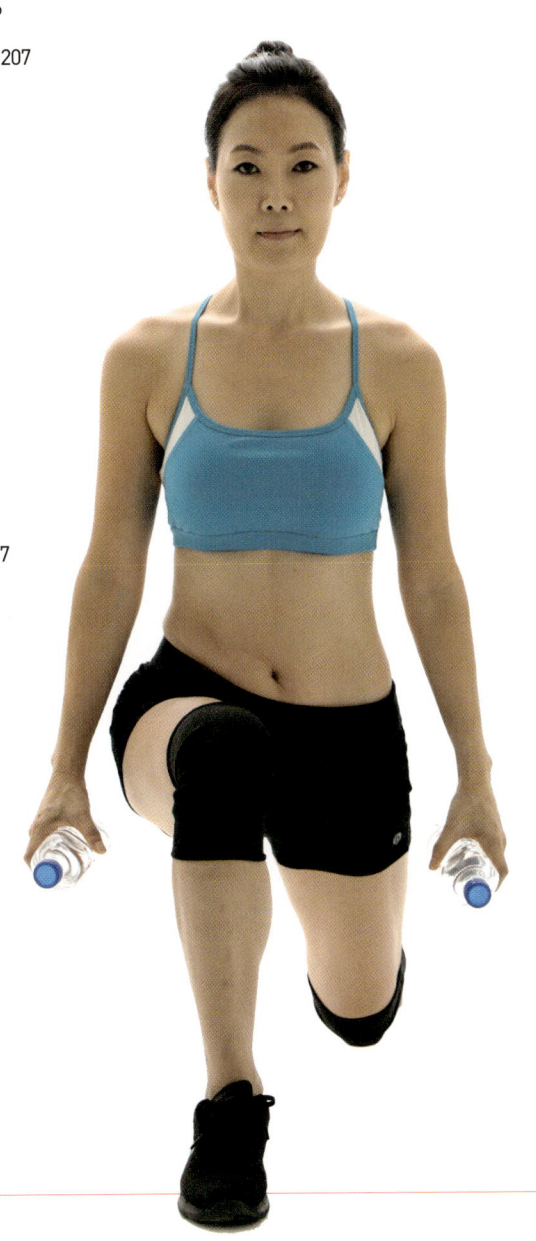

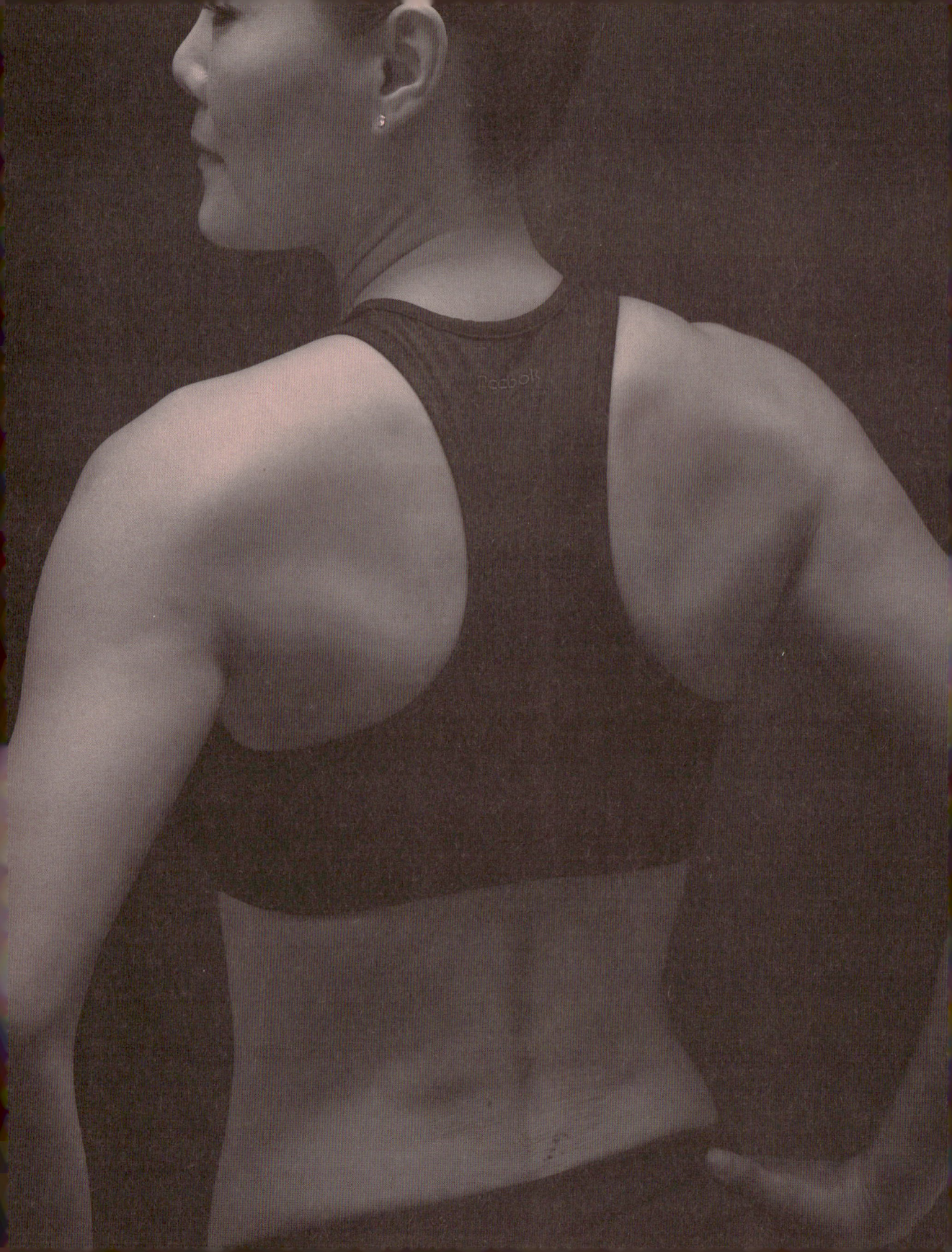

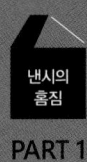

PART 1

여자, 낸시의 홈짐으로
리즈 몸매를 되찾아라!

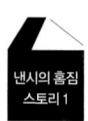

낸시의 홈짐, 탄생 스토리

2005년 어느 날이었습니다. 임신 중이던 저는 점점 불러오는 배를 보면서, 온몸에 빠르게 자리 잡아가는 살들을 보면서 '혹시 출산 후에도 이 몸이 그대로 유지되면 어쩌지?' 살짝 걱정이 되었습니다. 그래서 몸매 관리 정보를 찾다가 당시 너무나 유명했던 몸짱 아줌마의 홈페이지를 발견했고, 매일 그곳을 들락거리게 되었죠. 인형처럼 완벽한 몸매를 담은 그녀의 사진을 보면서 자극을 받아 '나도 아기만 낳고 나면 꼭 저런 몸을 만들 거야~!'라고 다짐하면서 말이에요. 그리고 몇 달 후 아기를 낳았습니다. 출산 후에도 그녀의 홈피를 지속적으로 방문했지만 제 몸에 자리 잡은 살은 빠지지 않았습니다. 그녀처럼 멋진 몸매를 갖고 싶다는 마음만 있을 뿐, 뭘 어떻게 어디서부터 시작해야 살이 빠지는 건지 도무지 알 수가 없었으니까요.

운동하면 살이 빠진다는 당연한 사실 말고, 무슨 운동을 어떻게 해야 하는지에 대해서는 그녀의 홈페이지를 비롯해 다른 어떤 웹 사이트에서도 알려주지 않더군요. 운동법이나 운동 이름 등은 웹 서핑으로 대충 찾을 수가 있었지만 어떤 프로그램의 어떤 운동을 어떤 순서로 몇 번을 해야 하는지 통합적으로 알려주는 곳은 없었던 것이죠.

그런 제가 '낸시의 홈짐'이란 블로그(nancyhomegym.kr)를 시작한 것은 2012년으로 거슬러 올라갑니다. 정확히 이야기하자면 첫 포스팅을 2012년 7월 27일에 올렸으니, 벌써 6년 전이네요.

운동의 '운' 자도 모르던 제가 임신과 출산을 겪으며 찐 살을 빼고자 서른일곱이라는 늦은 나이에 피트니스의 세계에 입문한 것은 2006년 5월의 일입니다. 그 전까지는 운동이라면 조깅이 다인 줄 알았고, 덤벨이나 바벨을 들고 하는 근력 운동은 일반인에게 해당되는 것이 아니라 보디빌더 같은 프로페셔널만이 하는 운동인 줄 알았습니다.

노산으로 인해 뚱뚱한 아줌마가 된 저는 불어난 살을 빼기 위해 슬리밍 센터를 다녀야겠다고 결심했습니다. 슬리밍 센터를 다녀야만 살을 뺄 수 있는 것인 줄 알았기 때문이지요. 그러다가 우연찮게 이웃집 여자와 함께 운동하던 트레이너를 고용하게 되었습니다. 그때 저는 일반인도 트레이너를 고용해서 운동할 수 있다는 사실조차 몰랐을 만큼 운동에 문외한이었습니다. 또 그만큼 헬스 프로그램이 대중적으로 알려진 시기가 아니었다고나 할까요.

지금이야 운동과 식이 요법을 통해서 살을 빼고 몸을 만든

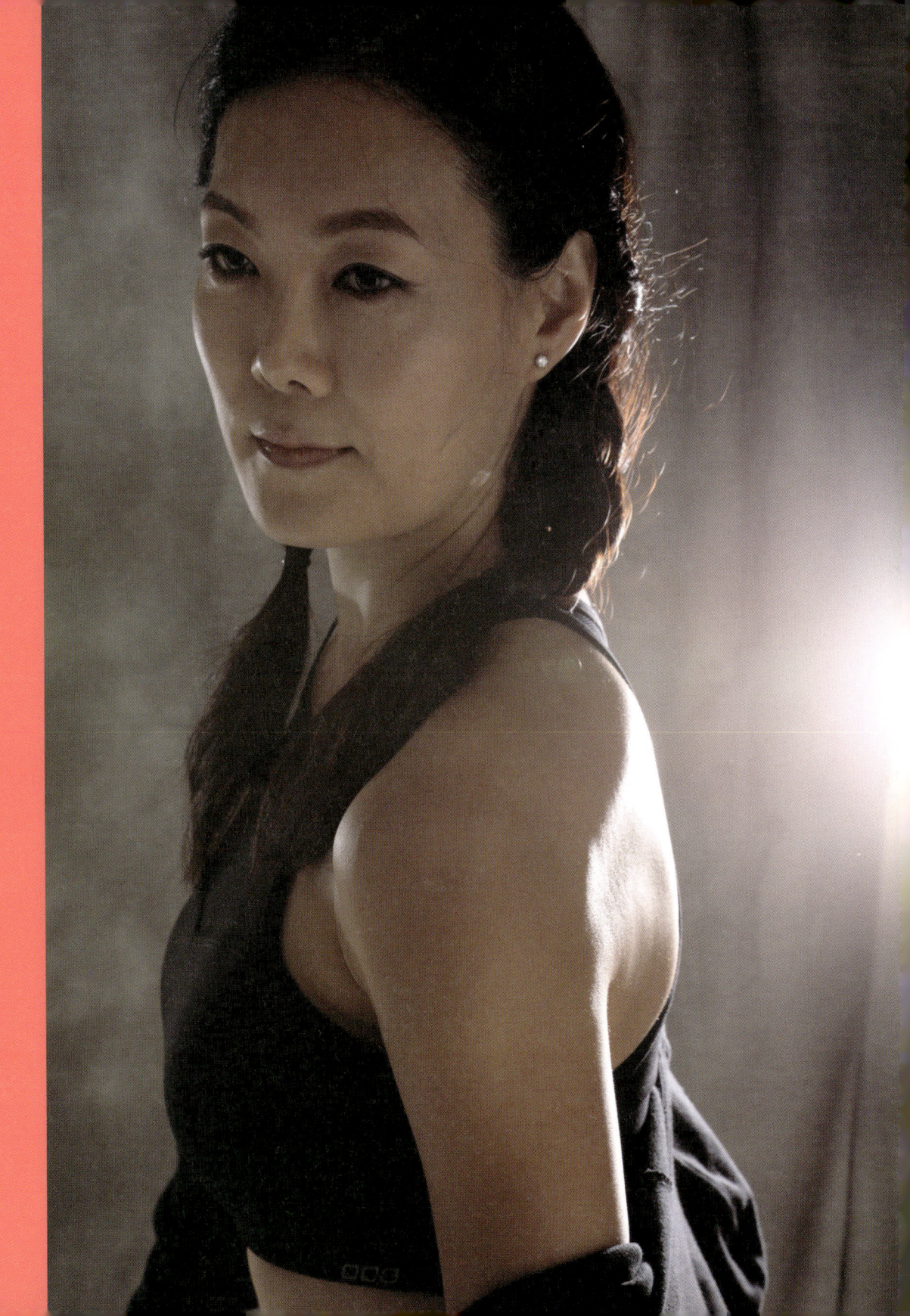

다는 게 상식이 되었지만, 당시의 저는 아무것도 모르는 상태에서 근력 운동이라는 것을 시작했습니다. 그렇게 바닥부터 시작해 시행착오를 거듭하며 발전해서 마침내 바쁜 현대인의 라이프스타일에 맞은 운동법을 찾아냈고, 그 운동법을 공유하고자 '낸시의 홈짐'이란 블로그를 운영하게 되었습니다.

운동을 하고 싶은데, 살을 빼고 싶은데, 건강과 체력을 되찾고 싶은데 방법을 모르는 분. 빠듯한 가정 경제 때문에 트레이너 고용은커녕 피트니스 클럽에 다닐 엄두조차 내기 힘든 분. 2005년도의 저처럼 헤매고 있을 분들을 생각하면서 제가 찾아낸 운동 프로그램을 블로그를 통해 널리 알리기로 마음먹었습니다.

이 모든 사항에 해당했던 저는 '낸시의 홈짐' 스타일의 운동

- 바쁜 직장 생활이나 육아로 인해 피트니스 클럽에 갈 시간이 없는 사람
- 피트니스 클럽 비용이 너무 아까운 사람
- 피트니스 클럽을 다녀봤지만 효과를 보지 못한 사람
- 피트니스 클럽에 회원 가입은 했지만 막상 가려고 하면 이런저런 이유로 한 달 이상 가지 못한 사람
- 러닝 머신 등의 유산소 운동으로 살은 빠진 듯해도 여전히 살이 축 늘어진 느낌으로 고민인 사람
- 체력이 너무 약해서 조금만 걸어도 힘든 사람
- 살도 빼고 싶고 운동도 하고 싶지만 뭐부터 시작해야 할지 엄두가 안 나는 사람
- 피트니스 클럽에서 운동하는 게 좀 창피해 혼자서 조용히 운동하고 싶은 사람

을 시작한 2010년 이후 피트니스 클럽을 간 적도 없고, 시간이 없어서 운동을 하지 못한 적도 없습니다. 의지 하나만 있으면 다른 변명도 핑계도 댈 수 없는 운동법이 '낸시의 홈짐'입니다. 하루 10여 분씩 꾸준히 운동한 결과, 지금은 마흔아홉이라는 나이지만 제 인생에서 믿을 수 없을 만큼 강하고 피트한 몸을 갖게 되었지요.

그리고 저의 몸의 변화를 지켜본 주변 지인들이 요청할 때마다 제가 터득한 운동법을 이야기해주고 가끔은 직접 가르쳐주기도 했습니다. 이후 효과를 봤다는 얘기를 들으면서 이 운동법을 더욱 많은 사람에게 알리면 좋지 않을까 생각했습니다.

운동을 해보지 않은 사람은 어떤 운동을, 어떤 조합으로, 얼마큼 해야만 하는지 프로그램을 짜는 일에 어려움을 느낍니다. 그래서 그냥 따라 하기만 하면 되는 운동 프로그램을 알려주어야겠다고 다짐하게 되었지요. 시행착오를 겪으며 시간 낭비할 필요 없이 바로 해볼 수 있는 운동 모음집 형태로 말이죠.

제가 소개하는 기능성 운동(Functional Training)과 고강도 인터벌 트레이닝(HIIT, High Intensity Interval Training)은 지금이야 헬스에 관심이 있는 사람이면 누구나 알고 있지만 2012년만 해도 한국에서는 생소한 운동법이었습니다. 더군다나 그런 운동을 집에서, 즉 홈 트레이닝으로 해낼 수 있다는 것은 전혀 생각하지 못하던 때였지요.

제 자신이 직접 경험해보고 엄청난 효과를 본 '낸시식 홈 트레이닝'을 혼자서만 알고 있기에는 너무 안타까운 마음이 들어 그간 해왔던 나만의 운동법을 하나씩 '낸시의 홈짐'이라는 이름으로 블로그와 유튜브에 올리기 시작했습니다. 그렇게 6년이라는 시간이 흐른 지금, 홈 트레이닝은 매

우 대중적인 운동법으로 자리 잡았습니다.

실제로 젊고 건강한 트레이너들이 홈트레이닝 관련 책을 냈고, 유튜브로 운동법을 소개하기도 하면서 홈트레이닝은 더 많은 사람들에게 알려지게 되었지요. 저의 바람대로 사람들이 큰 고민 없이 쉽게 홈 트레이닝을 시작하는 모습을 보면 뿌듯한 마음이 들기도 합니다.

이러한 운동법을 처음으로 한국에 소개한 뒤 6년이라는 시간을 한결같이 한 우물만 파왔기에, 살짝 부끄럽지만 오늘날 제가 홈 트레이닝의 원조, 홈 트레이닝의 시조새라 불리고 있는지도 모르겠습니다(홈 트레이닝의 어제. 홈 트레이닝의 여왕이라고 부르는 분들도 있다고 하고요. 여러분 사랑해요!).

'낸시의 홈짐'은 다른 운동을 따로 하지 않아도 조깅 등의 유산소 운동 없이도, 피트니스 클럽에 가지 않아도, 하루에 10분, 길게는 30분, 일주일에 두세 번 정도만 운동하면 건강한 근육질의 몸짱이 될 수 있는, 누구나 할 수 있는 자신의 몸을 이용하는 가장 효율적인 근력 운동입니다.

'낸시의 홈짐' 스타일로 하루 10여 분씩 꾸준히 운동한 결과, 지금은 마흔아홉이라는 나이지만 제 인생에서 믿을 수 없을 만큼 강하고 피트한 몸을 갖게 되었지요.

저의 블로그에 게시된 수많은 비포/애프터 수기가 말해주듯, 저를 비롯한 많은 분이 이미 엄청난 효과를 보았으며 지금 현재도 수십만 명이 함께하고 있답니다. 이에 힘입어 더 많은 사람이 동참하기를 희망하며 『낸시의 홈짐』이란 동일 제목의 책으로 엮었습니다.

이 짧지만 굵고 강한 운동을 생활화하여 여러분이 건강한 몸으로 다시 태어나는 계기가 되기를 바랍니다. 이러한 마음은 6년 전 블로그를 시작할 때나 지금이나 같습니다.

그래서 오늘도 저는 땀을 흘리며 운동을 합니다. 낸시의 홈짐으로 운동을 시작하는 많은 분과 함께하기 위해!

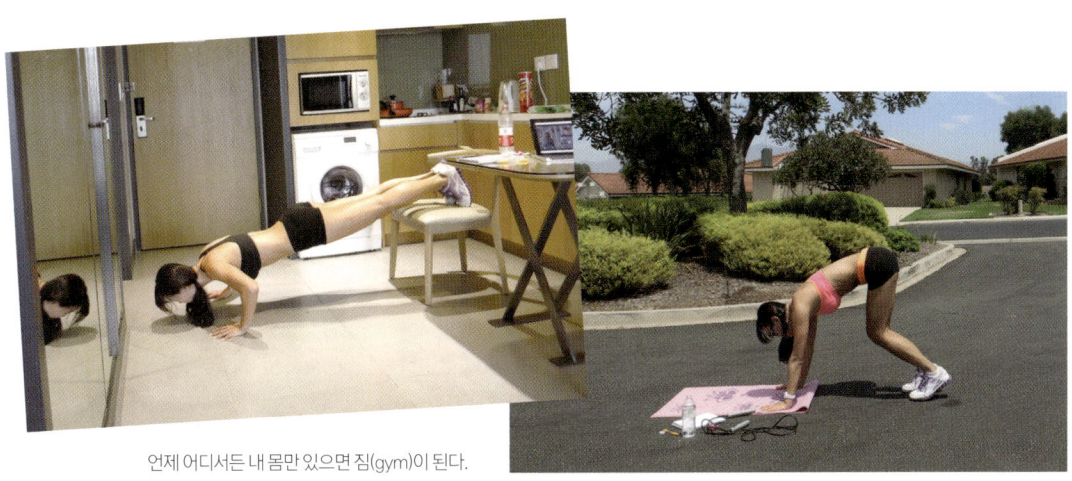

언제 어디서든 내 몸만 있으면 짐(gym)이 된다.

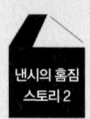

낸시의 홈짐
스토리 2

Your body is your gym.
맨몸으로 하는 최강의 근력 운동, '낸시의 홈짐'

낸시의 홈짐은 기구를 사용하지 않고 맨몸과 중력만을 이용해서 운동하는 프로그램입니다. 하지만 그 어떤 헬스 프로그램보다 강력하고 효과적인 무산소 운동과 유산소 운동을 동시에 잡는 홈 트레이닝이며, 무엇보다 하루 10여 분의 운동만으로도 충분히 몸짱이 될 수 있도록 온몸 구석구석을 근육으로 무장시켜주는 운동입니다.

저 역시 2006년 처음 운동을 시작할 때는 하루 2시간 유산소 운동을 기본으로 했고 근력 운동을 위해서는 일주일에 두 번씩 피트니스 클럽을 찾아 퍼스널 트레이닝을 받는 것이 필수 코스였습니다. 피트니스 클럽에 가서는 우선 덤벨이나 바벨을 들고 하체 운동을 순차적으로 했는데, 담당 트레이너는 기계에 앉아서 하는 운동은 매우 최소로 시켰습니다. 대신 무게를 순차적으로 가중시킨 스쿼트나 런지 혹은 클린 프레스 등을 10~15회, 3씩 ~4세트씩 한 뒤 상체로 올라가서 가슴 운동, 등 근육 운동, 어깨 운동, 이두 운동, 삼두 운동 등을 다시 3~4세트씩 진행했습니다. 그다음에는 복근을 공략해서 여러 가지 운동을 다시 3~4세트 하고 마지막 스트레칭까지….

이런 과정으로 온몸 운동을 끝내려고 하면 아무리 부지런을 떨어도 두 시간 이상이 후딱 지나가버리곤 했습니다. 어떤 경우에는 너무 시간이 많이 지나가버려 대근육 운동만 하고 소근육 운동은 하지 못할 때도 많았고요. 하체 운동, 상체 운동을 하루씩 번갈아가며 스케줄을 잘 짜도 한번 가면 최소 두 시간씩 걸리는 건 마찬가지였습니다.

러닝 머신을 이용해 걷기나 뛰기만을 하거나, 근력 운동을 해도 한 부위에 한 가지 운동만을 해서는 큰 효과가 없습니다. 제대로 운동을 하려면 부위별 전신 근력 운동을 해야 하니 그 정도의 시간이 걸리는 것은 어쩔 수 없는 일이었죠.

하지만 운동에 할애하는 시간이 만만치 않다 보니 피치 못하게 운동을 빼먹어야 하는 날도 생기고, 어떤 경우엔 일주일 내내 운동을 한 번도 할 수 없어 속상해하기도 했습니다. 게다가 가끔 여행을 가거나 한국 집 방문 혹은 미국 집 방문 등으로 다른 나라를 한 달씩 길게 다녀오면 운동의 맥이 끊기기 일쑤였지요. 또 지인과의 약속이나 특별한 일정이 있는 날은 운동을 할 시간이 없어 꾸준히 지속하는 것은 거의 불가능했습니다.

운동을 끊지 않고 지속하기 위해서는 희생해야 할 것이 너무 많았어요. 이런저런 사정상 마음이나 의지와는 상관없이 운동을 하다 말곤 했습니다. 그와 더불어 살이 빠졌다 쪘다를 반복하는 요요 현상을 여러 번 경험했지요.

하지만 낸시의 홈짐으로 운동 스타일을 바꾼 이후 모든 것이 달라졌습니다. 특히 개인적으로는 이 운동 프로그램이 '피트니스의 혁명'이라는 생각이 들 정도였습니다.

어딜 가든 어디에 묵든 그 자리에 자그마한 공간, 즉 요가 매트 한 장을 펼칠 정도의 공간과 함께 자신의 몸뚱이만 있으면 언제든지 누구나 할 수 있는 운동이기 때문입니다. 더욱이 유산소와 근력 운동을 동시에 10여 분이라는 짧은 시간에 후딱 끝내버리는 운동이었으니까요!

무엇보다 살림과 육아로 쉴 새가 없는 주부들, 직장 생활까지 병행하느라 도저히 운동할 시간을 낼 수 없는 워킹맘들도 운동의 맥을 끊지 않고 지속할 수 있는 운동이 바로 낸시의 홈짐이라고 생각합니다.

저 역시 이 운동을 시작한 후에는 피트니스 클럽에 갈 필요

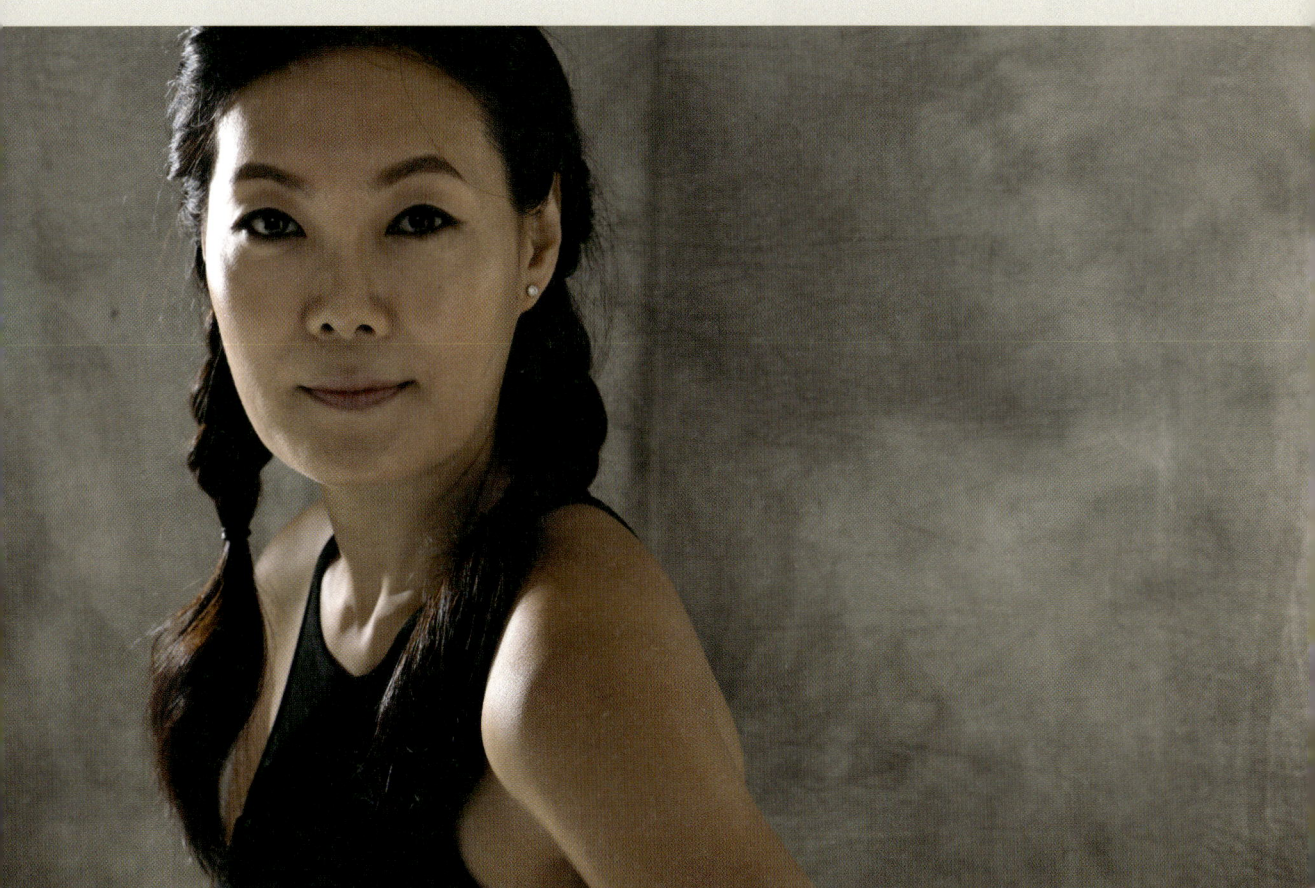

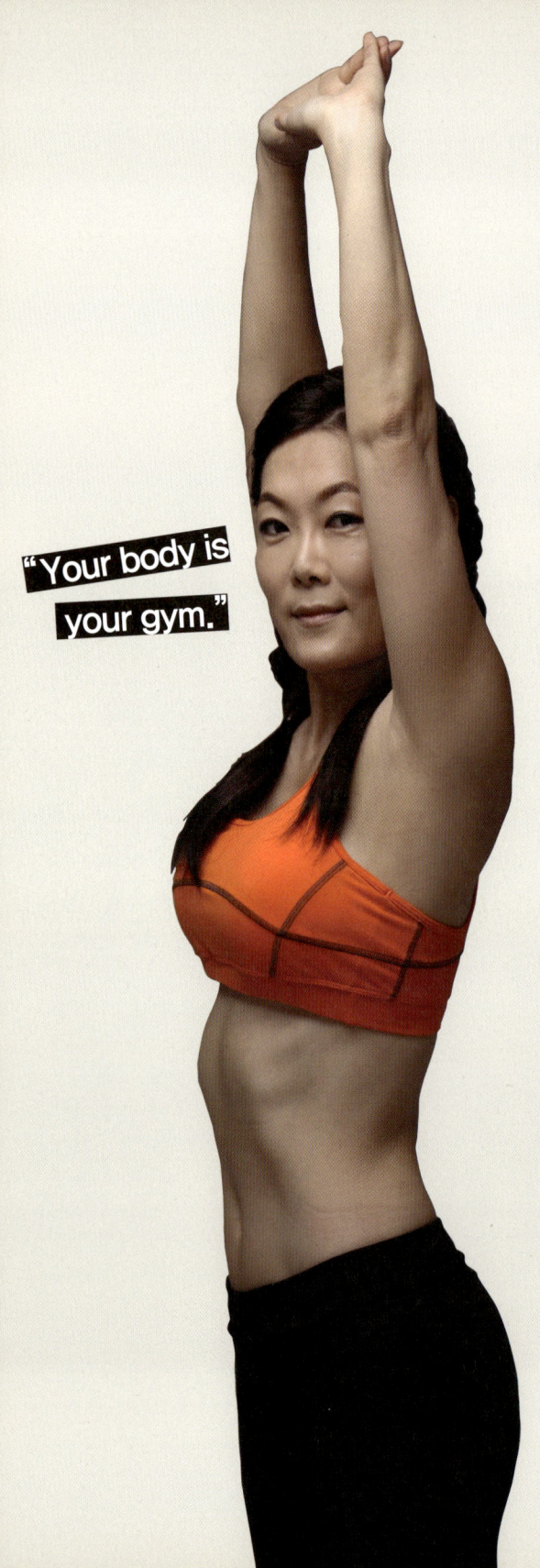

"Your body is your gym."

가 없어졌습니다. 지금이야 피트니스 클럽에서도 이 운동을 많이 하고들 있지만, 그때만 해도 피트니스 클럽에서 헉헉거리며 버피를 하고 있으면 다른 사람들이 '무슨 운동을 하는데 저렇게 힘들어하지?' 하는 눈으로 쳐다보았기 때문에 피트니스 클럽에 가서 운동을 하는 것이 부끄럽기도 했고요.

낸시의 홈짐은 운동을 하려고 피트니스 클럽에 가는 시간이면 다 끝낼 수 있는 운동입니다. 하지만 피트니스 클럽에서 하는 운동보다 더 혹독하고 더 힘들고 훨씬 더 효과 있는 운동이기도 합니다.

가랑비에 옷 젖는다는 말이 있듯이, 몇 년간 꾸준히 습관처럼 해오다 보니 저도 모르는 새 온몸 구석구석에 근육을 장착하게 되었습니다.

날씬한 몸매를 갖고 싶어 운동을 시작했지만 꼭 초콜릿 복근을 만들어야겠다는 목표가 있었던 것은 아니었습니다. 단지 살찌기 싫었고, 어디든지 다녀오면 픽 쓰러져서 한소끔 낮잠을 자야만 하는 약한 체력이 싫었을 뿐…. 그저 젊게 살고 싶었고 건강하고 싶었고 또 건강해 보이고 싶었고 옷을 입으면 툭툭 튀어나오는 군살 걱정 안 하고 살고 싶었을 뿐이지요. 그런데 낸시의 홈짐 덕분에 누구나 부러워하는 근육질의 몸을 가진 몸짱으로 거듭난 것입니다.

가끔 "낸시의 홈짐을 얼마쯤 하면 효과를 볼 수 있나요?"라는 질문을 하는 분들이 계십니다. "제가 운동을 시작한 시점이 2006년이고 '낸시의 홈짐' 스타일의 운동으로 전환한 것이 2010년 5월쯤이었으며, 지금처럼 눈에 띄는 복근을 보게 된 것이 2012년 여름이었다"고 말씀드리는 것으로 대답을 대신하고 싶네요.

낸시의 홈짐은 운동을 하려고 피트니스 클럽에 가는 시간이면 다 끝낼 수 있는 운동입니다. 하지만 피트니스 클럽에서 하는 운동보다 더 혹독하고 더 힘들고 훨씬 더 효과 있는 운동이기도 합니다.

낸시의 홈짐은 단시간에 살 빼고 끝내자는 운동이 아닙니다. 낸시의 홈짐은 우리가 하루 세끼 밥을 먹고, 자고 일어나면 이를 닦는 것처럼 일상의 하나로 운동을 습관화하여 건강도 지키고 몸매도 가꾸자는 것을 모토로 합니다.

아침에 이 안 닦고 나오면 당장 칫솔이라도 하나 사서 닦아버리고 싶은 것처럼 낸시의 홈짐을 안 하면 하루가 마감되지 않는 느낌을 갖는 것. 바로 낸시의 홈짐에 입성한 분들이 느끼는 공통점이기도 하고, '그렇게 살재!'는 것이 바로 제가 늘 부르짖는 바입니다.

피트니스 클럽을 가기 위해 이동하는 시간이면 끝낼 수 있는 집에서 하는 운동, 하지만 피트니스 클럽에서 두 시간씩 운동한 것 이상의 효과를 낼 수 있는 강력한 운동. 언제 어디서든 자투리 시간을 이용해서 할 수 있는 짧은 운동인 낸시의 홈짐이야말로 현대인의 라이프스타일에 딱 들어맞는 운동이라고 자부합니다.

현대인에게 운동은 습관이고 생활입니다. 엄청난 목표를 가질 필요도 없고 단호한 결심도 필요하지 않습니다. 그냥 하루 10여 분 나 자신과 데이트하는 시간. 나를 위해 다른 생각은 하나도 하지 않고 온전히 몸도 마음도 100% 내 자신에게 바치는 나만의 시간. 이 시간이야말로 힐링의 시간이고 새로 도약하는 시간이고 머리를 하얗게 비우고 아무런 생각 없이 명상하는 시간이기도 하고 내가 나에게 주는 선물 같은 시간인 것입니다.

10여 분의 헉헉거림, 금방이라도 심장이 터져버릴 것만 같은 그 시간들을 하루하루 이겨내다 보면 이 세상의 어떠한 일이라도 이겨낼 수 있을 것만 같은 강한 정신력이 생기고 스스로를 바라보는 시선에는 자부심이 가득할 것입니다.

"Your body is your gym."

기구는 필요치 않습니다. 당신의 몸과 당신의 의지만 있으면 할 수 있는 운동. 하지만 그 어떤 운동보다 힘들고 강한 운동. 10여 분 운동이지만 근력, 심폐 지구력, 스태미나, 속도, 파워, 민첩성, 협응력, 밸런스 감각까지 두루두루 길러주는 탁월한 효과를 볼 수 있는 낸시의 홈짐. 홈 트레이닝으로서 이 운동보다 더 효율적인 운동은 존재하지 않는다고 감히 도전장을 내밀어봅니다.

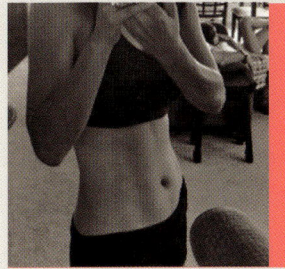

낸시의 홈짐을 시작한 지 26개월이 지난 2012년 여름, 복근이 눈에 띄기 시작했다.

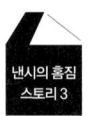
낸시의 홈짐
스토리3

왜 낸시의 홈짐인가?

제가 운동법을 낸시의 홈짐으로 바꾼 이유는 개인적인 경험 때문입니다. 저도 운동 초장기에는 피트니스 클럽이나 짐에 가서 유산소 운동인 트레드밀이나 스텝퍼를 30분 이상씩 한 후, 기구를 사용하거나 덤벨을 들고 근력 운동을 따로 1~2시간씩 했습니다. 하지만 꽤 오랜 시간을 투자했지만 가시적인 효과는 쉽게 나타나지 않았습니다.

그에 비해 4분~15분, 길게는 20분짜리 운동으로 구성된 낸시의 홈짐은 일단 운동 시간이 짧으니 지루하지 않았고, 장소에 구애받지 않고 어디서나 원하는 시간에 할 수 있어서 일상생활에 지장을 주지 않아 좋았습니다. 무엇보다 운동 시간은 훨씬 짧지만 효과는 두 배 이상이라는 것이 장점입니다. 이는 제가 몸소 체험하였고, 지금의 제 몸이 입증하기에 자신 있게 말할 수 있습니다.

고강도 인터벌 트레이닝인 낸시의 홈짐을 하면 폭발적인 움직임 때문에 운동 시 몸에서 엄청난 양의 땀이 배출될 뿐만 아니라 운동이 끝난 후에도 지속적으로 땀이 나왔습니다. 이는 다시 말해 몸에서 나는 더운 열을 식혀주느라 땀을 배출하면서 더 열심히 칼로리를 태워준다는 의미입니다. 또 인터벌로 하는 고강도 유산소 운동과 함께 일정 운동 동작을 실시하면 근력까지 키워주니 지방을 태워줌과 동시에 몸의 근육도 잡아줍니다. 그렇게 근육질의 몸이 되면 기초대사량이 높아지기 때문에 웬만큼 먹어도 살이 안 찌는 체질로 변하고요.

걷기 운동으로 살을 빼려면 10분, 20분 정도로는 안 되고 최소한 하루 1시간씩은 열심히 걸어야 어느 정도 효과를 볼 수 있습니다. 그렇게 해서 살을 뺐다고 해도 근육이 생긴 것이 아니니 납작하게 축 처진 엉덩이와 물렁한 허벅지, 늘어진 뱃살 등은 그대로이고 꿈꾸던 날씬하고 탄탄한 몸매도 아니고 기초대사량도 그대로라 운동을 그만두는 순간 다시 살이 찌기 쉽습니다.

20대의 젊은 분들이야 아직까지는 탄력을 걱정하지 않아도 되겠지만 30대만 되어도 또 저처럼 내일모레 오십을 눈앞에 두고 있으면 자연스런 노화 현상으로 탄력이 떨어지는 것은 피할 수 없지요. 납작 엉덩이, 축 늘어진 뱃살, 걸을 때마다 흔들리는 허벅지살, 인사하느라 손이라도 흔들면 함께 털리듯 흔들리는 팔뚝살 등은 운동을 하지 않고서는 해결할 수 없는 문제입니다.

자, 그러니 운동화로 갈아 신고 10분만 투자해봅시다. 물론

> "누구라도 간단한 동작들을 따라 하며 10여 분만 고생하면 확실한 효과에 계속할 수 있는 힘을 얻을 수 있습니다."

괴롭고 힘들겠지만 10분만 참아내면 건강하고 아름다운 몸을 유지할 수 있는데 설마 그걸 못 하시겠어요? 그냥 그 자리에서 일어나 몸만 움직이면 되는 운동인데, 하루 10분도 낼 수 없다고 한다면 정말 변명일 뿐일 겁니다.

낸시의 홈짐은 운동을 할 때보다 운동을 마친 후에 더 땀이 주룩주룩 흐릅니다. 이를 애프터 버닝(After burning) 효과라고 하는데, 운동을 하고 난 뒤에도 몸은 계속해서 체지방을 태우고 있기 때문입니다. 그래서 운동 후 최소 반나절은 더운 느낌이 지속됩니다. 어떤 분들은 아침에 운동을 했는데 땀구멍이 열린 것처럼 오후까지 계속 땀이 흐른다고 말합니다. 하지만 이것은 막혀 있던 땀구멍이 열려서 갑자기 땀이 흐르는 것이 아니라 몸속의 탄수화물과 지방이 연소되는 과정에서 체온이 올라가고 이 열을 낮추기 위해 땀이 배출되는 것입니다.

다시 말해서 고강도 운동 후에는 가만히 있어도 몸에서는 탄수화물과 지방이 연소되는 과정이 지속적으로 진행되면서 체온이 올라 땀이 나오는 거죠. 좀 더 쉽게 이야기하자면 계속 살이 빠지느라 땀이 나는 거라고 생각하면 되지 않을까 싶네요.

운동으로 땀을 흘리면서 지방을 연소시키고 근력 운동을 통해 만들어진 탄탄한 근육들은 몸의 기초대사량을 최대치로 높여줍니다. 따라서 이 고강도 운동을 꾸준히 하면 웬만큼 먹어도 살이 찌지 않는 체질로 바뀌어 잠시 운동을 쉰다 해도 바로 요요 현상이 생기지 않습니다.

출산 직후의 저는 발이 시려서 대리석이 깔린 거실 바닥을 맨발로 딛기만 해도 얼음 위를 걷는 것 같아 양말을 꼭 신고 다녀야만 했지요. 또 밤에 잠자리에 들 때는 수면 양말은 필수고 배가 늘 차서 커다란 수건을 둘둘 말고 자야만 했어요. 하지만 이후 10년 넘게 운동을 해오면서 낸시의 홈짐 운동으로 무장된 지금은 웬만해서는 추위도 잘 타지 않는 몸이 되었습니다. 주변의 다른 이들은 다 춥다고 난리를

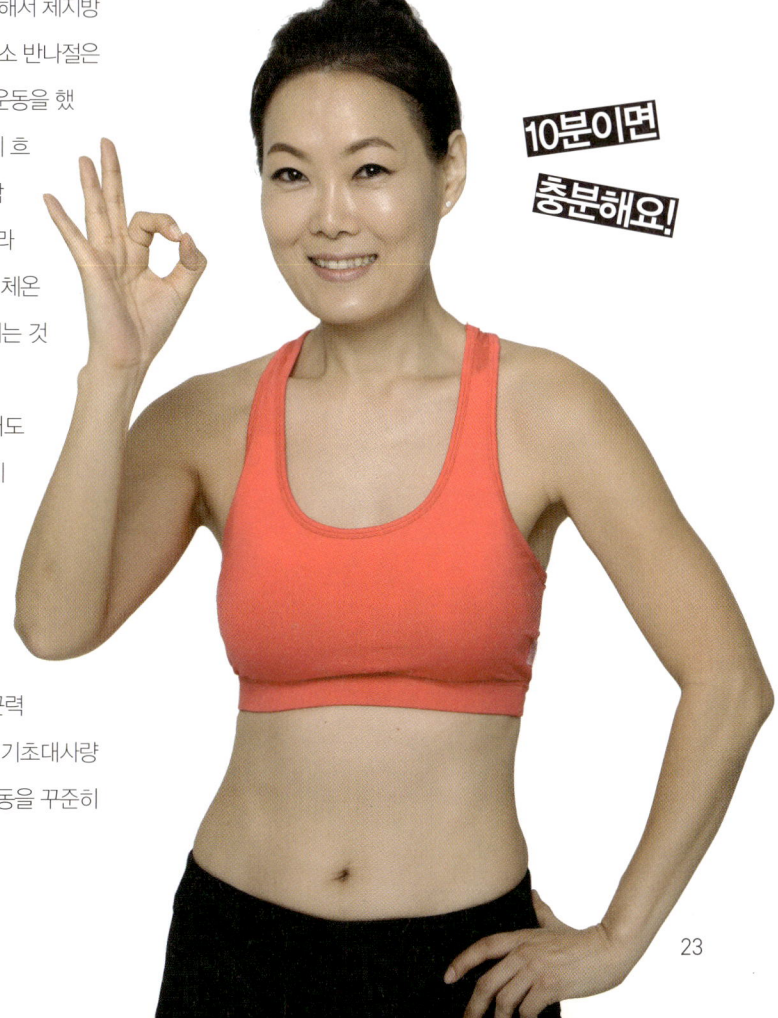

10분이면 충분해요!

쳐도 저는 항상 시원하거나 덥답니다. 이제 밤에 잘 때 양말을 신는 것은 상상도 할 수 없고, 대리석 바닥을 맨발로 걸으면 오히려 시원하죠. 엄청 추위를 타던 저의 체질이 이렇게 바뀐 것은 오랜 시간 운동으로 다져진 근육질 몸 덕분이라고 생각합니다.

또 매번 운동을 할 때마다 경험하는 성취감은 무엇과도 바꿀 수 없는 희열입니다. 이곳이 지옥일까 싶을 만큼 힘들지만 그만두고 싶은 수많은 순간을 극복하고 목표했던 운동을 완수했을 때의 성취감. 그 성취감에서 오는 자신감. 그리고 몸이 강해지는 만큼 정신력 또한 세상을 살아가면서 부닥치는 그 어떤 고난도 이겨낼 수 있을 것처럼 강해집니다.

2015년 12월, 남편이 급작스런 암 선고를 받고 9개월의 투병 끝에 세상을 등졌을 때도 저는 꿋꿋하게 아들과 함께 그 시간들을 견뎌내었습니다. 제가 이런 힘을 가질 수 있었던 원동력은 매번 고비를 넘기며 한계를 극복했던 운동의 힘이라고 굳게 믿고 있습니다.

이미 많은 사람이 낸시의 홈짐 운동을 하고 있고, 또 오래 지속할 수 있는 이유는 일반적으로 생각하는 운동의 장점을 초월하는 그 무엇인가가 있기 때문이 아닐까 생각해봅니다.

어떤 운동이든 하면 좋다는 것은 이미 모든 사람이 다 아는 사실이지요. 하지만 이왕 하는 운동이라면 노력 대비 효과 높은 방법을 선택하는 것 역시 중요합니다.

그래서 짧은 운동 시간 대비 효과 백배인, 피트니스의 혁신이라 생각되는 고강도 인터벌 트레이닝을 더 많은 분에게 전파하는 것이 저의 사명이라 생각하고 블로그를 시작으로 널리 알리기 위해 노력하고 있답니다.

운동을 해야겠다고 결심을 해도 바로 시작하기란 쉽지 않지요. 하지만 거창한 준비나 많은 시간이 필요 없는 운동이니 일단 직접 몸을 움직여 체험해볼 것을 권합니다. 누구라도 간단한 동작들을 따라 하며 10여 분만 고생하면 확실한 효과는 물론 계속할 수 있는 힘을 얻을 수 있습니다.

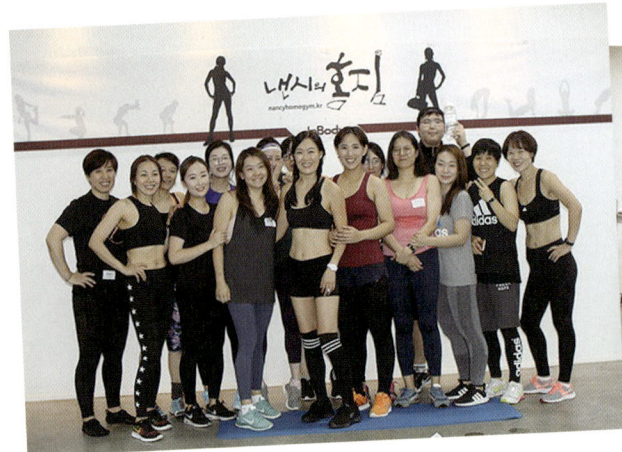
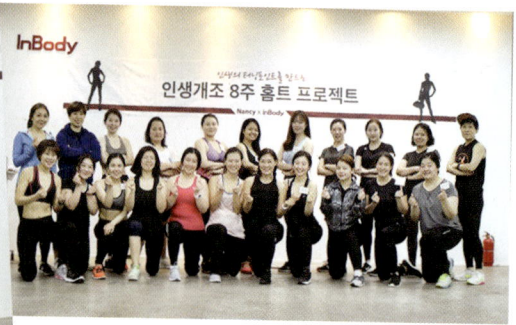

낸시의 홈짐과 함께하는 사람들

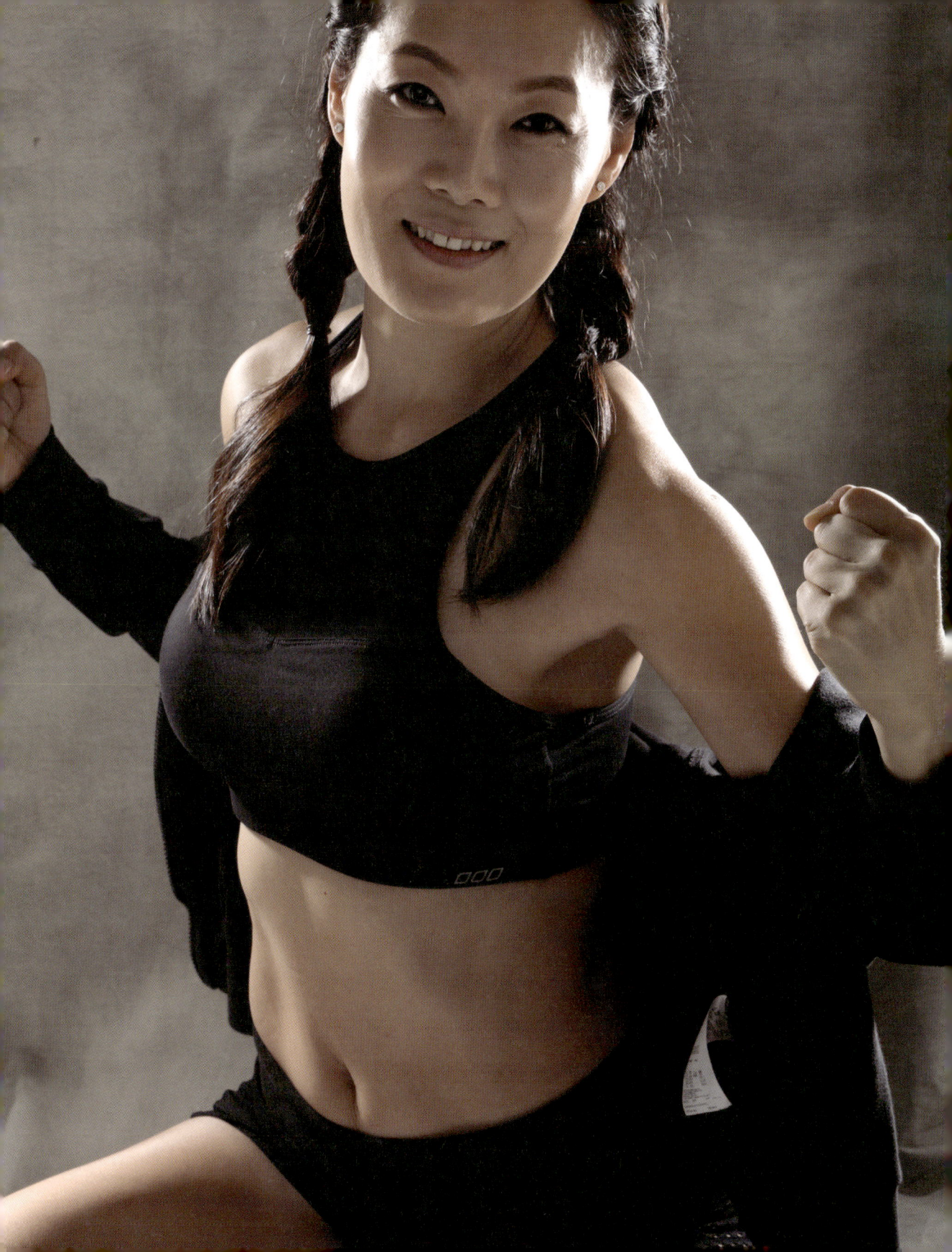

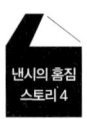

낸시의 홈짐
스토리 4

매번 다른 형태의 운동을
해야 하는 이유

낸시의 홈짐 프로그램은 4분~15분, 또 경우에 따라서는 조금 더 길게, 가끔은 아예 운동이 끝난 후 시간을 재는 타임 챌린지로 구성되어 있습니다. 이렇게 운동 형태와 시간을 다양하게 조합해 프로그램을 만든 이유가 당연히 있겠지요?

인간의 뛰어난 적응력은 운동에도 예외가 없어 아무리 효과가 좋은 운동이라도 반복해서 계속하면 우리 몸이 그 운동에 적응하면서, 즉 내성이 생기면서 효과가 급격히 저하되기 때문입니다. 따라서 다양한 형태의 프로그램을 적절히 바꾸어 가며 꾸준히 운동하는 것이 보다 효과적입니다. 예를 들어 오늘 스쿼트를 했다면 내일은 와이드 스쿼트를 해서 자극이 가는 근육의 부위를 바꾸어주거나, 계속 푸시업만 하기보다는 푸시업 후 어깨를 살짝 탭 하는 동작을 추가함으로써 특정 근육이 운동에 적응하는 것을 막는 것이 좋습니다.

우리 몸의 적응력은 놀랍습니다. 처음 조깅을 할 때는 새로운 움직임의 혼란 속에서 온몸의 근육이 그 움직임에 균형을 맞추기 위해 정신없이 이것저것 스위치를 껐다 켰다 하게 됩니다. 하지만 매일 조깅을 계속하면 몸의 근육이 그 움직임을 인지한 뒤라 꼭 필요한 근육만 사용하고 관계없는 근육의 스위치는 모두 꺼버립니다. 조금이라도 에너지를 아끼기 위한 생존 본능이라고 할 수 있지요. 그렇게 적응을 하고 나면 같은 양의 운동을 하더라도 소모되는 칼로리는 처음에 비해 차츰 적어질 수밖에 없습니다. 몸의 근육들이 알아서 최소한의 에너지만 사용하니까요.

그런 이유로 저는 가급적이면 같은 운동을 연달아 하지 않습니다. 한 동작을 하더라도 그전 운동에서 사용하지 않은 다른 근육을 자극하는 변형 동작을 넣거나, 운동 조합을 바꾸거나, 운동 수행 시간을 다 다르게 디자인합니다. 같은 운동을 한다고 몸이 절대 기억하지 못하도록 하기 위한 '교란 작전'이지요. 그래서인지 몇 년을 지속적으로 해온 운동이지만 단 한 번도 운동하는 게 편안해진다는 생각이 들지 않을 정도입니다. 다만 심폐 기능이 좋아진 덕분에 강도 높은 동작을 할 때 심장 박동 수가 올라가는 데 시간이 조금 더 걸리고 높이 올라갔던 심박 수가 내려오는 데 걸리는 시간도 매우 짧아졌는데, 그 때문인지 힘이 덜 들기는 합니다.

같은 운동을 매일 하더라도 아예 운동을 안 하는 것보다는 당연히 낫습니다. 그러나 투자 시간 대비 극대의 효과를 얻

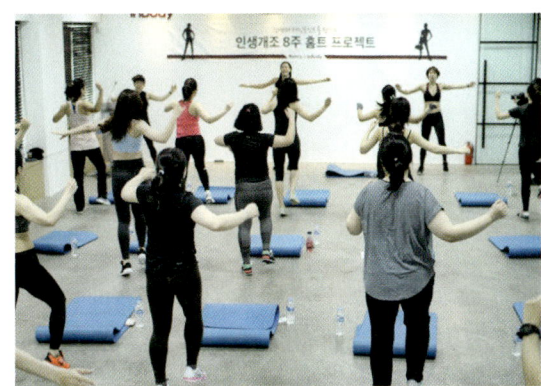

인간의 뛰어난 적응력은 운동에도 예외가 없어 아무리 효과가 좋은 운동이라도 반복해서 계속하면 우리 몸이 그 운동에 적응하면서, 즉 내성이 생기면서 효과가 급격히 저하됩니다.

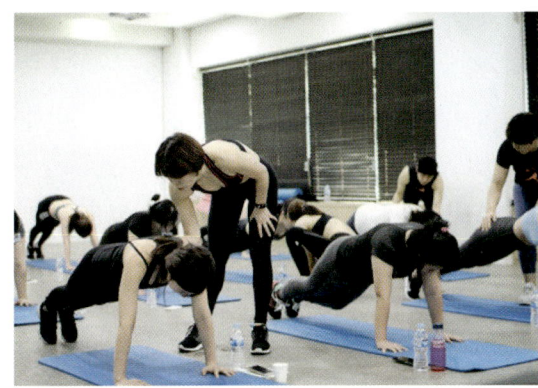

기 위해서는 여러 가지 동작과 시간으로 구성된 프로그램으로 운동함으로써 몸이 적응하는 것을 최소화하는 게 좋습니다.

낸시의 홈짐은 이를 반영해 최단 시간에 최대의 효과를 낼 수 있도록 프로그래밍되었습니다. 그래서 매일 10여 분의 적은 시간만 투자해 운동해도 건강하고 훌륭한 몸매를 가질 수 있도록 돕는답니다.

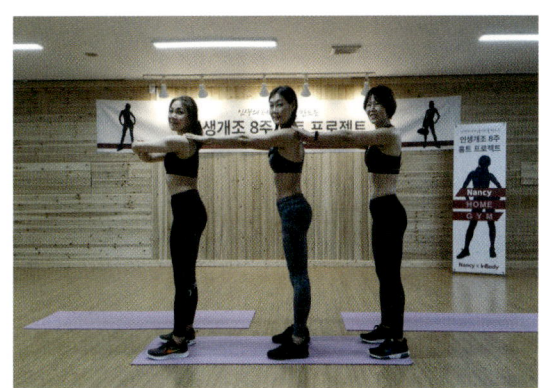

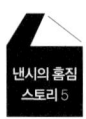

운동 기록장, 운동 노트

낸시의 홈짐 운동 조합을 보거나 제가 운동하고 있는 동영상을 본 분들을 통해 이런 운동이라면 할 만하다는 생각이 든다는 이야길 많이 듣습니다. 3~4가지의 운동만을 조합해서 하고 있을뿐더러 10여 분이면 끝나기도 하니까요. 또 이름 정도는 익숙한 스쿼트, 푸시업, 런지 같은 기본 동작으로 구성되어 있고, 더욱이 특별한 기구도 필요 없는 맨몸 운동이라니 해볼 만하다고 생각하는 것 같습니다.

하지만 저는 "낸시의 홈짐 운동은 쉬울 수도 어려울 수도 있다"고 말씀드리고 싶습니다. 8년째 낸시의 홈짐식 운동을 해오고 있는 저이지만 운동을 할 때마다 힘이 듭니다. 그 이유는 바로 각 동작과 횟수, 시간을 어떻게 조합하느냐에 따라 운동 강도가 달라지기 때문입니다.

예를 들어 2년 전에는 주어진 시간 안에 스쿼트를 10회 했다면, 몸이 단련된 지금은 같은 시간에 15회를 합니다. 또 기본 스쿼트에 익숙해진 뒤에는 여러 가지 변형 동작을 추가해 난도 높은 스쿼트를 실시하거나, 덤벨 동작을 할 때도 덤벨의 무게를 올려서 수행하기 때문에 같은 운동 조합이더라도 더 힘이 들 수밖에 없는 것이지요.

제가 운영하는 '낸시의 홈짐' 블로그를 처음 방문한 분들은 암호와도 같은 숫자들이 수없이 적힌 댓글을 보고 깜짝 놀랄 거예요. 바로 '스코어'라는 건데요. 낸시의 홈짐으로 운동하는 분들께 운동을 끝낸 후에는 스코어를 블로그에 꼭 남겨 달라고 부탁을 드렸더니 정말 열심히 동참해주셨거든요. '스코어'는 낸시의 홈짐을 하는 사람들끼리의 암호가 아니라 운동을 하면서 주어진 시간 안에 몇 회를 수행하였는지, 혹은 몇 분, 몇 초 만에 주어진 운동을 끝냈는지를 기록한 숫자입니다. 낸시의 홈짐을 하는 사람들은 '운동 노트'도 함께 작성하고 있는데, 매일 자신의 운동 내용을 기록하고 그 옆에 수행한 개수를 적습니다.

유튜브나 블로그에 올린 낸시의 홈짐 운동 프로그램을 참고해 그날 할 운동을 정하고 나면 해당 동작 동영상을 보고 예습을 하면서 날짜와 수행할 운동 리스트, 목적하는 운동 시간을 함께 적어 준비합니다. 그리고 운동을 하면서 시간 안에 실시한 개수를 꼼꼼하게 기록하고, 만약 목적하는 운동 시간이 시간 재기 타임 챌린지 운동이라면 소요된 총 시간을 적어 넣습니다. 이렇게 매일매일 운동 노트를 작성하면 다른 형태의 운동을 번갈아 가며 수행할 수 있어 더욱더 효과적으로 운동을 지속할 수 있을 뿐만 아니라 해냈다는

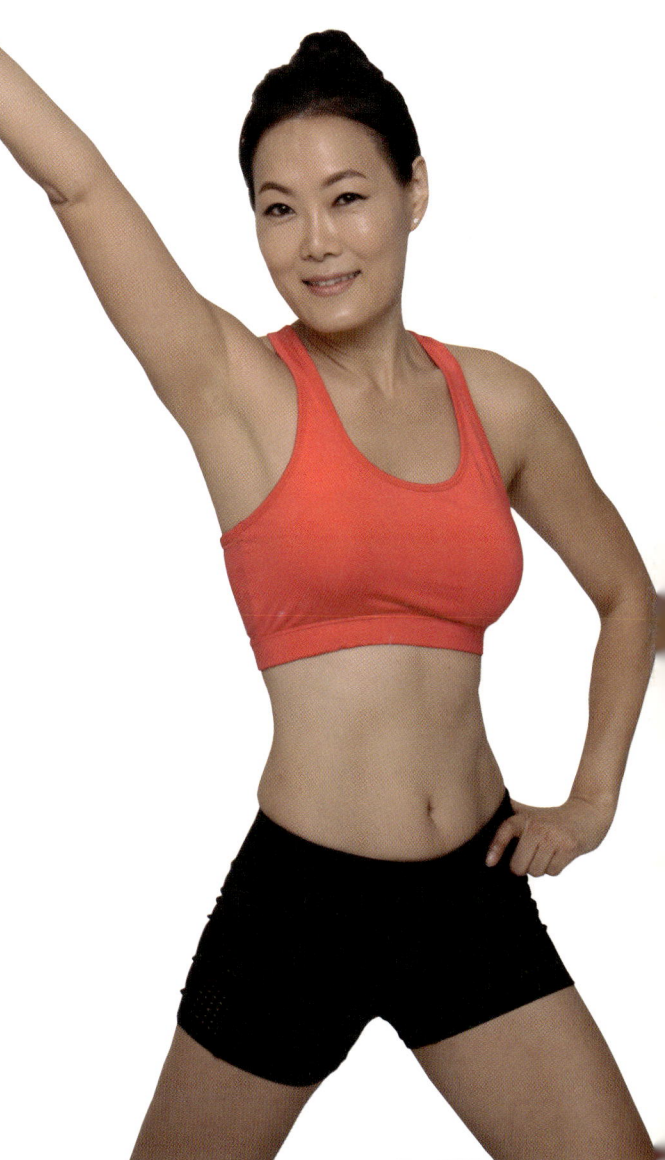

오늘 정한 운동을 수행하기 전에 작년의 스코어와 비교해 그때의 자기 자신과 경쟁하는 느낌으로, 즉 1년 전의 자신과 경쟁하는 것이지요.

성취감도 생겨 새로운 에너지를 얻을 수 있습니다. 그렇게 1년, 2년이 지난 후 같은 운동을 하면서 운동 노트의 지난 스코어와 비교해보면 자신의 운동 수행 능력이 높아졌다는 것을 한눈에 알 수 있게 될 거예요. 또 오늘 정한 운동을 수행하기 전에 작년의 스코어와 비교해 그때 기록을 깨보자는 마음, 1년 전의 나보다 좀 더 힘을 내어 최선을 다해보자는 마음이 생기기도 합니다. 즉, 자기 자신과 경쟁하는 것이지요.

누군가와 함께 그룹으로 운동을 하다 보면 자신의 운동 수행 능력과는 상관없이 경쟁심이 발동하여 무리하기 일쑤이고, 그러다 보면 심한 경우에는 부상을 초래하기도 합니다. 다른 건 몰라도 운동은 자신이 노력한 만큼, 땀 흘린 만큼 결과가 나오지, 경쟁심만 가진다고 갑자기 더 잘하게 되는 일은 결코 일어나지 않습니다. 운동에서 경쟁은 어제의 나 자신과 하는 것일 뿐이지요.

"경쟁은 어제의 나 자신과 하는 것이다."

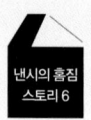

낸시의 홈짐
스토리 6

거울 속의 나를 사랑하라

유튜브를 통해 저의 운동 동영상을 찾아볼 수 있는데요. 저랑 함께 자주 등장하는 사람이 있을 거예요. 바로 저의 베스트 프렌즈 헬렌인데요. 처음 운동을 시작했을 때는 완전 저질 체력이었지만 지금은 누구보다 멋진 근육질 몸을 자랑하는, 어찌 보면 근육형 S라인으로 다시 태어난 '낸시의 홈지머 2호'라고 할 수 있습니다.(홈지머 1호는 낸시입니다. 하해)

2013년 여름이 끝나갈 무렵이었습니다. 저와 헬렌은 이날도 함께 운동을 마친 후 거울에 각자의 몸을 이리저리 비춰 보면서 인증 샷을 찍었는데, 헬렌이 이런 말을 하더군요.
"내 몸을 이렇게 자세히 보는 건 난생처음이야."
자신의 몸을 한 번도 자세히 본 적이 없다니…. 이사를 하자마자 그렇게도 소원하던, 한쪽 벽면 전체를 거울로 꾸민 운동방을 만들고 운동 중 수시로 거울을 통해 근육의 움직임과 동작을 점검해온 저로서는 깜짝 놀랄 만한 일이었죠. 나를 사랑하는 첫 번째 단계는 자기 몸을 살뜰히 챙겨 관리하는 것이 아닐까요? 그리고 이는 자신의 몸을 꼼꼼히 살펴보고 매일의 상태를 점검하는 것으로부터 시작됩니다.
셀카를 찍을 때 어떻게 하세요? 내 얼굴이 가장 예쁘게 찍힐 수 있도록 표정이나 각도를 연구하지 않나요? 섹시한 표정을 짓기 위해 입을 내밀어보기도 하고, 사람들이 얘기하는 얼짱 각도, 조명발, 화장발 등등의 기술을 총동원하잖아요. 몸매 역시 그렇게 관리해야 해요. 열심히 거울에 비춰 보고, 전신 셀카도 찍어보며 살이 처진 부위는 없는지, 근육이 부족한 부위는 어디인지 등을 체크하는 과정이 필요합니다. 그리고 그 부족한 부분은 결국 운동으로 채워 넣어야 하고요.

얼굴은 작고 예쁘게, 다리는 최대한 길어 보이게 하기 위해 모바일 앱까지 동원하고, 그렇게 찍은 셀카를 SNS에 올리는 세상에 살고 있음에도 자신의 전신을 거울에 비춰 보는 사람은 그리 많지 않다고 합니다. 거울 속에 적나라하게 비치는 콤플렉스투성이의 몸을 외면하고 싶기에 점점 거울 보는 일이 줄어들고, 옷으로 가리기에 급급한 것이죠. 하지만 거울 속의 내 모습이 참으로 꼴 보기 싫다고 외면하면서 자신을 사랑할 수는 없습니다.

운동을 시작하면 자신이 원하는 모습으로 스스로를 변화시킬 수 있습니다. 운동을 통해 멋지고 아름답고 건강하게 변해가는 모습을 보고자 거울을 자주 보게 되고, 그렇게 자신

원하는 목표에 좀 못 미치더라도 열심히 달려온 자기 자신을 칭찬해줄 줄 아는 긍정적인 마인드야말로 목표를 향해 지치지 않고 달려갈 수 있는 에너지가 됩니다.

의 몸을 거울에 비춰 보며 스스로를 독려하다 보면 자연스레 자신과의 사랑에 빠지게 될 것입니다. 그다지 좋아하지 않던 사람도 자꾸 만나고 바라보면 사랑스럽고 예쁘게 보이듯이, 자기 자신과 사랑에 빠지려면 거울을 자주 들여다 보는 것이 비결이 아닐까 생각해봅니다.

저는 지금의 몸을 만들고 유지하기 위해 운동과 다이어트를 하면서 여러 가지 감정을 경험했습니다. 식이 조절을 할 때에는 마치 고슴도치의 바늘처럼 날카로운 상태의 신경으로 몇 날 며칠을 지내보기도 했고, 몸무게 100그램이 빠졌다고 즐거워하고 100그램이 늘었다고 실망하기를 반복했습니다. 그러면서 배가 살짝 나왔더라도, 몸의 상태가 원하는 목표에 좀 못 미치더라도 열심히 달려온 자기 자신을 칭찬해줄 줄 아는 긍정적인 마인드가 제일 중요하다는 결론에 이르렀습니다. 자신이 바라는 완벽한 모습은 아닐지라도 수시로 거울에 비춰 보며 '나 오늘 좀 예뻐 보이네'라고 생각하는 긍정적인 마인드야말로 목표를 향해 지치지 않고 달려갈 수 있는 에너지임을 알게 된 것이지요.

자신의 결점이나 부족한 면에 포커스를 맞추기보다 장점에 집중한다면 충분히 행복한 사람. 충분히 가진 사람이 될 수 있지 않을까요. 저 또한 완벽과는 거리가 정말 먼 사람이지만 '나는 외모도 마음도 정신도 아름다운 사람이야'라고 믿으며, 그 믿음을 지키기 위해 심신을 잘 가꾸려는 노력을 쉬지 않는 현재 진행형의 삶을 살고 있답니다.

열심히 운동한 당신, 그 결과로 슬림하고 탄탄한 근육질의 S라인을 가진 당신. 당신이야말로 열심히 땀 흘린 대가를 즐겨야 하는 사람입니다.

격렬한 운동 후에 땀으로 뒤범벅된 자신을 사랑스럽게 바라보는 당신. 당신이야말로 자기를 사랑하는 법을 아는 사람입니다.

운동을 시작하려고 하는 당신이라면 이제부터라도 거울을 자주 보면서 '있는 그대로의 자신'을 받아들이세요. 그리고 운동으로 변해가는 자신의 모습을 찬찬히 보며 예뻐해주고 감탄해주고 사랑해주세요. 당신 자신과 사랑에 빠져야 지치지 않고 꾸준히 운동하며 나아갈 수 있으니까요.

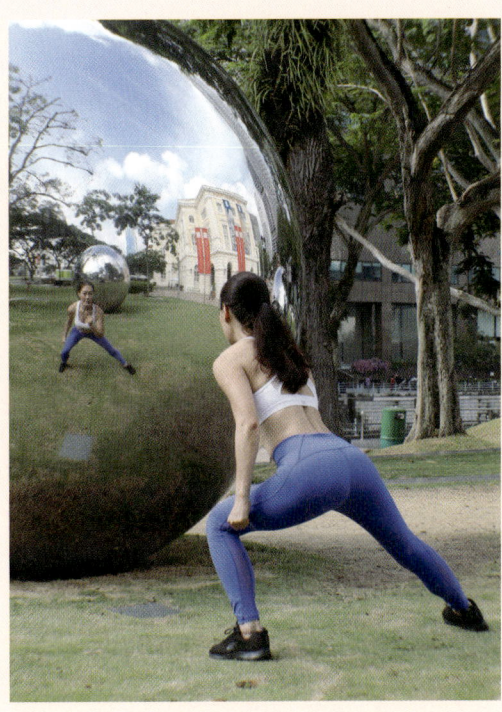

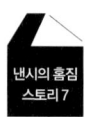

다이어트에도 밀당이 필요하다!

이제는 다이어트가 일상이 된 사람이 많지만 자칫 너무 신경 쓰다 보면 오히려 지쳐서 포기하기 쉽습니다. 저는 다이어트로 고생하는 모든 분께 "우리가 무슨 연예인도 아니고, 다이어트에 목매지 말고 몸 관리 차원에서 연애하듯이 적당히 밀당을 즐깁시다"라고 늘 이야기합니다.

먹고 싶은 맛난 음식들을 즐기다가 어느 순간부터는 좀 더 확실하게 다이어트식으로만 먹고, 그러다 지치면 조금 느슨하게 자신을 풀어주고, 또 그러다 바짝 조이고…. 다이어트에도 이런 식의 밀고 당기기가 필요합니다. 그래서 저는 다이어트를 연애에 비유하곤 합니다.

연애를 할 때 너무 당기기만 하면 오히려 멀어지기도 하고, 또 그렇다고 너무 밀기만 하면 더 멀어지게 되지요. 밀고 당기기를 적절히 잘해야만 연애에 성공하게 되듯이 다이어트도 마찬가지입니다. 편하고 쉬운 것에 안주하게 되면 자신도 모르는 사이에 뱃살이 붙어나 있지요. 연애도 다이어트도 밀고 당기는 기술이 있어야만 성공이 가능하다고나 할까요.

연애할 때 밀당이 제일 힘들듯이 다이어트할 때도 이 밀당이 여간 힘든 것이 아닙니다. 입맛이 한번 당기기 시작하면 아무리 먹지 않으려고 애를 써도 멈추기가 쉽지 않습니다. 식욕은 인간의 본능 중 하나니까요. 정말 온힘을 다해 밀어내야 겨우 밸런스를 맞출 수 있으니 이 어찌 연애와 같다고 하지 않을 수 있을까요? 연애를 해본 경험이 있다면 다 아실 텐데요. 당기고만 싶은 마음일 때 안간힘을 다해야만 겨우 밀 수 있고 보고 싶은 것도 참을 수 있다는 것!

연애가 결혼으로 이어졌다고 해도 이것으로 끝이 아닙니다. 결혼 후에도 밀고 당기기를 계속해야만 연애 감정을 유지하며 행복한 결혼 생활을 할 수 있듯이, 다이어트에 성공한 후에도 계속 신경 쓰며 지속적으로 밀당을 해야 합니다. 그래서 저는 '다이어터=유지어터, 즉 평생어터'라고 생각하며 지금도 꾸준히 '밀당 다이어트'를 실천하고 있습니다.

"너는 날씬하니까 좀 먹어도 돼"는 말은 제가 가장 많이 듣는 말 중 하나입니다. 정말이지 여러 사람을 통해 하루도 빠짐없이 항상 이 말을 듣는 것 같습니다. 제가 날씬한 몸매를 유지하기 위해 남몰래 밀당 다이어트를 실천하고 있다는 사실을 알 리 없는 이들은 함께 먹고 마시고 즐기는데도 살이 안 찌는 저를 보며 하루 종일 운동만 하는 사람인 줄로 생각합니다. 사실 저의 운동량이야 이 책에 적었듯이

> "우리가 무슨 연예인도 아니고, 다이어트에 목매지 말고 몸 관리 차원에서 연애하듯이 적당히 밀당을 즐깁시다!"

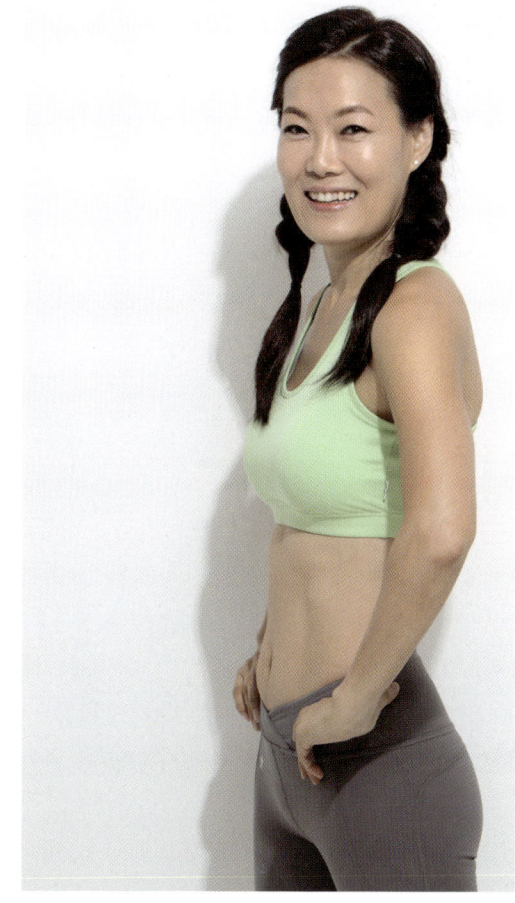

고작해야 한 번에 10여 분일 뿐인데 말입니다.

조금만 신경 쓰면 평생도 가능한 것이 바로 다이어트입니다. 간혹 어쩔 수 없이 과식했거나 정신줄 놓고 마구 먹어댔다고 좌절할 필요는 없습니다. 다만 그런 다음에는 바로 만회의 식단을 실천해 밸런스를 맞추면 됩니다. 그러다가 또 너무 힘들면 한 번쯤 풀어주었다가 다시 조이고…. 이런 식으로 다이어트 밀당의 기술을 익혀 적절히 실천하면 됩니다. 오늘 하루 과식을 했다고 해서 자기 자신에게 너무 실망한 나머지 '에라, 모르겠다' 하는 마음으로 아예 포기하지만 않는다면 계속 지속할 수 있는 것이 다이어트입니다. 그런데도 하루이틀 망쳤다고 해서 전체를 다 던져버리는 사람이 많은 것 같습니다. 다이어트를 한다고 항상 조이기만 하고, 채찍질만을 가한다면 어느 날 너무 힘든 나머지 안간힘을 내서 움켜쥐고 있던 동아줄을 놓아버리는 우를 범하게 됩니다. 인간은 어쩔 수 없이 음식 앞에 나약한 존재이니까요.

하루쯤 아니 며칠쯤 망가져도 괜찮습니다. 이를 핑계 삼아 나도 모르겠다는 식으로 포기하지만 않는다면. 다시 마음을 다잡고 올바른 생활로 돌아오기만 한다면 다시 회복할 수 있으니까요. 다만 그 며칠이 몇 주가 되고, 몇 달이 되고, 몇 년이 되면 그 망가졌던 시간만큼 다이어트 기간 역시 길어지고 힘들어진다는 건 누구나 알 테니, 되도록 빨리 마음을 다잡는 의지가 필요합니다.

이러한 밀당이 되풀이되어도 괜찮습니다. 며칠 잘하다가 또 며칠 망가진다고 해서 나는 왜 이럴까 하는 자괴감을 가질 필요도 없습니다. 사람이니까 약한 거고, 약하니까 자꾸 무너지는 것이고, 이는 당신뿐만 아니라 누구에게나 해당하는 일이니까요. 무너지고 다시 일어나고 다시 다짐하고 그러면서 조금씩 노하우도 생기고, 그렇게 시간이 지나면서 다이어트 밀당의 전문가가 되는 것이지요.

다이어트 한다고 고생하는 당신, 항상 의지를 불태우는 멋진 당신에게 '짝짝짝' 박수를 보내드립니다.

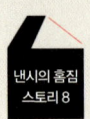

나이가 드니 뱃살이 나온다고?

여러분, 저 낸시의 나이가 몇 살인지 아시나요? 2018년 현재 마흔아홉 살이랍니다. 그런데 저와 같은 연배의 분들, 심지어 저보다 10년씩 어린 분들도 낸시의 홈짐 운동을 권해드리면 "아니, 내 나이가 몇인데 이런 운동을 어떻게 해요? 자칫하다 무릎 나가기 십상이죠. 심장마비 걸릴지도 모르고…"라고 말씀하시곤 하죠.

또 "나이가 들면 뱃살 나오는 게 당연한 것 아닌가요"라거나, "젊을 땐 조금만 굶어도 금방 빠지던 뱃살이 나이가 드니 영 안 빠져요"라고 많이들 이야기하고요.

물론 이 말들이 어느 정도 사실이기는 합니다. 우리 몸은 25세가 지나면서 노화하기 시작해 서른 살이 되고 서른다섯 살이 되면 본격적인 노화 현상이 나타납니다.

처지는 엉덩이를 붙잡을 수 없고, 팔 부위는 살이 덜렁거려 마음껏 손을 흔들며 인사할 수도 없고, 허벅지와 옆구리는 살이 처지고 물렁물렁해집니다. 그렇게 울룩불룩해진 몸매를 조금이라도 가리기 위해 크고 헐렁한 옷을 찾게 되고…. 이런 자신의 모습을 보면서 '나이 드니까 그런 거지 뭐' 하며 위로하는 한편으로, 여자라면 아무리 나이가 들어도 아름답고 우아한 모습으로 남고 싶기에 우울감과 자괴감을 느낄 수밖에 없습니다.

누구라도 가는 세월을 잡을 수는 없지만, 자신의 노력 여하에 따라 노화 속도를 늦출 수는 있습니다. 우리 몸은 쓸수록 강해지고 움직일수록 그 움직임에 익숙해지도록 설계되어 있습니다.

하지만 인간의 노동을 대신해주는 기계가 넘쳐나는 이 시대에는 편해진 것에 비례해 체력은 떨어지고 있습니다. 체력이 떨어지면 노화는 더욱 빨리 진행됩니다. 이것이 바로 우리가 따로 운동을 해야 하는 이유입니다. 이는 비단 30대에만 해당하는 것이 아니라 40대, 50대는 물론이고 60대, 70대, 80대… 죽는 그날까지 살아 있는 우리 모두에게 해당합니다.

건강하게, 젊게, 아름답게 살아가려면 운동을 해야 한다는 것을 알면서도 실천을 하지 못하는 사람이 많습니다. 얼굴에 주름이 생기는 건 막을 수 없어도 몸만큼은 운동을 통해 얼마든지 바꿀 수 있는데도 말이지요.

저 역시 10년 전에는 이 사실을 몰랐습니다. 하지만 지금의 저는 여름이면 핫팬츠에 홀터넥 톱을 당당하게 입을 만큼 군살 없이 탄탄한 몸매는 물론이고 건강도 체력도 웬만한

20대 못지않다고 자부합니다. 서른일곱이라는 좀 늦은 나이에 운동을 시작했지만 지난 10여 년간 꾸준히 노력한 결과라고 할 수 있지요.

물론 운동이 즐겁기만 한 것은 아닙니다. 힘들고 지칠 때도 많고, 다 때려치우고 싶을 때도 있습니다. 하지만 육체적으로 힘들다고 가만히 앉아만 있는 것은 노화를 재촉하는 행동입니다. 그러니 지금 당장 가볍게, 언제 어디서나 할 수 있는 낸시의 홈짐 운동을 시작하세요.

낸시의 홈짐 운동을 처음 접한 사람이 가장 신나게 운동할 수 있는 기간은 첫 3개월입니다. 운동 전과 후 몸의 변화, 정신의 변화, 체력의 변화를 직접 겪으면서 이루 말할 수 없는 희열감을 느끼기 때문입니다. 이때 평생 운동을 하겠다는 의지를 다지기도 하지요.

한편으로 작심삼일이란 말이 있듯이, 운동을 포기하는 기간은 처음 3일입니다. 안 쓰던 근육을 움직이다 보니 근육통이 생길 수밖에 없는데, 이를 견디지 못하면 그다음 운동으로 나아갈 수 없으니까요.

하지만 처음 3일을 견디고, 그렇게 3개월을 보내고, 다시 1년을 버티고 나면 주변 사람들까지 알아볼 정도로 눈에 띄게 변한 자신의 몸매를 확인할 수 있습니다.

그제야 비로소 나이와 상관없이 운동과 식단 개선으로 젊은 시절의 몸매를 되찾을 수 있다는 것을 실감할 것입니다.

뱃살이 나오는 것은 나이 탓이 아닙니다. 나이가 들수록 둔해지는 몸을 잘 움직이지 않기 때문이지요. 나이 때문에 뱃살이 나오는 것이라면 쉰 살을 바라보는 저도 뱃살이 두둑해야 하지 않을까요?

늘어진 뱃살을 보며 붙잡을 수 없는 세월을 탓할 게 아니라 운동하지 않는 자신을 반성해야 할 것입니다.

> 뱃살이 나오는 것은 나이 탓이 아닙니다. 늘어진 뱃살을 보며 붙잡을 수 없는 세월을 탓할 게 아니라 운동하지 않는 자신을 반성해야 할 것입니다.

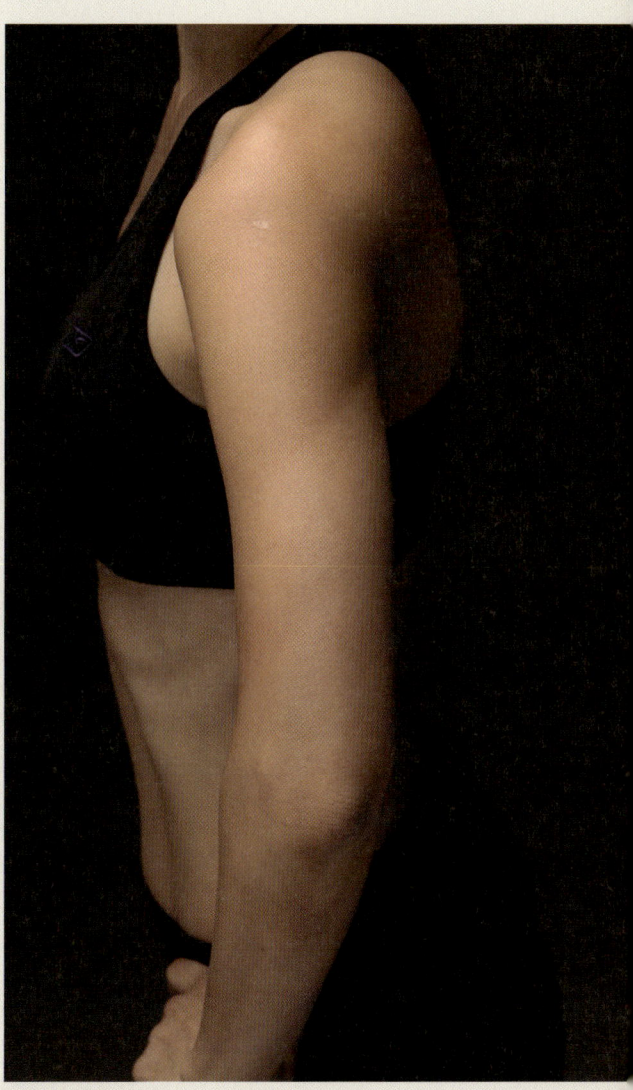

10년여 간 꾸준한 운동의 결과, 마흔아홉 살 낸시의 복근

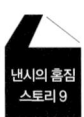

낸시의 홈짐
스토리 9

먹어도 살이 안 찌는 몸,
근육형 S라인

아무리 먹어도 살이 안 찌는 체질을 가진 사람이 있을까요? 그렇다면 누구나 정말 부러워하겠지요. 그런데 제가 겪어본 바로는 '살 안 찌는 체질'은 없는 것 같습니다. 간혹 젊은이들 중에 엄청 먹는데도 날씬한 몸매를 유지하는 경우가 있는데, 그것은 나이가 어려서 기초대사량이 높고 활동량이 많아서이기 때문입니다. 나이가 들면 먹은 만큼, 심지어는 많이 안 먹어도 살이 찌게 되어 있습니다.

제가 경험해본 바, 먹어도 살이 안 찌는 사람에게는 다음과 같은 비결이 있었습니다. '보이는 것처럼 많이 먹지 않는다.' '살이 찔 만한 음식은 아예 먹지 않거나 매우 싫어한다.' 즉, 물만 먹어도 살찌는 사람이 없는 것처럼 엄청 먹는데도 살이 안 찌는 사람은 없다는 것이죠.

물론 기초대사량에는 개인차가 있고, 호르몬 이상으로 몸무게의 변화에 이상 증세가 있는 사람들을 종종 보긴 하였지만, 결국 살이 찌고 안 찌고는 식습관과 음식 섭취량 그리고 얼마나 움직이느냐에 달려 있을 뿐입니다.

저 역시 서른 살을 넘기고서부터 살이 찌기 시작했는데, 가만 생각해보니 먹는 것을 좋아하기 시작한 시점과 맞아떨어지는 것 같습니다. 20대 때는 먹는 것에 그다지 관심이 없었고 사회생활 하느라 바빠서 맛난 음식을 제대로 챙겨 먹지 못했으며, 또 당시만 해도 지금처럼 달달한 음식들이 넘쳐나지 않았기에 끼니 식사 이외에 간식을 먹는 습관도 전혀 없었습니다. 그러다 서구화된 식생활을 하며 디저트 등의 달달한 음식에 길이 들고, 또 언제부터인가 사람을 만나는 일이 함께 맛있는 것을 먹으러 다니는 것과 동일시되고, 먹는 것이 삶의 낙이 되면서 필연적으로 점점 살이 쪄갔습니다. 더욱이 생활이 어느 정도 안정기에 접어드는 시기와 맞물려 더 갑자기 몸의 변화를 경험했던 것 같습니다.

결론을 이야기하자면, 먹어도 살이 안 찌는 체질이 있는 것이 아니라 보기와는 달리 실제로는 많이 먹지 않는 사람, 혹은 살이 찔 만한 음식보다는 다이어트식을 더 선호하는 입맛을 가진 사람, 그리고 먹은 만큼 몸을 많이 움직이는 사람이 살이 안 찐다는 것입니다. 하지만 운동을 통해 어느 정도는 '먹어도 살이 안 찌는 몸'을 만들 수 있다고 저는 굳게 믿습니다.

근력 운동을 꾸준히 함으로써 근육량을 늘리고 기초대사량을 높여보세요. 다른 사람이 2,000칼로리를 먹고도 1,800칼로리밖에 소모하지 못하여 나머지 200칼로리는 몸에 지방으로 저장시키는 동안, 여러분은 기초대사량을 높여 3,000칼로리를 먹어야 하루의 운동과 나머지 활동을 유지할 수 있는 몸을 만드는 거지요. 그러면 남들보다 많은 칼로리를 섭취하더라도 살이 찌지 않게 됩니다. 적정 섭취량이 3,000칼로리로 늘었으니 오히려 2,800칼로리를 먹으면 살이 빠지는 현상마저 생기겠지요.

남들은 2,000칼로리를 먹고도 살포시 살을 찌우고 있을 때 3,000칼로리를 먹고도 가벼운 상태를 유지하는 몸. 저는 이런 몸을 '먹어도 살이 안 찌는 몸'이라고 부릅니다. 하지만 이것이 '살이 안 찌는 체질'과 일맥상통한다고 할 수 있을지는 모르겠네요. 이런 몸이 되었다가도 운동 끊고 편하게, 게으르게 살면 6개월 만에 다시 살이 찌는 몸으로 변한다는 사실을 저는 경험을 통해 알고 있기 때문이지요. 사실은 체질이 개선된다기보다는 운동을 통해 몸의 근육량과 대사량을 꾸준히 높이고 활동량이 많은 생활 습관을 유지하는 것이라고 말해야겠지요. 물론 운동을 끊었다고 몸무게가 금세 몇 킬로그램씩 불어나지는 않습니다. 갑자기 식습관을 확 바꾸지 않는 한 말이지요.

조금씩 자기도 모르는 사이에 살이 불어 1~2년 후에 보면 갑자기 확 살찐 것처럼 느껴지곤 하지요? 이런 현실과 직면하지 않기 위해 우리는 끝없이 다이어트와 밀당을 하며 평생을 실천하는 '평생어터'가 되고자 하는 것입니다.

이러한 과정을 함께 운동하는 우리끼리 그냥 간단하게 '살 안 찌는 체질을 만든다'라고 말하는 것도 괜찮겠죠. 낸시의 홈짐 스타일로 이야기하자면 '근육형 S라인 만들기'입니다.

'근육형 S라인'이란 단순히 살만 빼서 만든 S라인 말고 근력 운동을 통해 근육량을 늘리고 지방량을 줄여 나올 데는 나오고 들어갈 데는 들어간 탄탄한 몸매입니다.

'근육형 S라인'이란 단순히 살만 빼서 만든 S라인 말고 근력 운동을 통해 근육량을 늘리고 지방량을 줄여 나올 데는 나오고 들어갈 데는 들어간 탄탄한 몸매입니다.

다년간의 운동을 통해 최강의 근육으로 무장한 몸, 바로 그 몸이 낸시가 꿈꿔온 몸입니다.

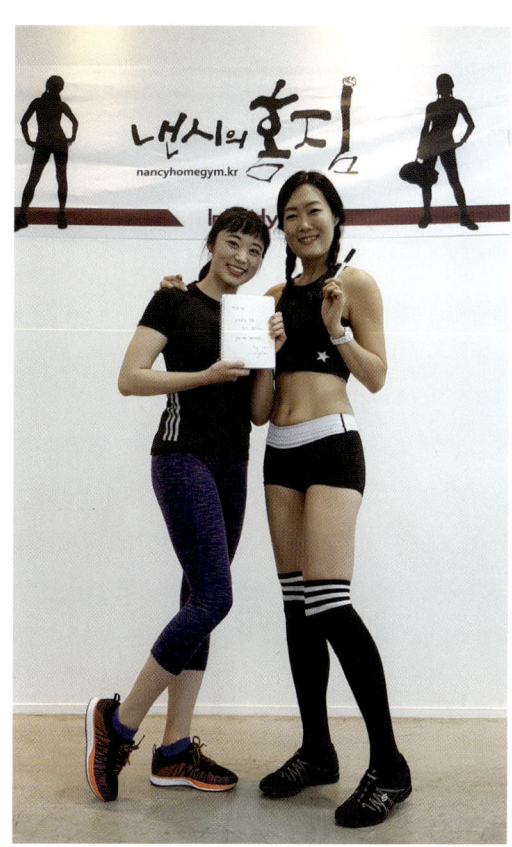

우리는 근육형 S라인 자매 – 팬미팅 현장에서

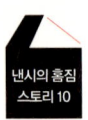

특정 부위의 살만 빼고 싶다고요?

한국 사람 중에는 유난히 하체가 튼튼한 체형 때문에, 즉 하체 비만으로 고민하시는 분이 많은 것 같습니다. 저 역시 하체 튼튼 체형이고 그것 때문에 고민했던 젊은 날을 보낸 사람이기도 하니까요. 그런데 제가 지난 20년간 살아온 싱가포르나 주변 동남아시아의 경우는 상체에 비해 다리만 두껍다거나 하체가 유난히 발달되었다고 고민하는 사람은 별로 없습니다.

운동을 처음 시작할 때 제가 하체 비만이다 보니 유난히 스쿼트와 런지에 집착하는 경향이 있었는데, 낸시의 홈짐 운동을 하면 승마살(허벅지 바깥쪽 살)이나 엉덩이 옆 살은 물론이고 특정 부위의 살을 빼기 위해 따로 운동을 할 필요가 없습니다. 낸시의 홈짐에서 제안하는 200가지 운동 프로그램을 차근차근 따라 하다 보면 하체뿐 아니라 그 어떤 부위도 자신의 체형에 맞춰 가장 아름다운 버전의 몸을 만들 수 있기 때문입니다.

유산소 운동과 근력 운동을 병행하는 운동 프로그램인 낸시의 홈짐은 특별히 어떤 부위를 집중적으로 트레이닝해주기보다는 몸의 대근육을 사용하는 기능성 운동 위주로 구성되어 있습니다. 물론 각각의 프로그램마다 특정 부위의 근육을 좀 더 단련시켜주기는 합니다.

윗몸 일으키기만 매일 200개씩 한다고 멋진 복근이 만들어지지는 않듯이, 승마살만을 없애주는 운동 혹은 팔뚝살만 빼주는 운동은 없습니다. 꾸준한 근력 운동을 통해 다양한 부위의 근육을 단련시키고, 근육을 바짝 조여줌으로써 탄탄한 몸을 만들면 그 결과로 고민하던 부위가 줄어드는 효과를 볼 수 있는 것입니다. 다시 말해 특정 부위의 살을 빼주는 운동은 없습니다.

하지만 몸에 쌓인 지방을 빼는 방법은 확실합니다. 바로 식이 조절과 유산소 운동입니다. 이 시점에서 "그럼 유산소 운동으로 무엇을 하면 좋으냐?"라는 질문을 많이 하시는데 낸시의 홈짐 운동에는 유산소 운동이 포함되어 있기 때문에 따로 유산소 운동을 할 필요가 없습니다. 물론 시간이 충분하고 운동을 좋아한다면 러닝 머신, 자전거, 수영 등을 함께하면 좋지만 굳이 그렇게 하지 않아도 낸시의 홈짐 운동만으로 충분히 원하는 몸을 만들 수 있고 살도 다 뺄 수 있답니다.

타고난 체형을 운동으로 바꿀 수는 없습니다. 하지만 여러분의 타고난 체형을 가꿔 가장 아름다운 버전을 만들 수는

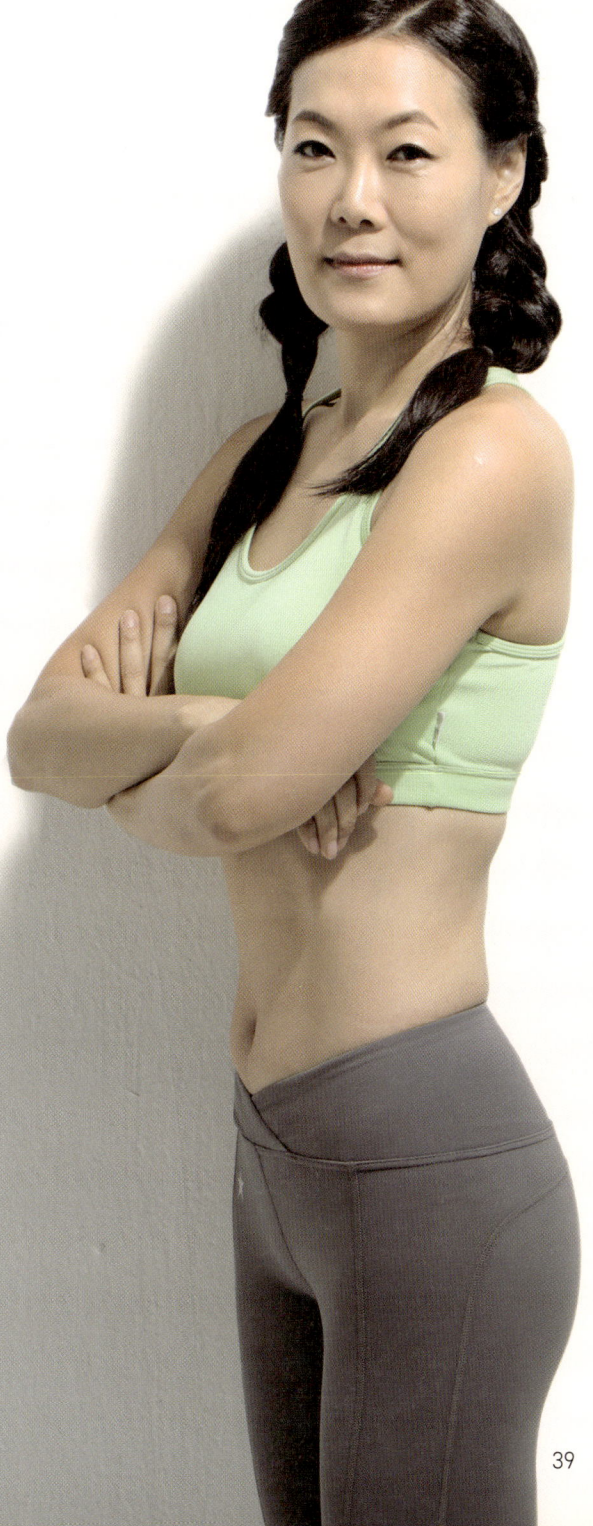

"윗몸 일으키기만 매일 200개씩 한다고 멋진 복근이 만들어지지는 않듯이, 승마살만을 없애주는 운동 혹은 팔뚝살만 빼주는 운동은 없습니다."

있습니다. 그러기 위해서는 무조건 근력 운동을 해야만 하는 것이고요.

제 엉덩이는 크고 C자처럼 둥급니다.
그리고 제가 1만 번쯤 한 런지는 이 엉덩이를 작아지게 하지는 못하고 더 동그랗게 만들었을 뿐입니다.
하지만 전 괜찮습니다. 제 엉덩이는 침대를 따뜻하게 데워주는 히터 역할을 하고, 제 뒤에서 걷고 있는 사람들에게는 저를 대변하기도 합니다.
또 제 엉덩이는 가격 좋은 세일 아이템을 구입할 때 삐쩍 마른 여자들과 경쟁이 필요조차 없는 멋진 무기가 되기도 하지요. 제 엉덩이는 큽니다.
그리고 전 제 엉덩이가 좋습니다. 제 엉덩이가 맘에 안 드는 당신, 그냥 키스 마이 애스(엉덩이) 하세요.
닥치고 운동하세요.
— 나이키 광고 중에서

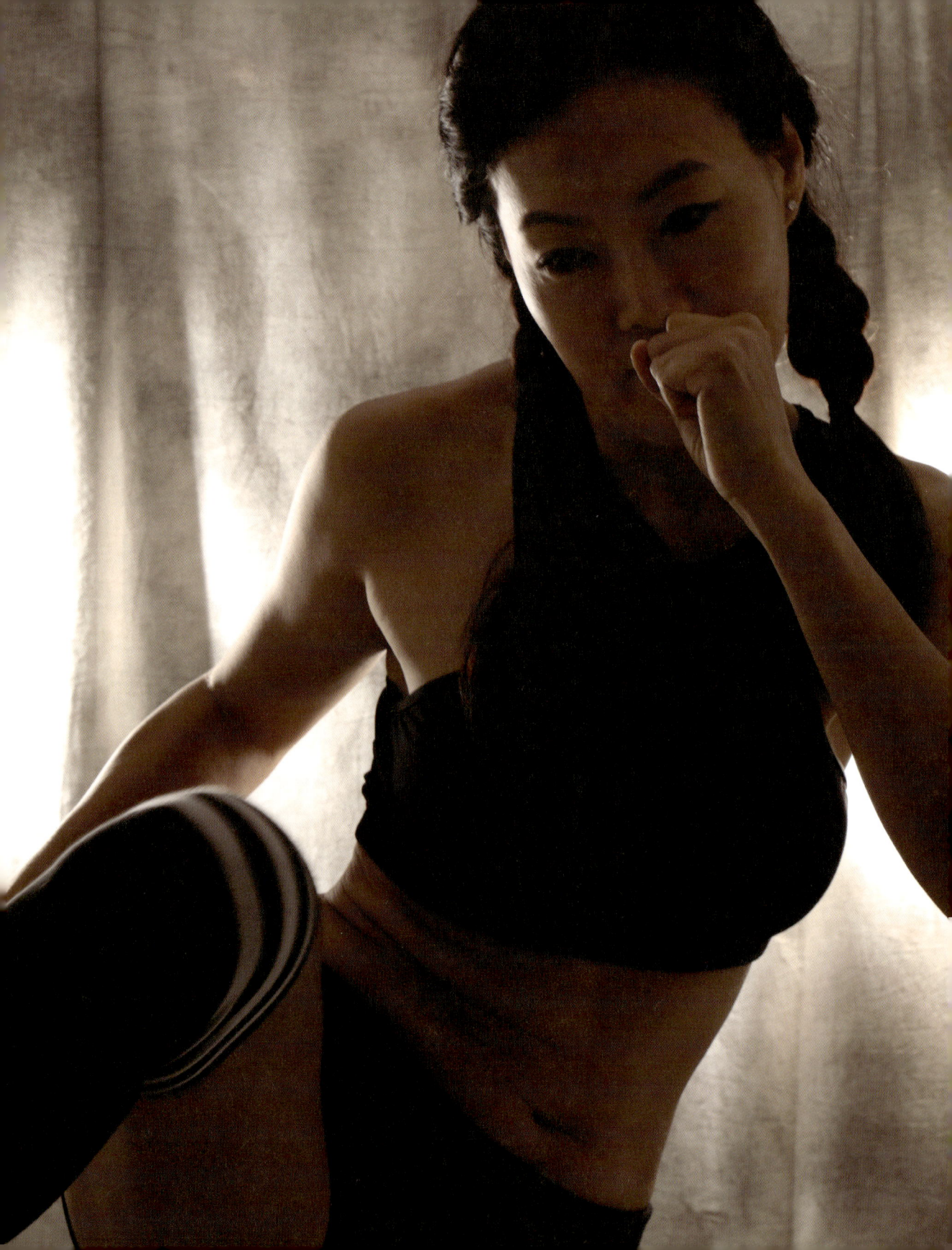

셀룰라이트는 운동으로 없애자!

"셀룰라이트를 운동으로 없앨 수 있나요?"
아름다운 몸매를 유지하고픈 많은 여성의 고민 중 하나인데요. 셀룰라이트는 노폐물이 지방으로 뭉쳐 피부 진피 아래에 생기는 것으로 피부 세포에서 순환하는 림프액의 흐름이 원활하지 못해 발생한다고 합니다. 즉, 셀룰라이트의 원인이 비만 때문만은 아니라는 것이죠.
호르몬(여성 호르몬, 갑상선 호르몬 등)의 변화가 원인일 수도 있고, 유전에 의한 것일 수도 있습니다. 아니면 지방과 탄수화물 위주의 식단 또는 짠 음식을 좋아하는 식습관 때문이거나, 채소나 과일과 같이 섬유질이 함유된 식품을 충분히 섭취하지 않아서일 수도 있습니다. 또 담배를 피우거나 운동을 전혀 하지 않고 같은 자세로 오랜 시간 앉아 있거나 서 있는 것도 원인이 됩니다. 너무 딱 달라붙는 거들이나 보정 속옷을 오래 착용해 혈액 순환이 방해될 경우에도 생길 수 있다고 합니다.
지방의 축적, 즉 살이 찐 원인이 셀룰라이트인 경우에는 살을 빼면 거의 대부분 현저히 줄어든다는 연구 보고가 있습니다.
저 역시 임신과 출산을 겪으며 엉덩이와 허벅지에 귤껍질 같은 셀룰라이트가 생겼는데 어느 날 허리 쪽에도 셀룰라이트가 끼어 있는 것을 보고 살을 빼야겠다는 다짐을 하기도 했지요. 살이 빠지자 그 셀룰라이트들도 없어졌습니다. 몸이 근육형이 되면서는 손으로 잡았을 때 살짝살짝 드러나던 허벅지의 미약한 셀룰라이트마저 다 없어졌습니다. 이런 과정을 직접 겪으며 저는 셀룰라이트는 운동으로 제거할 수 있다는 사실을 알게 되었답니다.
그렇지만 셀룰라이트는 한번 생기면 참으로 없애기 어려우니 예방만이 최선입니다.
셀룰라이트를 예방하는 방법은 다음과 같습니다.

1. 과일과 채소를 통해 섬유질 충분히 섭취하는 건강한 식습관
2. 정기적으로 꾸준히 하는 운동
3. 정상 수치의 건강한 몸무게를 유지하면서 스트레스를 줄이는 삶

몸을 너무 조이는 보정 속옷 착용은 삼가고 가벼운 속옷을 입어 몸의 혈액 순환을 원활하게 하는 것도 도움이 됩니다. 결론적으로 셀룰라이트를 없애는 최고의 방법은 꾸준한 운동과 건강한 식습관을 실천하는 것이라고 하겠습니다.

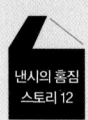
낸시의 홈짐 스토리 12

운동은 습관이 되어야 한다!

누구나 건강하게 살아가기 위해서는 운동을 해야 한다는 걸 알고 있습니다. 하지만 솔직히 운동 마니아가 아닌 이상 꾸준히 운동하는 게 쉽지 않습니다. 그래서 작심삼일이 되기 십상이지요. 늘어진 뱃살을 보면 운동을 해야겠다는 생각이 들긴 하지만 근력이 없는 상태에서 운동은 너무 힘들기도 합니다.

저 역시 10여 년을 꾸준히 운동해오고 있지만 솔직히 말하자면 운동을 아주 좋아하는 건 아니랍니다. 주변 분들은 제가 피트니스 블로거이고 근육질의 몸을 유지하고 있으니까 당연히 운동 마니아려니 하시겠지만요. 실상은 일주일에 두세 번, 미니멈으로 운동을 하고 있는데도 말이죠.

저 역시 운동을 하기 싫을 때도 있고 어떤 때는 홈 트레이닝 운동 준비를 진작에 끝내고도 한참 동안 집 안을 왔다 갔다 하면서 뜸을 들이다가 마지못해 운동을 하기도 했어요.

특히 '낸시의 홈짐'이란 블로그를 시작하기 전에는 '내가 연예인처럼 평생 몸매를 관리하고 살아야 하는 사람도 아니고, 피트니스 코칭 등으로 먹고사는 것도 아닌데 왜 이런 고생을 사서 하나?' 얼마나 많은 시간을 스스로에게 질문했는지 모릅니다.

운동을 며칠 못하니 우울하다는 이야기를 하는 사람들을 가끔 만날 수 있는데, 이런 사람들은 이미 운동의 매력에 푹 빠져버린 사람들입니다. 쇼핑 중독, 게임 중독, 탄수화물 중독 등과 같이 행복감을 느끼게 하는 여러 가지 중독 중에서 운동 중독이야말로 가장 건전한 중독이 아닐까요. 강한 운동 후에 분비되는 아드레날린, 엔도르핀, 도파민의 영향으로 느껴지는 행복감과 자신과의 싸움에서 이겨냈다는 성취감 때문에 기운이 나고 다시 기분 좋은 하루를 보낼 수 있는 힘을 주는 것이 운동의 효과입니다. 이런 운동의 효과에 중독된 것이라면 환영해도 될 만하지 않을까요?

제가 힘이 드는데도 운동을 계속하는 진짜 이유는 운동을 안 하면 우울해져서가 아니라 '운동을 안 했을 때 변해버리는 몸'을 보는 것이 우울해서입니다. 볼록 나온 뱃살, 축 처지고 납작한 엉덩이, 탄력 없이 덜렁거리는 팔을 보면 너무 우울해지기 때문입니다.

조금 살이 쪘지만, 또 뱃살이 살짝 나왔지만 거울 속의 그런 자신의 모습을 보는 것이 운동으로 인해 힘든 것보다 낫다는 사람도 있을지 모릅니다. 하지만 저는 반대의 경우라 결국 운동을 하게 됩니다.

> 제가 힘이 드는데도 운동을 계속하는 진짜 이유는 운동을 안 하면 우울해져서가 아니라 '운동을 안 했을 때 변해버리는 몸'을 보는 것이 우울해서입니다.

그래서 처음 운동을 시작했던 3개월 동안은 운동과 다이어트를 병행하면서 바짝 몸을 만들었습니다. 그럭저럭 만족할 만한 몸이 되면 운동과 다이어트에서 손을 놓았습니다. 그러다 6개월쯤 지나서 처지고 두꺼워진 부위들이 확 눈에 들어오는 시점이 되면 다시 운동을 합니다. 꾸준히 운동을 하기보다는 늘 이런 식으로 반복했고, 이런 운동 패턴은 3년이나 지속되었습니다.

그러다가 10여 분이면 끝나는 고강도 인터벌 트레이닝 '낸시의 홈짐'을 하면서부터는 오늘날까지 쭉 꾸준히 운동을 할 수 있게 되었습니다. 집에서 편하게, 아무리 힘들어봤자 10여 분만 투자하면 되니 얼마나 멋진 일입니까.

그렇게 시간이 지남에 따라 저도 모르는 사이에 몸의 근육들이 발전에 발전을 거듭했고, 절대 사라지지 않는 복근도 장착하게 되었고, 웬만해선 살이 찌거나 몸매가 흐트러지지 않는 지금의 몸이 완성된 것이죠.

저의 몸은 아주 느린 속도이긴 하지만 꾸준히, 지금 현재도 끝없이 변하는 중이고 저의 운동은 쭉 지속되고 있습니다. 이는 운동 중독에 빠져서가 아니라 운동을 생활화하여 내 삶에 없어서는 안 되는 습관이 되어버렸기 때문입니다. 운동을 안 하고는 못 배긴다기보다는 운동은 반드시 해야만 하는 일상이자 삶의 일부가 된 것이지요.

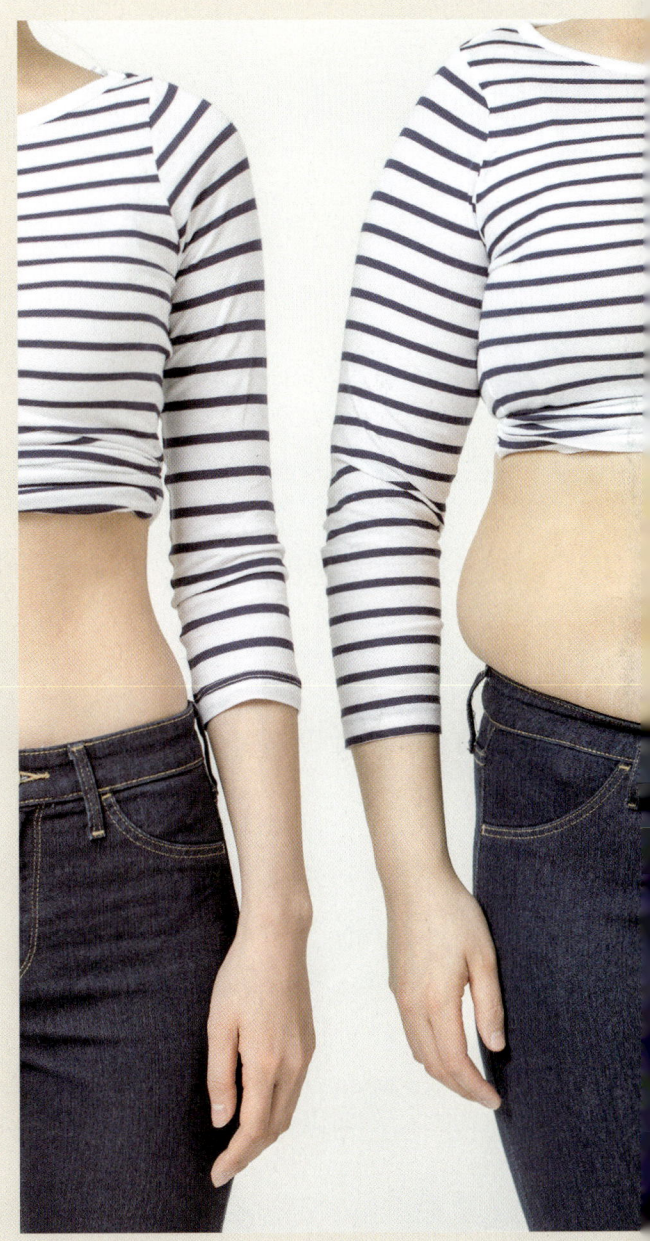

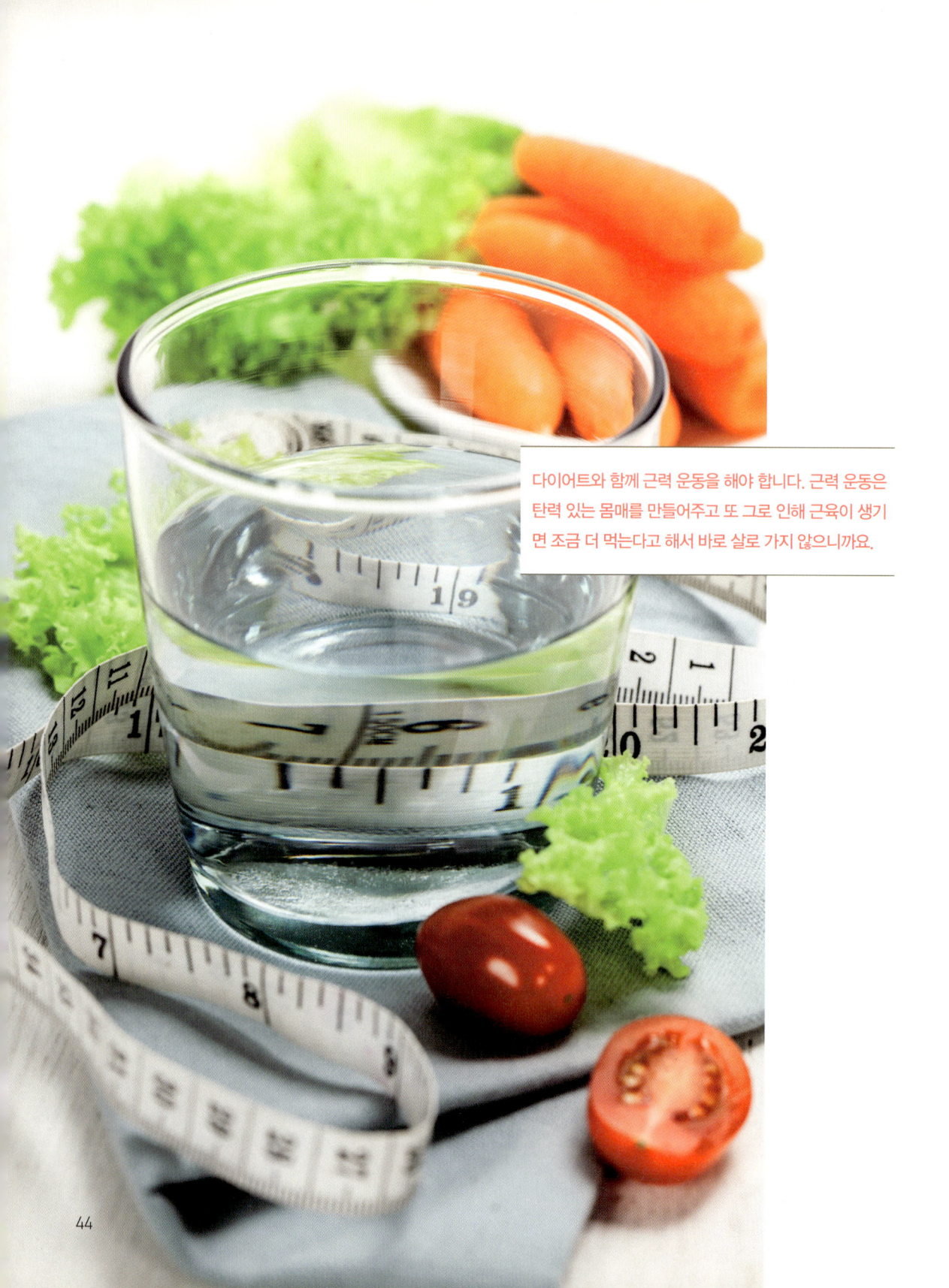

다이어트와 함께 근력 운동을 해야 합니다. 근력 운동은 탄력 있는 몸매를 만들어주고 또 그로 인해 근육이 생기면 조금 더 먹는다고 해서 바로 살로 가지 않으니까요.

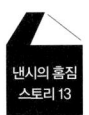
낸시의 훔침
스토리 13

운동은 20
식단이 80

건강하게 살을 빼려면 운동과 식이 요법을 병행해야 한다는 것은 누구나 알고 있는 사실입니다. 그렇다면 운동과 식이 요법의 이상적인 비율은 무엇일까요?

혹자는 3 : 7이라고도 하고, 혹자는 1 : 9라고도 하는데요. 저는 개인적으로 2 : 80이라고 생각합니다. 다시 말해서, 운동이 20퍼센트, 식이 요법이 80퍼센트라는 것이지요. 이를 바꿔 말하면 운동을 아무리 열심히 해도 식이 요법을 병행하지 않으면 살이 절대로 안 빠지는 반면에 운동 없이 식이 요법만으로 어느 정도 살을 뺄 수 있다는 이야기이지요.

하지만 먹는 것을 줄여 살을 빼면 지방이 줄어든 부위의 살이 탄력 없이 늘어져 예쁜 몸매를 갖기 힘듭니다. 또 먹기 시작하는 순간 바로 다시 살이 찌는 요요 현상을 피하기 어렵습니다. 그러므로 근력 운동을 꼭 병행해야 합니다. 근력 운동은 탄력 있는 몸매를 만들어주고 또 그로 인해 근육이 생기면 조금 더 먹는다고 해서 바로 살로 가지 않으니까요.

근력 운동을 시작한 초기에 몸무게가 증가하는 느낌이 든다면 체지방은 그대로이면서 근육량이 늘어서이므로 식이 조절을 같이 해야만 살을 뺄 수 있습니다.

제 경우에는 평상시 굳이 식이 조절을 철저하게 하지 않아도 바로 살이 찌지 않습니다. 그것은 지난 10년여 간 꾸준히 해온 운동과 다이어트의 결과, 건강한 식습관이 몸에 배어 있기 때문입니다. 하지만 가끔 특별한 운동 행사 등으로 체지방을 좀 덜어내야 할 일이 생기면 저 역시 철저한 식이 요법을 진행합니다. 이는 저의 블로그를 구독하는 분들이라면 다 아실 거라고 생각합니다.

혹시라도 어려운 결심으로 운동을 시작했는데 오히려 몸무게가 늘었다고 낙담하지 마세요. 근육이 늘고 있다는 것이니까요. 근육이 늘면 기초대사량과 신진대사율이 높아져 점점 살이 잘 찌지 않는 몸으로 바뀝니다. 여기에 식이 조절을 더하면 체지방이 빠지면서 몸무게는 서서히 내려갈 것입니다. 설령 몸무게에 변화가 없다고 하더라도 운동으로 바짝 조여진 몸은 사이즈를 줄여줄 것입니다.

근력 운동 중에는 몸무게에 신경 쓰기보다는 딱 붙는 스키니 진이나, 출산 전 혹은 처녀 시절에 입었던 스커트나 바지 등을 입어보면서 몸매 변화를 체크해보는 것이 좋습니다.

보다 더 자세히 몸의 변화를 체크하고 싶다면 '인바디' 같은 체성분 분석 전문 기기를 이용하는 것을 추천합니다. 몸의 근육량과 체지방량, 내장 지방량까지도 확인해볼 수 있고, 주기적으로 체성분을 체크하면서 정확한 몸의 변화를 파악할 수 있으니까요.

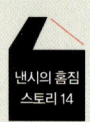

낸시의 홈짐
스토리 14

다이어트 식단은
영양가 있는 음식으로 채워라

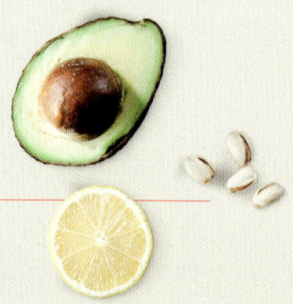

다이어트란 절대로 굶는 것이 아닙니다. 몸에 좋고 영양가 있는 음식, 그중에서도 살로 가지 않을 만한 음식들을 골라 적당량 먹는 것이 바로 올바른 다이어트입니다. 아직도 다이어트를 한다고 끼니를 거르거나 영양 많은 음식이 식탁 위에 있는데 그것은 건너뛰고 잘못된 음식을 섭취하면서 살이 빠지지 않는다며 고민하고 있다면 자신의 식단을 검토해봐야 합니다.

살은 찌지 않으면서 영양을 골고루 공급해주는 바람직한 한 끼 식단은 단백질과 비타민 그리고 약간의 복합 탄수화물(단당류 탄수화물은 피할 것)과 좋은 지방의 적절한 배합이라고 할 수 있습니다.

자신의 식단에 이 네 가지 중 한 가지라도 빠져 있다면 꼭 챙겨 먹도록 하면 되겠지요. 많은 분이 다이어트 시에는 골고루 챙겨 먹기보다는 한 가지 음식만을 소량 섭취하는 것으로 끼니를 대신하곤 합니다. 이 방법은 오히려 식탐을 불러일으키고 결국 다이어트 실패로 이어지는 경우가 허다합니다. 사실은 다이어터의 식단이야말로 황제의 식단이 되어야 하는데 말이지요. 양은 제한하되 4대 영양소를 골고루 갖춰 먹어야만 하기 때문입니다.

한때 저도 몰랐던 것처럼, 바람직한 식단이 무엇인지 모르겠다는 분들을 위해 몇 가지 예를 들어보겠습니다.

저는 초밥 집에 가더라도 초밥은 주문하지 않습니다. 간혹 먹더라도 한두 개 정도로 그치지요. 초밥을 한 접시, 두 접시 먹다 보면 어느새 다이어트 최대의 적이라고 할 수 있는 흰쌀밥을 나도 모르게 한 공기 이상 뚝딱 먹어 치우는 셈입니다.

아예 안 먹거나 무조건 적게 먹는 방법으로 하는 다이어트는 오래 지속할 수 없습니다. 다이어트 때문에 못 먹는 음식을 생각하지 말고 다이어트를 하는데도 불구하고 맛있게 먹을 수 있는 음식들을 생각하면 다이어트가 훨씬 쉬워집니다. 초밥 집에 가서 굳이 초밥을 먹지 않아도 다른 맛있는 음식을 선택해 즐기는 것, 즉 올바르게 먹는 것이 우리가 추구해야 할 다이어트입니다.

생선을 비롯한 해물, 생으로도 먹을 수 있는 싱싱한 채소, 콩 종류 등은 우리의 식단에 많이많이 올려도 되는 착한 음식입니다. 반드시 다이어터가 아니더라도 건강한 식생활을 추구하는 사람이라면 누구나 알고 실천하는 것이 바람직한 식단이라고 할 수 있지요.

생선을 비롯한 해물, 생으로도 먹을 수 있는 싱싱한 채소, 콩 종류 등은 우리의 식단에 많이많이 올려도 되는 착한 음식입니다.

낸시의 다이어트식은 맛있으며 양이 적지도 않습니다. 제가 자주 먹는 다이어트식에는 주로 생선, 오일에 볶은 토마토와 양파, 밥 대신 삶은 콩, 푸른 잎채소, 견과류, 치즈 등이 들어갑니다. 드레싱은 올리브 오일과 발사믹 식초를 한 스푼씩 넣어 섞은 것으로 충분합니다. 아주 맛있게 먹으면서도 죄책감을 가질 필요 없는 완벽한 한 끼 다이어트 식사라고 할 수 있지요.

연어 구이와 샐러드도 즐겨 먹는 다이어트식입니다. 여기에 구운 아몬드를 올려 같이 먹곤 합니다.(생아몬드를 프라이팬에 살작 구우면 더 고소해지고 감칠맛이 나지요.) 연어 대신 참치 캔을 사용해도 괜찮고요. 연어 또는 참치 샐러드는 맛있고 포만감도 충분해 영양도 만점, 다이어트에도 만점인 식단입니다.

다이어트 중 저녁 식사로는 가급적이면 한식을 피하는 것이 좋습니다. 한식은 일단 밥을 먹어야만 하고, 염분의 섭취도 많아지다 보니 입맛이 돌아 먹는 양을 절제하기가 어렵습니다.

채소를 먹되 조리하지 말고 날것 그대로 샐러드를 만들어 먹는 것이 좋습니다. 고기류나 생선을 곁들이되 최대한 재료 고유의 맛을 살리는 조리법을 사용하도록 하고요.

하지만 그것이 현실적으로 어렵다면 한식으로도 얼마든지 다이어트는 가능합니다. 시금치나 콩나물, 무, 연근, 가지 등의 채소 반찬을 위주로 먹되 조리 시에 소금은 줄이고 후춧가루나 고춧가루로 살짝 맛을 냅니다. 여기에 생선이나 두부와 같이 양질의 단백질이 함유된 반찬을 더하고 밥은 현미밥으로 대체하여 반 공기 이하로 줄인다면 이 또한 완벽한 다이어트 식단이라고 할 수 있으니까요.

다이어트에 나쁜 음식을 몇 가지 나열해보자면 라면, 짜장면, 비빔국수, 칼국수, 떡볶이, 냉면과 같은 모든 면 종류, 과자류, 빵, 떡과 같은 탄수화물 덩어리 음식입니다. 다이어터라면 절대로 이런 음식에 손을 대지 않거나 먹더라도 두 번 생각해보고 먹는 습관을 들여야만 합니다.

알지요. 다 너무 맛있는 음식들인 거…. 저도 너무너무 좋아하는 음식이기도 하고요. 가끔씩 드세요. 다이어트하느라 정말 고생한 당신한테 가끔은 숨통을 트이게 해주는 선물을 주세요. 그 대신 얼마나 살을 찌게 해주는 음식인지를 알고, 또 이걸 먹은 만큼 운동을 좀 더 많이 해야겠구나 다짐하면서 드시면 됩니다. 물론 그 다짐을 꼭 실천해야 한다는 건 두말할 필요가 없겠죠?

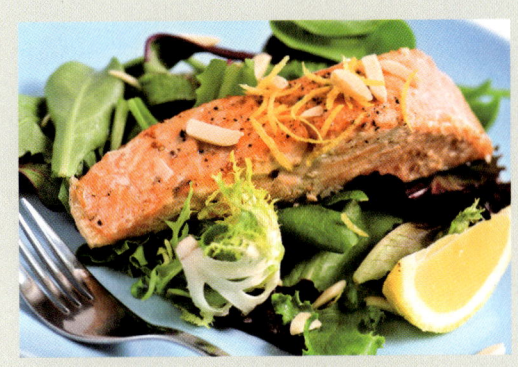

연어 샐러드는 영양 만점 다이어트식

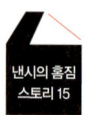

다이어트 식단 일기를 쓰자

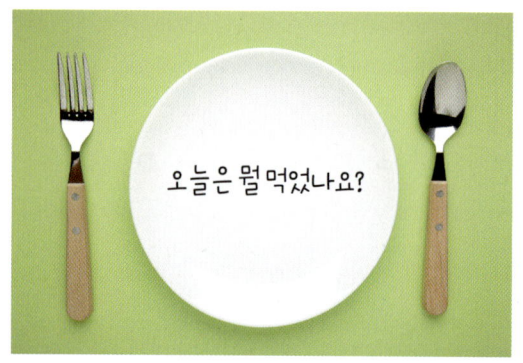

저의 경험담을 들려드리자면, 제가 1차 식단 일기를 쓴 시점은 2006년도. 그러니까 출산을 하고 5개월쯤 지난 무렵이었습니다. 식단 일기를 쓰기 시작한 이유는 다이어트에 좋은 음식이 무엇인지 모르니 배운다는 의미에서, 또 제가 먹는 것을 분석하고 좀 더 철저히 제한하기 위해서였습니다. 당시 식단 일기를 3개월가량 썼는데, 그 덕분인지 처음 두 달간은 일주일에 정확하게 600그램씩 살이 빠진 것으로 기록되어 있습니다.

이렇게 3개월간 철저하게 식단 일기를 쓰고 나니 건강과 다이어트를 위해 무엇을 먹고 무엇을 먹지 말아야 하는지 정확한 지식이 생기더군요. 그렇게 공부하고 분석했던 식단과 음식에 대한 상식이 이후 10여 년이 지난 지금까지도 제가 먹는 것을 관리하고 음식과의 밀당을 하는 데 밑받침이 되어주고 있습니다.

제 인생의 두 번째 다이어트 식단 일기를 쓰게 된 것은 그 후 6년이 지난 2012년 8월이었습니다. 낸시의 홈짐 블로그를 시작하면서 식스팩 만들기에 도전해보기로 작정한 뒤 100일간 '식스팩 도전기'라는 블로그의 카테고리를 통해 식단 일기를 작성했습니다.

이때에는 먹는 것을 철저하게 제한하고 분석하면서 먹고 싶은 음식들을 참으며 치팅 데이만 기다렸던 기억이 있습니다. 이런 노력 덕분인지 100일 만에 4킬로그램 정도를 순수하게 지방으로만 감량했습니다. 4킬로그램이라고 하면 큰 숫자가 아닌 것처럼 느껴질 수 있으나 당시 저는 이미 운동을 오랫동안 지속해온 터라 건강한 근육질의 몸을 유지하고 있었기 때문에 단 1킬로그램의 체지방을 감량하는 데도 피나는 노력이 필요했음을 감안하면 그야말로 눈물 나는 노력의 결과였다고 자신할 수 있습니다.

많은 사람으로부터 저의 100일간 식단 일기를 통해 다이어트를 위한 식단을 어떻게 구성해야 하는지, 무엇은 먹고 무

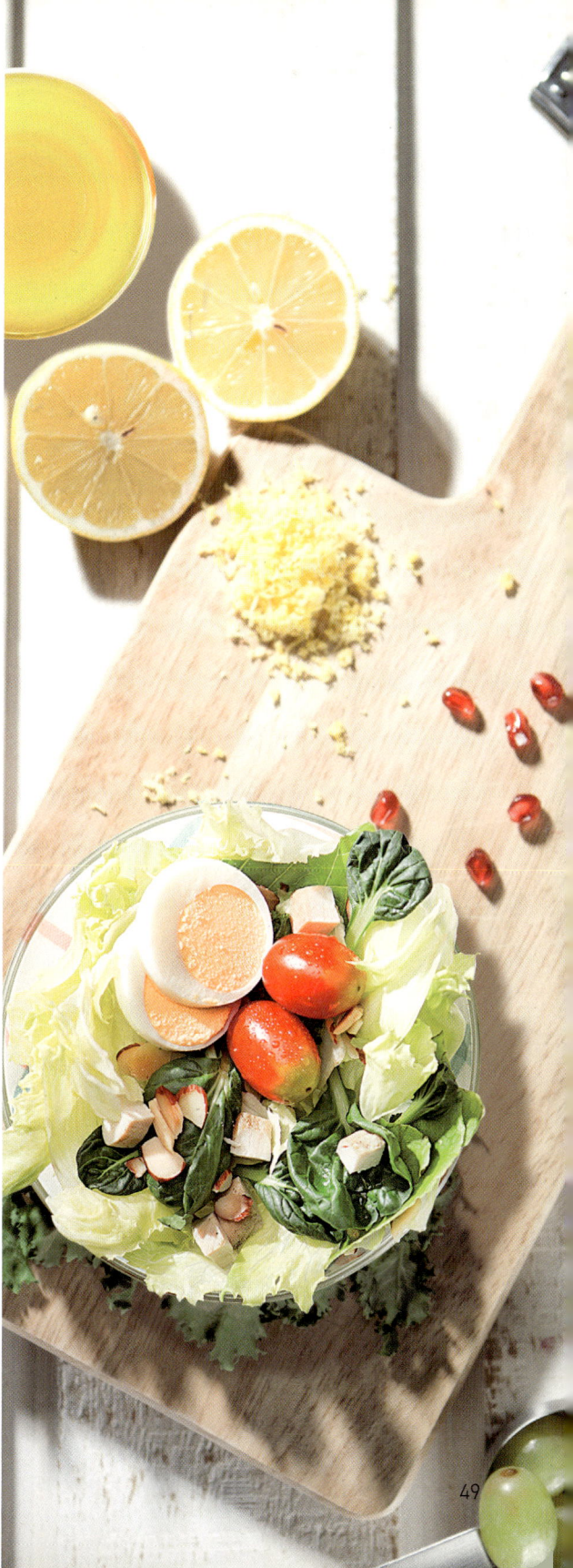

3개월간 철저하게 식단 일기를 쓰고 나니 건강과 다이어트를 위해 무엇을 먹고 무엇을 먹지 말아야 하는지 정확한 지식이 생겼습니다.

엇은 먹으면 안 되는 것인지 감을 잡게 되었다는 말을 참 많이 들었습니다. 아마도 생활 다이어터로서의 음식에 대한 저의 고뇌(?)를 생생하게 볼 수 있었기 때문이 아닐까요. 저는 특정 다이어트 식단의 정해진 음식을 먹기보다는 상황에 맞춰 눈앞에 있는 음식에서 올바른 선택을 하려 노력했습니다. 그래서 늘 완벽하지는 않은 식단이지만 일상에서 실현 가능한 식단을 보여드렸기 때문에 많은 분이 공감한 것이라 생각합니다.

체지방을 감량하고 살을 빼고자 다이어트를 하는 분이라면 최소 두 달에서 세 달간은 식단 일기를 써보라고 권하고 싶습니다. 제 경험에 따르면 그 이상 식단 일기를 쓰는 것은 무의미합니다. 오히려 스트레스가 되기도 하고요. 식단 일기를 쓰고 3개월쯤 지나면 먹거리를 올바르게 선택할 수 있는 가이드라인이 잡히고, 음식에 대한 선택이 어느 정도는 습관화되기 때문입니다.

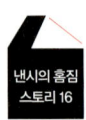
낸시의 홈짐
스토리 16

치팅 데이의 중요성

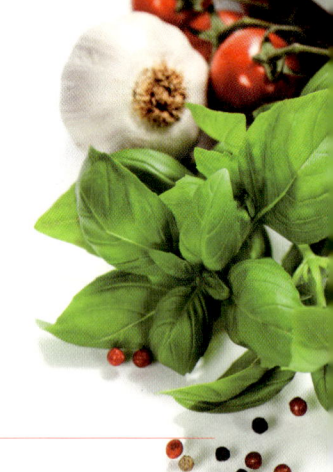

살을 빼기 위해 식이 요법을 하다 보면 신경이 날카로워질 때가 있습니다. 특히 평상시 탄수화물과 단것을 많이 먹었던 사람은 감정 조절이 더욱 힘들어지는 걸 경험하기도 하고요. 30년 넘게 먹고 싶은 것을 마음껏 먹어왔던 저 역시 다이어트를 시작했을 때는 식욕을 참는 것이 가장 힘들었습니다. 하루 종일 눈앞에 먹고 싶은 음식이 왔다 갔다 하는 집착 현상까지 경험했기에 다이어터들의 그런 마음을 충분히 이해할 수 있습니다.

화보 촬영을 위해 식스팩 몸만들기에 돌입한 모 연예인이 인터뷰에서 "김밥 집을 지나가다가 닫혀 있는 유리창 너머로 높게 쌓여 있는 김밥을 보고는 유리창을 깨고 들어가 김밥을 훔쳐 오고 싶었다"고 말했을 정도니까요.

다들 아시겠지만, 먹고 싶은 것을 참기란 쉽지 않습니다. 인간의 가장 기본적인 본능 중 하나가 바로 식욕이니까요. 특히 요즘처럼 맛있는 먹거리가 넘쳐나는 시대에는 이를 억제하기가 더욱 어렵습니다. 그래서 먹기 위해 운동한다는 사람도 있지요. 그런데 우리는 운동은 운동대로 하면서 먹고 싶을 걸 참으며 식단 조절까지 해야 하니 더욱더 힘들 수밖에 없습니다.

식단 조절을 통한 다이어트를 할 때 치팅 데이(Cheating Day)를 집어넣는 이유가 여기에 있습니다. 치팅 데이란 '속인다'는 뜻의 'Cheating'과 '날(日)'이라는 뜻의 'Day'를 합성한 용어로, 식단 조절 중 부족했던 탄수화물을 보충하기 위해 1~2주에 한 번 정도 먹고 싶은 음식을 먹는 날을 말합니다.

저는 매주 일요일을 치팅 데이로 정하고 온갖 먹고 싶은 것을 참으면서 일요일을 기다렸습니다. 그날이 되면 먹고 싶은 음식을 먹을 수 있다는 기대감이 6일을 견디게 해주었지요. 하지만 막상 일요일이 되면 6일간 힘들게 다이어트한 것이 아까워서 아주 정신줄을 놓고 마음껏 먹게 되지 않습니다. 그리고 새로운 한 주가 시작되는 월요일이 되면 다시 일요일을 기다리며 마음을 다졌고요.

정말 마음먹고 빡세게 다이어트를 하는 사람에게 치팅 데이는 하루쯤 긴장을 느슨하게 풀 수 있는 날이기도 하고, 또 먹는 즐거움을 조금은 만끽할 수 있는 날이기도 하고, 다시 마음을 다잡는 계기가 되기도 하는 매우 소중한 날입니다. 늘 조이기만 하기보다 치팅 데이를 통해 가끔씩 숨통을 틔어주어야 지치지 않고 다이어트를 계속할 수 있습니다. 앞에서도 말했지만, 다이어트에서도 '밀당'이 성공의 열쇠가 아닐까 생각해봅니다.

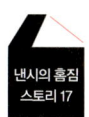

낸시의 홈짐
스토리 17

내 멋에 산다

평상시엔 근육질이지만 지방이 적당히 있는 몸을 유지하는 제가 가끔씩 다이어트를 좀 빡세게 해서 지방을 걷어낼 때가 있습니다. 그럴 때마다 주변 사람들은 하나같이 "왜 살을 뺐어? 이상해 보여. 옛날 몸이 더 좋아. 옛날 얼굴이 더 예뻐…" 하고 이야기합니다.

저도 약간의 살집(지방)이 있는 몸을 더 좋아합니다. 근육질 몸 위에 약간의 살집을 덮어 놓으면 몸이 말라 보이지도 않으면서 더 탄탄해 보이죠.

10년을 넘게 해온 운동 덕에 제가 얻은 건강한 팔뚝과 '말벅지'라 불릴 만한 허벅지. 그래서 딱 봐도 운동 좀 하는 사람의 포스가 느껴지지요. 그런데 가끔 필요에 의해서 다이어트로 지방을 뺄 때 빼고 싶지 않은 부위까지(제 경우는 얼굴 살) 빠져 속상할 때도 있습니다.

힘들게 다이어트를 하면서 살을 빼는 중인데 예전 모습이 더 낫다는 말을 들으면 힘이 빠지고 '괜히 다이어트를 했나' 하는 생각이 들 수 있습니다. 하지만 다이어트를 할 때에는 주변의 말에 흔들리지 말고 꿋꿋이 본인이 정한 목표를 향해 조금씩 나아가는 뚝심이 필요합니다.

사람의 몸은 적응력이 대단해서 살이 빠져 비어 있는 듯 보이는 부위도 어느샌가 다시 탱탱해져 있습니다. 이는 나이가 오십이 다 된 저의 경우도 마찬가지입니다. 몸은 노화되기만 하는 것이 아니라 끝없이 다시 생성되기도 하니까요. 다친 부위에 새살이 돋는 것처럼 말이죠.

힘든 다이어트를 하고 있는 당신이라면 잠시 잠깐 과정을 겪는 동안 듣게 되는 주변 사람들의 말에 쉽게 좌절하기보다는 다이어트를 끝내고 만날 나의 모습을 마음속으로 그려보면서 그 과정을 이겨내기를 바랍니다. 아름다운 작품이 완성되기까지의 과정은 미완성의 허점이 있기 마련이니까요.

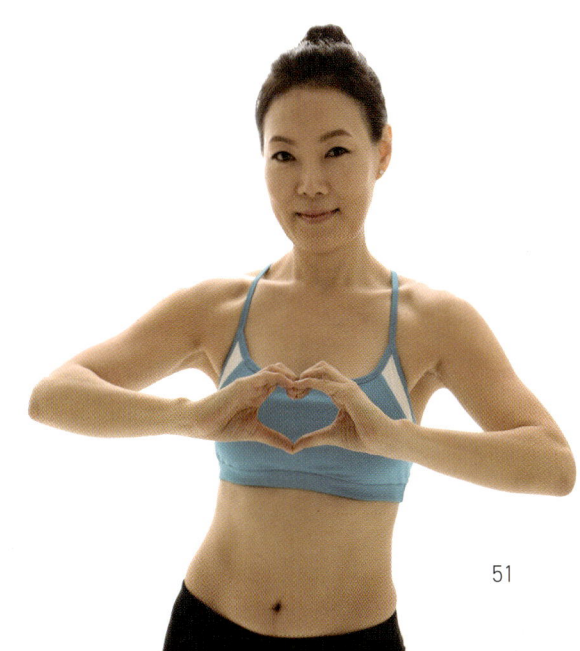

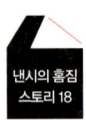
낸시의 홈짐
스토리 18

슬로우 다이어트가
베스트 다이어트

많은 분이 단기간에 살을 몇 킬로그램 빼겠다, 몸을 어떻게 만들겠다는 작정을 하고 너무 심하게 운동을 하고 다이어트를 감행합니다. 그 결과, 성공을 하면 자신감을 되찾고 행복해지지만 실패를 하면 한순간에 자존감이 와르르 무너지곤 합니다. 이런 경우 성공보다는 실패의 확률이 훨씬 높습니다. 간혹 성공을 했더라도 단기간에 뺀 살이다 보니 요요현상 역시 빠르게 경험하는 경우가 대부분입니다.

작심을 하고 목표를 향해 달리는 자세는 매우 훌륭합니다. 하지만 운동과 다이어트에 있어서만큼은 조금씩 조금씩 갉아 먹듯 꾸준하게 하는 것이 가장 효과적이고 가장 오랫동안 유지할 수 있는 방법입니다.

운동과 다이어트는 지치지 않게 자신의 속도를 유지하는 것이 중요합니다. 단기간에 빠른 결과를 기대하고 속도전으로 임하면 쉽게 지치기 마련이니까요.

무리하지 않고 잘 먹어가면서 하는 다이어트, 무리하지 않고 적당히 즐기면서 하는 운동은 하루아침에 눈에 확 띄는 결과를 주진 않지만 서서히 자신도 모르는 새 건강하고 멋진 몸으로 가꿔가고 있는 것입니다.

저 역시 정말 미치게 운동을 하기 싫을 때도 있고 다이어트

> **운동과 다이어트에 있어서만큼은 조금씩 조금씩 갉아 먹듯 꾸준하게 하는 것이 가장 효과적인 방법이고 가장 오랫동안 유지할 수 있는 방법입니다.**

에 지치기도 하지만, 전략적으로 몸을 쉬거나 나이에 맞게 관절을 아끼기 위해서 운동을 건너뛰는 것이 아니면 운동을 길게 쉬는 법은 없습니다.

이것이 제가 몇 년째 크게 변하지 않는 슬림한 근육형 몸매를 유지하는 비결이라고 할 수 있습니다. 피트니스 클럽을 다니는 것도, 특별히 다른 스포츠를 즐기는 것도 아니지만 이렇게 흐름을 끊지 않고 꾸준히 운동을 해온 결과물인 것이죠.

저는 아직도 변함없이 실천하고 있으며 지금 이 시간에도 멈추지 않고 정말 조금씩 발전하고 있는 중입니다.

저의 홈 트레이닝 루틴 중에 스트레칭이 끝나고 나서 1분 정도 시간을 내서 연습하는 엘보 스탠드와 헤드 스탠드를 예로 들자면, 처음에는 언감생심 시도조차 할 수 없던 동작이었습니다.

하지만 되든 안 되든 계속하다 보니 동작을 시도한 지 한 3년

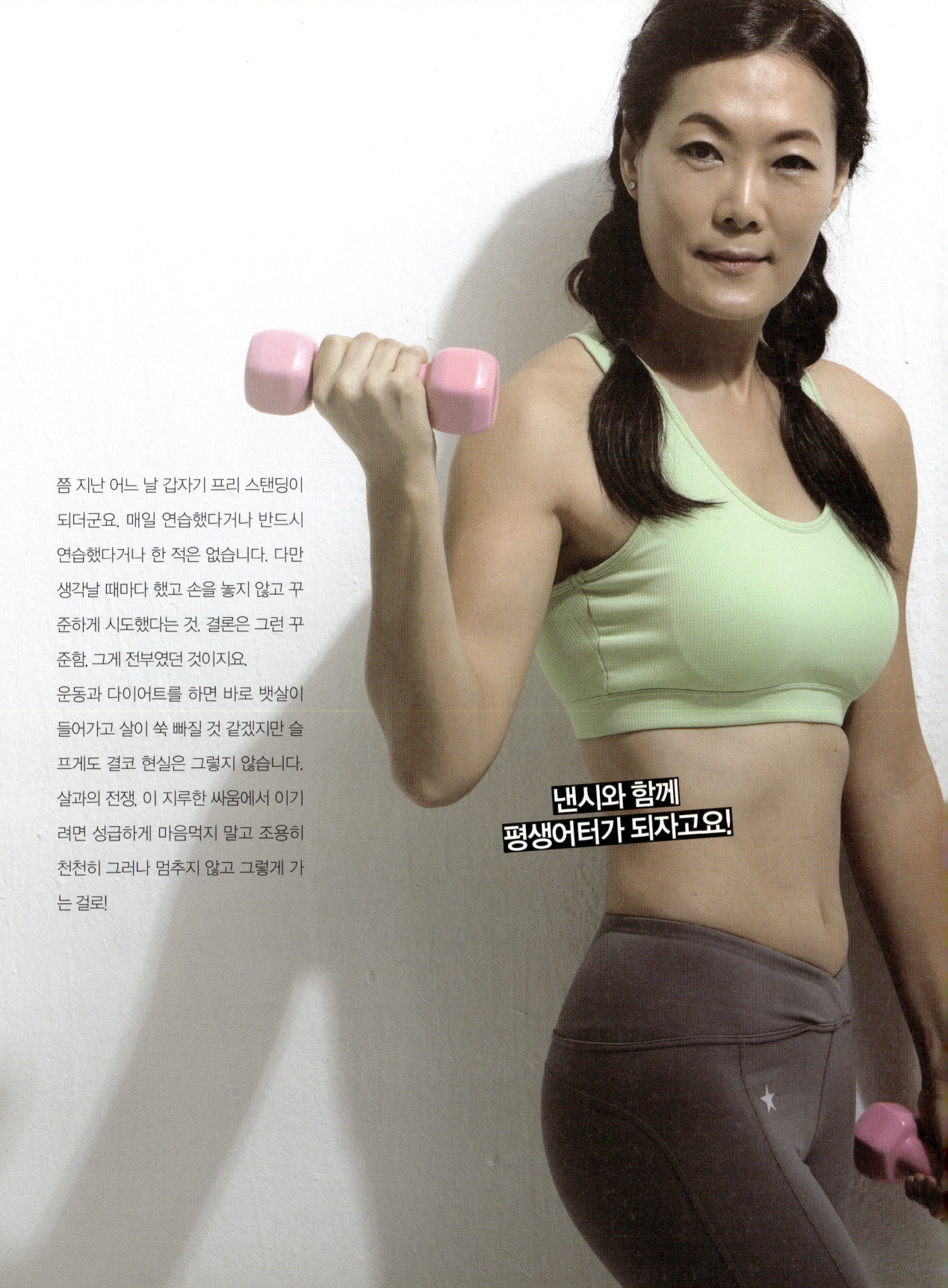

쯤 지난 어느 날 갑자기 프리 스탠딩이 되더군요. 매일 연습했다거나 반드시 연습했다거나 한 적은 없습니다. 다만 생각날 때마다 했고 손을 놓지 않고 꾸준하게 시도했다는 것. 결론은 그런 꾸준함. 그게 전부였던 것이지요. 운동과 다이어트를 하면 바로 뱃살이 들어가고 살이 쑥 빠질 것 같겠지만 슬프게도 결코 현실은 그렇지 않습니다. 살과의 전쟁, 이 지루한 싸움에서 이기려면 성급하게 마음먹지 말고 조용히 천천히 그러나 멈추지 않고 그렇게 가는 걸로!

낸시와 함께 평생어터가 되자고요!

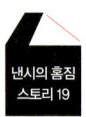

낸시의 홈짐
스토리 19

충분한 휴식과 수면의 중요성

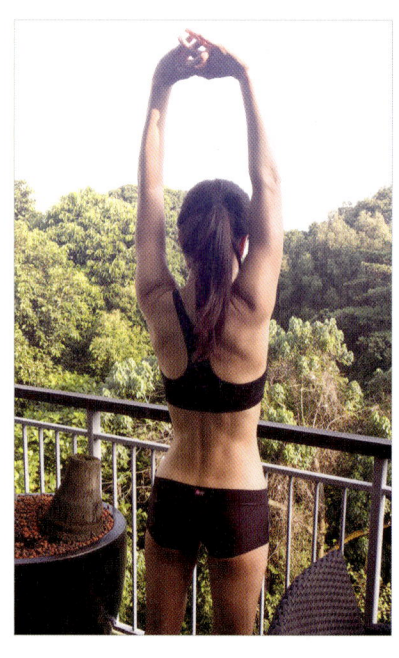

운동을 하는 이유는 사람에 따라 다를 수 있겠으나 대부분은 체력을 단련하고 몸매를 가꿔 건강하게 살자는 것이 목적일 것입니다.

운동을 하면서 적절한 식단을 통해 건강하게 식이 조절을 하는 것 못지않게 중요한 것은 충분한 휴식과 수면입니다. 특히 근력 운동 시 손상된 근육 조직은 충분한 휴식과 수면을 취함으로써 회복되고, 이렇게 회복된 근육 조직이 우리의 몸을 아름다운 몸매로 만들어주고 강한 근육질로 다시 태어나게 해줍니다. 따라서 운동을 하는 사람에게 휴식과 수면은 절대적으로 중요합니다.

특히 근력 운동을 처음 시작하는 경우에는 피로감을 더 심하게 느끼므로 몸을 전혀 움직이지 않던 사람일수록 몸을 회복시켜주는 휴식과 수면이 더 중요하다고 할 수 있지요.

혹시 불규칙적인 생활을 하고 있거나 다른 일로 바빠서 충분한 수면을 취하지 못하고 있다면 자신의 생활 패턴이 허락하는 한도 내에서 꼭 규칙적인 생활과 안정적인 수면 시간을 찾기 바랍니다. 그렇지 못하면 힘들게 운동을 하고서도 그 효과를 100퍼센트 볼 수 없는 결과를 초래할 수도 있습니다.

이는 꼭 운동을 하는 사람이 아니더라도 건강하고 안정적인 생활을 유지하기 위한 기본 패턴이라고 할 수 있는 사실이기도 합니다.

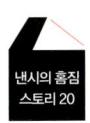

낸시의 홈짐
스토리 20

운동 중 부상에 주의하라!

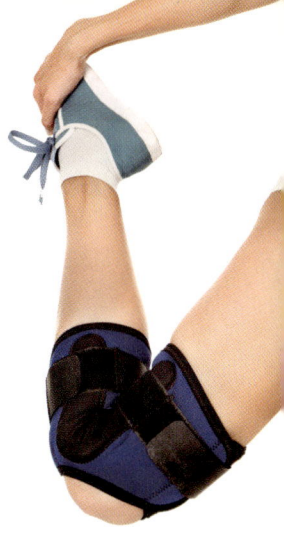

점프 동작과 같이 역동적인 동작을 하는 운동일 경우 가만히 앉아 있는 것과 비교하여 특히 부상의 위험이 따릅니다. 교통사고가 무서우면 차를 타지 말라거나 부상당하기 싫으면 꼼짝도 하지 말라는 농담이 있을 정도로 하다못해 걷기 운동조차도 발을 삐거나 넘어지거나 할 부상 위험을 항상 안고 있습니다.

자신의 몸은 자신이 제일 잘 안다고들 말하지요? 마음이 앞서가서 몸은 아직 준비가 안 되어 있는데 무리한 동작을 감행해서 부상을 당하는 일이 없도록 각별히 주의해야 합니다.

특히 임신과 출산, 수술 또는 지병으로 아팠던 분들이 회복을 위해 운동을 시작한 경우에는 반드시 의사와 먼저 상의를 해서 근력 운동을 해도 좋다는 허락을 받은 후에 진행하는 것이 좋습니다.

저도 오래 운동을 하다 보니 운동을 하면 할수록 강하고 격한 동작을 수행하게 되고 그 때문에 자주 부상을 입곤 했습니다. 다행히 뼈가 부러지는 등의 큰 부상은 없었지만 2~3주간은 꼼짝도 못 하는 불상사를 몇 번 당했답니다.

대부분 부상의 원인은 준비 운동 없이 바로 뛰거나, 몸이 차가운 상태에서 스트레칭을 잘못했다거나, 미숙한 동작을 무리하게 감행했기 때문이었지요. 물론 그런 경험을 한 덕분에 지금은 운동 시 제 몸을 매우 아끼게 되었습니다. 무리한 운동으로 몸을 다치게 하는 것보다는 자신의 레벨에 맞는 운동으로 조금 천천히 가더라도 꾸준히 가는 것이 더 현명하다는 것을 알게 되었으니까요.

운동 시에 명심할 것은 한계치까지 푸시는 하되 반드시 현재 자신의 운동 능력보다 조금 레벨을 낮추어서 무리 없는 동작을 수행하라는 것입니다.

예를 들어 지금 근육 발달 및 운동 수행 능력은 스쿼트를 해야 맞는데 스쿼트 점프를 한다면 발목, 무릎 등의 부상을 초래할 수 있습니다. 따라서 스쿼트를 정말 문제없이 한 번에 100개도 200개도 할 수 있는 근력이 되었을 때 점프 동작으로 넘어가야 합니다.

푸시업을 할 때도 손목의 힘을 최대한으로 아끼고 가슴 근육과 코어 근육을 최대한 사용해야 합니다. 또 손목에 무리가 온다 싶으면 바로 한 단계 낮은 푸시업으로 바꾸어서 하는 것이 맞는 방법입니다.

홈 트레이닝을 할 때는 각자의 노력과 경험을 통해 자신의 몸을 아끼는 노하우를 터득하는 수밖에 없으니 몸에 무리가 가지 않게 각별히 주의해서 운동할 것을 당부합니다.

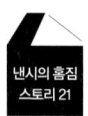

팔순이 되어도 하고 있을 운동

요즘은 의학이 발달하고 운동 과학도 발달해서인지 칠순, 팔순의 나이에도 그 나이라고는 믿을 수 없는 건강과 힘을 자랑하는 분이 많습니다.

80세가 훌쩍 넘은 나이에 격렬한 살사 댄스를 선보이는 할머니도 있고, 또 마루 운동이나 체조, 짐나스틱이라고 알려진 운동을 철봉 위에서 선보이며 관중을 놀라게 하는 할머니도 있고, 90세가 넘은 나이에 초강력 코어 근육을 자랑하며 두 손으로 바닥을 짚고 몸을 들어 올리는 모습을 보여주는 할머니 요가 강사도 있습니다. 젊은 사람들도 힘들다는 크로스핏 대회에서 멋진 몸매를 자랑하며 입상한 72세 할아버지도 있고요.

운동에 나이가 상관이 있을까요? 나이는 정말 숫자에 불과합니다. 물론 젊으면 근력 운동 이후 몸이 더 빨리 회복되기도 하고 운동을 더 빨리 익히게 되기도 합니다. 하지만 아무리 젊다한들 몸을 쓰지 않는다면 오히려 칠순, 팔순, 구순의 할머니 할아버지들보다 약한 체력을 가질 수도 있으니 나이는 숫자에 불과하다고 말할 수도 있는 것이 아닐까요.

제가 운동하는 모습을 본 많은 분, 특히 제 주변의 40~50대 분들은 하나같이 이런 운동을 하면 관절에 무리가 가서 큰일난다고 말합니다. 하지만 나이와 운동과는 정말 전혀 상관이 없습니다. 물론 격렬한 살사 댄스를 처음부터 단번에 할 수는 없습니다. 하지만 한 스텝, 한 스텝 배워나간다면 87세의 할머니도 신나게 무대 위를 뛰어다니며 댄스를 할 수 있듯이, 처음부터 역기를 들거나 허리에 무리가 올 것 같은 운동을 바로 할 수는 없지만 스쿼트부터 시작해서 단계적으로 천천히 올라가면 무거운 바벨을 들고 클린 프레스도 문제없이 할 수 있게 되는 것이지요.

저 역시 처음엔 걷기조차 힘들어하는 저질 중에서도 상저질 체력이었지만 지금은 점프는 물론이고 몸으로 하는 운동은 뭐든지 즐기게 되었거든요. 몸이 강해지면 정신도 강해집니다. 자신감 상승으로 자존감도 커지고 그렇게 자기 자신의 소중함을 매일매일 느끼면서 삶이 바뀐다는 것이 정말 하나도 틀린 말이 아닙니다.

피트니스는 한 발 한 발 꾸준히 나가기만 하면 모두 같은 지점에 도착합니다. 시간은 걸릴 수 있지만, 또 사람마다 걸리는 시간도 다를 수 있지만 누구든지 다 도착할 수 있는 지점입니다. 운동에 있어서만큼은 나이는 그야말로 숫자에 불과한 것이 분명하다는 것은 저를 보아도 알 수 있으니까요. 지금 나이가 어떻든 일단 시작을 하면 신체 나이의 시계는 거꾸로 돌게 되어 있습니다.

37세에 운동을 시작한 저 역시 쉰 살이 다 되어가는 지금이 20대, 30대 시절 때보다 체력이 더 좋아지고 몸에 근육도 더 많아지고 몸매도 더 예뻐졌으니까요. 누구든 시간을 거슬러 갈 수는 없겠지요. 늙는 것을 멈출 수도 막을 수도 없고요. 하지만 운동은 신체의 시간을 분명히 더디게 가게 합니다.

몸이 강해지면 정신도 강해집니다. 자존감도 커지고 그렇게 자기 자신의 소중함을 매일매일 느끼면서 삶이 바뀐다는 것이 정말 하나도 틀린 말이 아닙니다.

저의 가장 원대한 포부는 예순 살이 되어도 칠순이 되어도 팔십이 되어도 그때그때의 신체 조건에 맞는 운동을 지금처럼 하루 10여 분이지만 꾸준히 계속해 체력을 지키고 몸매를 유지해나가는 것입니다. 현재의 저를 지켜보는 많은 분이 20년 후에도 제가 이 자리에 있을 것 같다거나, 앞으로도 저와 함께 가겠다고 약속해주었는데요. 네, 맞아요. 인터넷이라는 세상이 있는 한 저는 아마도 이 자리를 계속 지키고 있을 것입니다. 늙으면 늙는 대로….

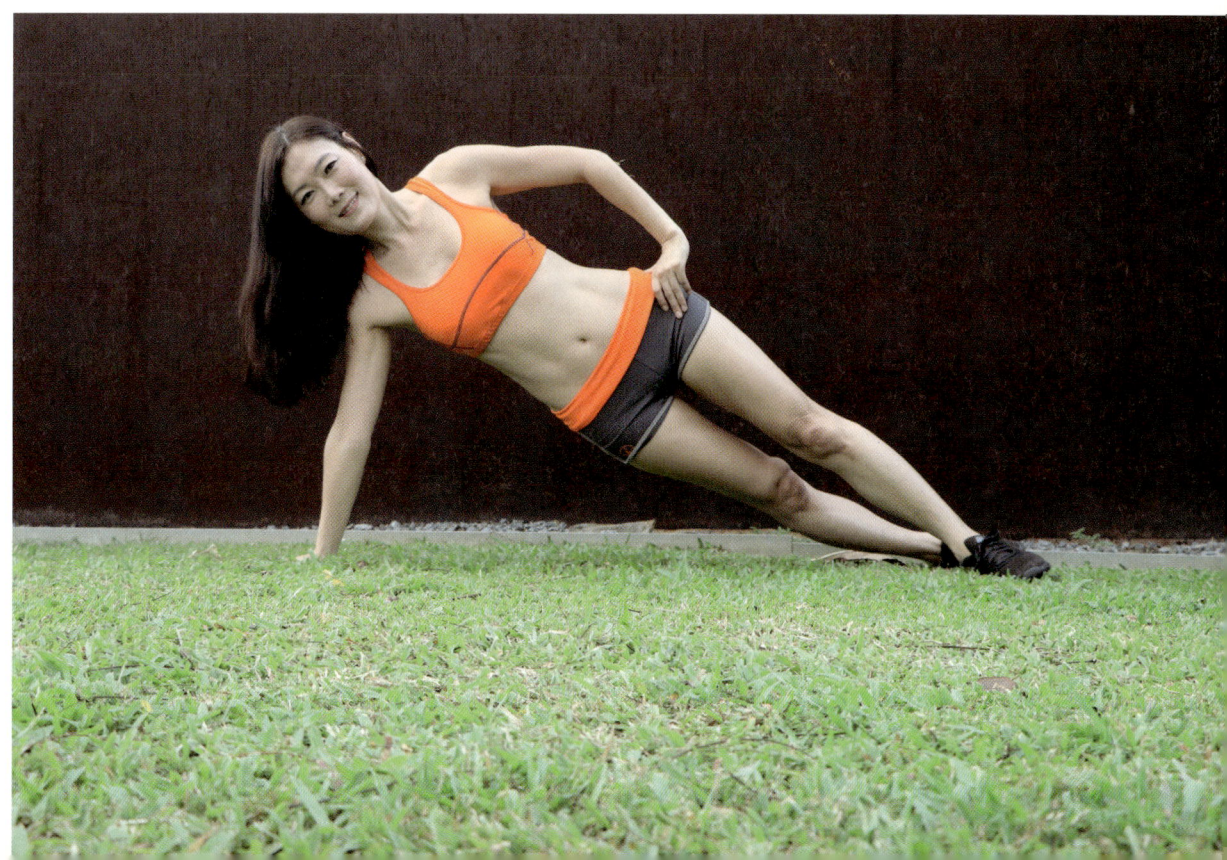

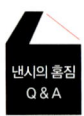

낸시, 궁금해요!

Q1
집안 내력이 살찌는 체질?

집안 내력이 살찌는 체질이라 운동과 다이어트를 한다고 정말 살이 빠질 수 있을지 의심스럽다고 묻는 친구가 있었지요. 그런데 살찌는 체질이란 건 없답니다. 집안 식구들이 먹는 것을 좋아하거나, 혹은 어머니가 살찌는 음식을 잘 챙겨주시거나 음식을 좀 푸짐하게 차려내는 것이 습관이거나, 혹은 가족 구성원이 몸을 움직이는 취미가 없거나, 집안 내력이 운동보다는 TV 보기 등의 정적인 활동을 선호하는 생활 습관을 가진 경우일 수는 있겠지요.
다시 한번 이야기할게요. 살찌는 체질은 없습니다. 운동과 다이어트를 효율적으로 하면 누구든지 살을 뺄 수 있습니다. 운동의 '운' 자도 모르고, 사무실 책상에 앉아만 있고, 먹고 싶은 것은 아무거나 시간에 상관없이 먹던 사람도 운동을 하고 식이 요법을 병행하는 다이어트의 정석을 실천한다면 몸의 지방들이 붙어 있을 수가 없게 되지요.
살이 빠진 이후에도 살을 빼기 위해 바꿨던 생활 습관과 식습관을 유지한다면 다시 살찔 리도 없고요. 꼭 낸시의 홈짐 운동이 아니더라도 무슨 운동이든 하면서 식이 요법을 병행하면 살은 무조건 빠집니다. 아니, 운동은 하지 않고 식이 요법만 해도 살은 빠지지요. 그러니까 '살찌는 체질이 있는 것이 아니라 식습관을 바꾸지 못하는 체질이 있다'는 말이 맞는다고 하겠습니다.

Q2
늘어진 뱃살을 복근으로 만든 비법

많은 사람이 저에게 묻습니다. "임신과 출산으로, 혹은 비만과 다이어트로 살이 늘어났다 줄어들면서 늘어진 뱃살은 운동을 해도 원상 복구가 안 된다는데, 늘 선명한 복근이 보이는 몸매를 유지하는 비법은 무엇인가요?"
복근은 운동은 기본이고, 반드시 식이 요법을 병행했을 때만 나온다는 것이 정석입니다. 복근 운동을 열심히 하면 근육이 발달하면서 당연히 복근이 생기겠죠. 하지만 근육 위에 붙어 있는 배의 지방을 빼내지 않으면 고생해서 만든, 잘 발달한 복근이 지방 밑으로 꽁꽁 숨어버립니다. 겉으로 드러나는 선명한 복근을 만들려면 운동과 함께 식이 요법이 따라줘야 가능합니다.

Q & A

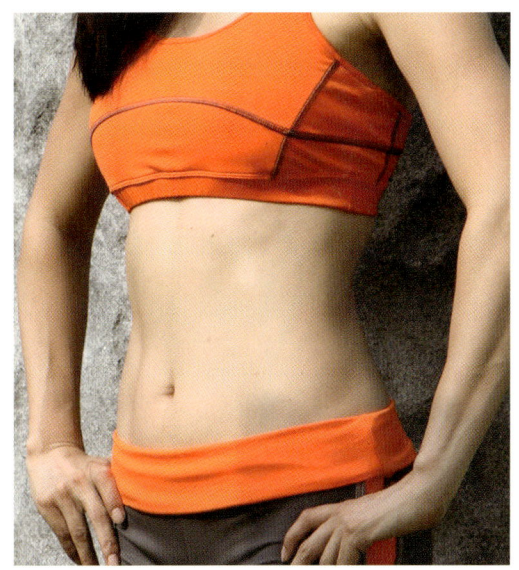
지속적인 운동과 식이 요법으로 탄탄한 복근을 만들어보자.

다시 말해서 복근의 비법은 바로 '운동 + 다이어트'입니다. 출산으로 늘어진 살가죽도 운동을 지속적으로 하면 근육이 강해지고 지방이 빠져나가면서 타이트해집니다. 물론 처녀 때처럼 탱글탱글한 살가죽으로 되돌릴 순 없겠지만, 놀라운 회복 능력을 가진 인간의 몸은 어느 정도까지는 가능하답니다.

이것은 아이를 하나 낳았건, 쌍둥이를 낳았건, 다섯을 낳았건 마찬가지입니다. 사실 애를 셋 낳고도 부지런히 운동을 한 아줌마의 복부가 같은 연령대의 임신, 출산을 경험하지 않은 여성의 복근보다 훨씬 더 나을 수도 있습니다. 출산한 적은 없어도 어차피 나이 들면 뱃가죽의 탱글한 느낌은 사라져버리니까요. 물론 운동을 전혀 안 하고 방치해두었을 경우이지만, 이는 뱃가죽에만 해당하지 않습니다. 비단 복근뿐만 아니라 어깨 근육이든 팔 근육이든 다리 근육이든 식이 요법으로 지방을 빼줘야만 근육이 선명하게 살아난다는 것이 정답입니다. 그래서 먹는 것에 약한 저로서는 식스팩을 가진 사람을 보면 무조건 머리를 조아리며 무릎을 꿇습니다(물론 머릿속에서만… 후훗). 그 같은 몸을 만들기까지 이를 악물고 실천했을 그의 절제와 의지를 존경하는 것이지요.

Q3
콜라보다는 과일 주스가 나을까?

다이어터이거나 유지어터로서 다이어트를 평생 습관으로 만들고 일상생활 속에 반영하고자 한다면 콜라 등의 청량 음료는 물론이고 과일 주스도 무조건 끊어야만 합니다. 커피는 블랙만 마시고, 조금이라도 단맛이 나는 음료는 절대 마시지 않는다는 철칙을 실천하는 게 필수입니다.

과일 주스라면 비타민이 많이 들어 있으니 건강에 좋지 않을까 생각하겠지만 다이어터에게는 해당되지 않습니다. 생과일 주스라도 마찬가지입니다. 과일로 비타민을 보충하려면 주스가 아니라 과일을 날것 그대로 먹어서 섬유질까지 섭취해야 합니다. 생과일 주스 한 잔을 만드는 데 들어가는 과일의 양은 그냥 먹기에는 너무 많은 양입니다. 그만큼 어마어마한 양의 과당이 함유되어 있고요. 따라서 생과일 주스는 다이어트에 이로울 것이 아무것도 없는 식품이라고 볼 수 있습니다.

설탕이 첨가되지 않은 아메리카노나 녹차, 옥수수염차

Q & A

등도 음료로 마시기에 나쁘지는 않습니다. 하지만 녹차나 아메리카노에 들어 있는 카페인을 생각하면 그냥 물을 마시는 것이 가장 권장할 만하다고 할 수 있겠습니다.

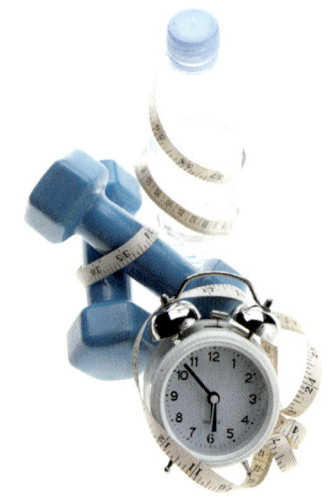

Q4
소금의 섭취가 살을 찌게 하는가

그렇지 않습니다. 소금의 과다 섭취는 몸에 수분을 저장하여 몸을 붓게 하고, 이렇게 부은 몸은 일시적으로 몸무게가 더 많이 나가는 현상이 발생합니다. 하지만 이것이 지방이 되지는 않습니다. 저 역시 짠 음식을 먹거나 MSG 등의 조미료가 많이 들어간 찌개류를 먹고 난 다음 날 아침에 몸무게를 재보면 몸에서 배출되지 못하고 쌓여 있는 수분 때문에 몸무게 숫자가 올라가 있는 경험을 종종 합니다.

소금을 먹는다고 해서 살이 찌는 것은 아니지만, 소금은 음식의 감칠맛을 더해주어서 더 많은 양의 음식을 먹도록 유발한다는 것이 문제입니다. 조금 더 과학적으로 이야기하자면 소금, 설탕, 지방이 적절하게 조합된 음식을 먹으면 사람의 뇌에서 도파민이라는 호르몬이 생성되는데, 행복감을 느끼게 해주는 이 호르몬의 작용으로 더, 더, 더 많은 음식을 원하게 된다고 합니다.

얼큰한 찌개 국물, 시원한 곰탕 국물, 맛있는 만둣국 국물, 얼음 동동 띄운 냉면 국물, 된장국 국물…. 이 모든 국물은 다이어트에 그다지 좋지 않습니다. 국물 요리에는 대개 소금이 많이 함유되어 있는데, 소금을 너무 많이 섭취하면 신체 밸런스를 맞추기 위해 더 많은 탄수화물을 요구하고, 밥이나 단것을 당기게 만들어서 식욕을 필요 이상으로 돋우기 때문입니다. 또 몸속의 염분 농도를 맞추기 위해 몸에서 수분이 쉽게 빠져나가지 못하게 하므로 몸이 붓는 현상을 초래하기도 합니다.

제가 저염식을 하는 이유는 지방 제거 때문이라기보다는 몸에 수분을 쌓지 않기 위해서입니다. 복근이 선명히 드러나게 하려면 몸속 수분 함유량을 최소화해야만 하니까요. 그래서 사진이나 운동 영상 등을 찍어야 할 때는 소금 섭취량을 줄이려고 더욱 신경 쓰는 거고요.

실제로 제가 2006년 출산 이후 처음으로 다이어트를 했을 때 밥은 먹지 않고 된장국이나 미역국을 냉면 그릇으로 한 대접씩 국물까지 흡입하면서 허기를 달랬는데, 처음 8주 정도 기간에 몸무게가 일주일에 정확하게 600그램씩 쭉쭉 빠졌던 경험이 있습니다. 따라서 소금 섭취량과 살과는 그다지 관련이 없다고 보는 것이 맞지 않을까 싶습니다. 특히 다이어트 시 무염식을 고집할 경우 마그네슘과 같은 미네

Q & A

랄 부족으로 눈 주위 경련이나 종아리에 쥐가 나는 현상을 경험할 수도 있기 때문에 건강한 소금의 적당량 섭취는 일상생활을 위해서 중요하기도 합니다.

하지만 염장 식품 등을 많이 먹는 한국인은 평상시 소금을 필요 이상으로 섭취하고 있는 것이 사실입니다. 지나치게 짠 음식의 지속적인 섭취는 여러 가지 성인병의 원인이 되기도 하니까 건강을 위해서라도 소금은 가급적이면 조금만 섭취하는 것이 좋겠습니다.

Q5
아침 운동이 좋아요, 저녁 운동이 좋아요?

언제 운동을 하는 것이 가장 효과적이냐는 질문을 많이 받는데, 제가 다년간 운동을 한 경험을 바탕으로 말씀드리자면 아침에 하든, 저녁에 하든, 새벽에 하든 별반 차이가 없더라는 것입니다. 제가 내린 결론은 '먹은 만큼 움직이면 살이 안 찌는 거고, 먹고 꿈쩍도 안 하면 살이 찐다'입니다.

또 언제 운동을 하느냐보다는 얼마나 오랜 기간 운동을 지속할 수 있느냐에 신경을 쓰는 것이 더 맞지 않나 생각합니다. 다시 말해, 몇 년이 지나도 지속적으로 운동을 할 수 있도록 내 생활 패턴에 맞추어 일정한 시간에 끼워 넣는 것, 그렇게 습관처럼, 일상처럼 운동을 지속할 수 있는 나만의 스케줄을 만드는 것이 더 중요한 것이지요.

다만 식사를 끝낸 직후에는 운동을 하지 않는 게 좋습니다. 알코올 섭취 후에도 운동을 하지 않는 것이 좋고요. 술 마신 다음 날, 숙취가 덜 깬 상태에서 운동하는 것도 피하는게 좋습니다. 운동을 하며 땀을 흘리면 몸속의 알코올 및 독소가 빠져나가 좋다는 사람들도 있지만, 저는 절대 그렇지 않다고 생각하는 사람 중의 하나입니다. 핏속에 알코올이 다량 함유되어 있는 상태에서 심장에 펌프질을 가하는게 좋을 게 뭐가 있을까 싶은 것이지요.

저녁에 회식하며 술 한잔하고 집에 와서 운동한다는 분들도 있는데요. 저는 이 또한 반대하는 편입니다. 우리 몸은 알코올을 섭취하면 판단력이 흐려지고 몸의 협응력도 떨어지는데, 그런 상태에서 몸을 격하게 움직이는 운동을 하다가 자칫 큰 부상을 초래할 수도 있기 때문입니다. 술을 한 잔이라도 했다면 운동을 하지 마시라고 말씀드립니다. 물론 자동차 운전도 절대 하지 마시고요.

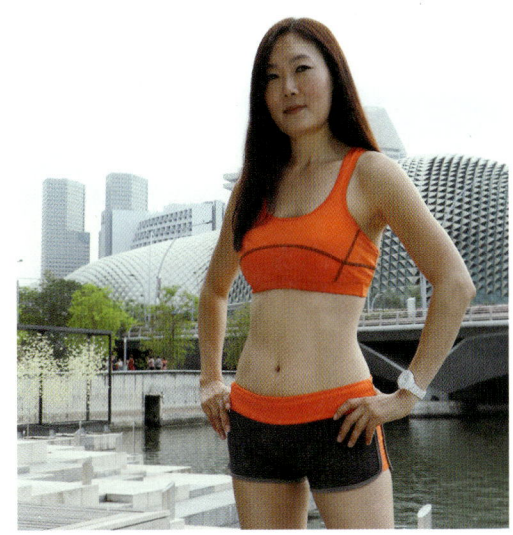

언제 운동을 하느냐보다는 얼마나 오랜 기간 운동을 지속하느냐가 중요하다.

Q & A

Q6
몸이 안좋은 날은 과감하게 운동을 건너뛰자

운동이 습관화된 사람 중에는 하루라도 운동을 빼먹으면 큰일이라도 날 것처럼 안절부절못하는 사람이 있습니다. 이런 경우를 '운동 강박증' 또는 '운동 중독증'이라고 하는데, 긍정적으로 작용하면 운동을 지속할 수 있게 하는 효과가 있지만 몸이 안 좋은 상태인데도 운동을 쉬지 않는 것은 오히려 몸을 해칠 수 있습니다. 과유불급(過猶不及)의 진리가 운동에도 적용되는 것이죠.

늘 하는 이야기지만, 운동은 경쟁심을 갖거나 마음만 앞선다고 할 수 있는 것이 아닙니다. 몸이 거부를 하는데 억지로 운동을 할 경우 악영향이 더 많다는 사실을 꼭 명심하세요. 감기 등으로 몸이 아픈 것은 몸을 쉬게 하라는 신호입니다. 그 신호를 무시하고 무리를 하면 몸은 아주 정확하게 반응을 한답니다.

또 과한 운동으로 무릎이 아프거나 부상을 당했을 때도 몸이 회복할 수 있도록 휴식을 취해야 합니다. 건강해지자고 하는 운동인데 오히려 몸을 망치는 결과를 초래해서는 안 되니까요.

무엇보다 운동은 하루이틀 반짝 하고 말 일이 아닙니다. 건강하게 살기 위해서는 평생 운동해야 합니다. 며칠 운동 안 한다고 뒤처지는 일도 없고 몸이 갑자기 변해버리는 일도 없습니다. 천천히 가더라도 오랜 세월 꾸준히 해야 최종 목적지에 가까워질 수 있습니다. 오늘 잠시 한 걸음쯤 멈춘다고 해서, 사실은 도착지랄 것도 없는 이 기나긴 여정에 절대 지장을 주지 않아요.

하지만 몸이 안 좋은 것이 아니고 머리가 게을러져서 운동을 건너뛰고 싶다고 보내는 신호와 헷갈리면 안 된다는 당부도 드립니다. 아픈 것과 몸이 찌뿌드드한 것의 차이를 구별하는 능력이 필요하기도 하고요.

Q7
생리 중에도 운동하나요?

이 질문도 많은 사람이 궁금해하는 내용이지만 역시 정답은 없습니다. 개인적인 선택 사항이라고 할 수 있겠지요. 생리 중이라 컨디션이 좋지 않으면 운동을 쉬는 것이 좋고, 생리 중인데도 컨디션에 큰 영향을 미치지 않아 몸을 움직이고 싶다면 운동을 하면 될 것입니다. 저 역시 생리 중에도 그날그날의 몸 상태에 따라 운동을 하기도 하고 쉬기도 한답니다.

어떤 상황에서든 자기 자신의 몸이 전하는 소리를 귀담아 듣고 무리하지 않는 선에서 적절히 조율하면서 운동하는 것이 최선이 아닐까 생각합니다. 건강을 위해 하는 운동이니 건강을 해치지 않도록 조절하는 것이 필요합니다.

살 찌는 체질은 없어요!

음주 후 운동은 안 돼요!

**컨디션이 안 좋은 날은
하루 쉬세요!**

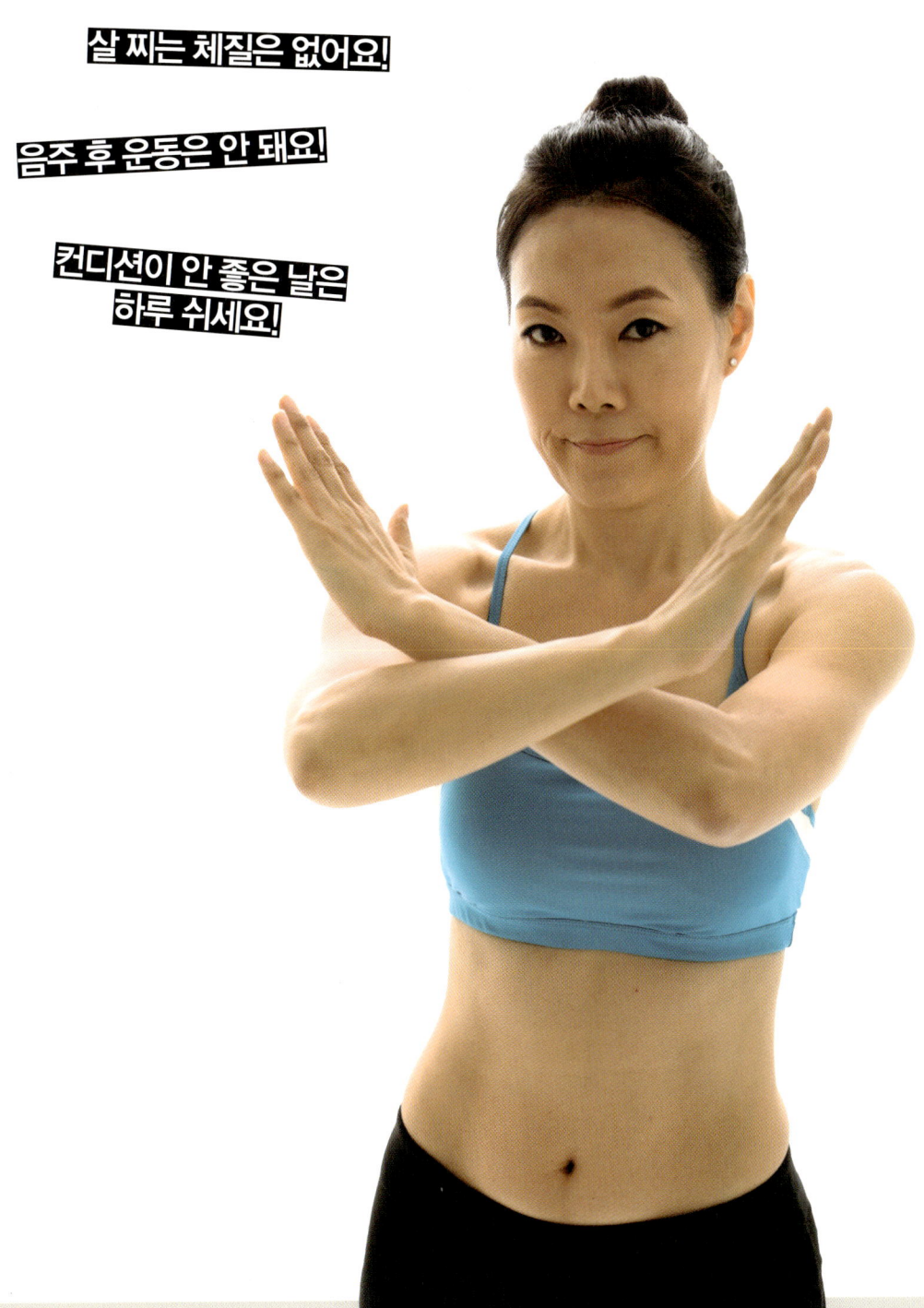

Before & After

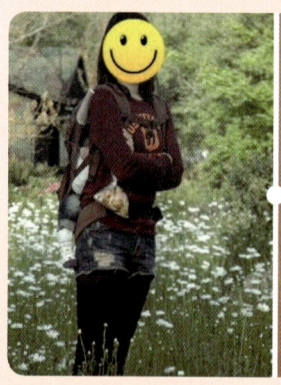 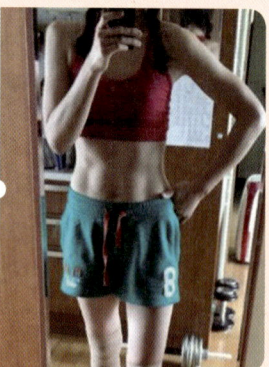

[두나]

전 6세, 8세 남매를 키우고 있는 전업주부입니다. 낸시 홈지머 1년 차예요. 처음에 제가 '낸시의 홈짐'을 시작한다고 했을 때 주변에서는 "네가 운동을 한다고?" 하는 반응이 대부분이었어요. 특히 남편이 제일 심했어요. "당신이 얼마나 하는지 두고 보자!" 하며 코웃음을 치더군요.

결혼 전 저는 마른 체형을 항상 유지했었기 때문에 '나는 살이 안 찌는 체질인가 보다' 하며 믿고 살았습니다.

하지만 결혼하고 첫째, 둘째 아이를 출산하고 나니 몸무게가 75~80킬로그램, 인생 최고치를 찍었습니다. 둘째 출산 후에는 첫째 때보다 살이 더 안 빠지더라고요. 바지가 터질 것처럼 옆구리가 삐져나왔지만 애써 외면하면서 살아보기도 했어요. 하지만 두 겹, 세 겹 접힌 살의 느낌이 미치도록 싫어지는 시점이 오더군요.

그러던 어느 날, 10킬로그램에 육박하는 둘째를 업고 마트에 가다가 미끄러졌는데 눈앞이 하얗게 변할 정도로 극도의 통증을 느꼈어요. 병원에 가서 엑스레이를 찍어보니 꼬리뼈 골절. 50~60대 여성들에게 자주 생긴다는 골다공증 판정을 받았습니다. 의사 선생님이 그러시더군요. "혹시 다이어트하셨어요?" 그저 굶기만 하는 '무식한 다이어트' 때문에 체력도 건강도 다 잃어버린 거예요.

그러다 운명처럼 '낸시의 홈짐'을 만나게 되었습니다. '집에서 짧은 시간 안에 운동을 할 수 있다'는 점에 매력을 느꼈어요. 사실 한 3일만 해보고 힘들면 그만둘 생각도 했었어요. 그런데 하면 할수록 너무 재미있더라고요. 낸시 언니가 알려주는 올바른 다이어트 운동법이 지금까지 몸매를 유지하는 데 큰 도움을 주고 있어요.

사실 지금도 빵을 너무 좋아해서 한 번씩은 '빵 파티'를 여는 미친 짓도 하고 있지만, 한두 끼만 신경 써서 먹고 운동을 꾸준히 하면 다시 몸매가 제자리를 찾는 경험도 참 신기하고 재미있어요. 또 같이 운동하며 힘을 주는 '낸시 홈지머'들이 있어서 많은 동기 부여가 됩니다.

다이어트란 살을 빼기 위한 것이 아니라 '건강하기 살기' 위해서임을 다시 한번 되새기고, 앞으로도 즐겁고 행복하게 낸시의 홈짐을 실천하겠습니다.

Before & After

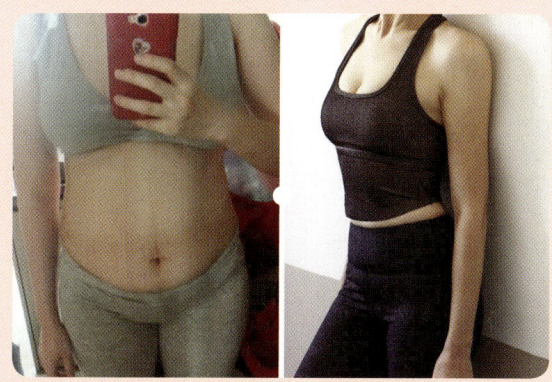

[illex7]

저는 20개월 딸아이를 키우고 있는 30세 여자예요. '모태 통통이'로 태어나 지금까지 한 번도 날씬하게 살아본 적이 없어요. 낸시의 홈짐 운동을 처음 시작할 때 제 몸무게는 68.8킬로그램이었습니다. 9개월 후, 지금은 딱 51.9킬로그램을 유지하고 있어요.

낸시의 홈짐을 실천하면서 저에게는 정말 많은 변화가 있었어요. 처음 운동을 시작할 때는 제 '흑역사'와 다름없습니다. 임신한 것처럼 불룩한 배, 살이 쪄서 턱선을 잃어버린 '투턱'. 낸시 언니를 알기 전까지는 늘 이런 모습이었지요. 하지만 지금은 체력도 쑥쑥, 몸매는 탄탄한 '핫 보디'가 되었어요. 체력이 좋아지니 육아에도 큰 도움이 됩니다.

낸시의 홈짐을 실천하면서 생긴 변화 몇 가지를 꼽자면 첫 번째, 다이어트에 대한 인식이 확 바뀌었어요. '나를 위한 건강한 관리'라고 생각하니까 다이어트가 괴롭지 않고 재미있더라고요.

두 번째, 운동이 즐거워졌어요. 말 그대로 운동의 생활화! 이제 운동을 하루라도 안 하면 참을 수 없을 정도예요. 운동이 너무 즐겁고 재미있어서 매일매일 할 수밖에 없어요.

마지막으로 생긴 변화는 건강한 식생활을 하게 되었다는 점이에요. 매 끼니마다 탄수화물, 단백질, 지방, 비타민, 미네랄 등을 고르게 섭취할 수 있도록 골고루 챙겨 먹고 있어요. 낸시의 홈짐을 하기 전에는 먹고 싶은 것이 있으면 아무거나 막 먹었는데, 이제는 약속이나 모임 외에는 외식, 배달 음식을 먹지 않게 되었고요.

식이에 대한 생각이 긍정적으로 변해서 참 좋아요. 먹을 땐 즐겁게 먹고, 운동할 때 화끈하게 하니까 부담이 없더라고요. 확실히 '먹고 싶은데 못 먹는 스트레스'가 많이 줄었어요. 헬스장 한 번 안 가고 홈짐만으로 근육은 사수하고 체지방만 쏙 뺐다는 사실이 아직도 믿기지가 않아요. 낸시의 홈짐은 제 인생의 큰 전환점이랍니다. 낸시의 홈짐을 하면서 제 삶은 완전히 바뀌었어요. 난생처음으로 비키니 입고 워터파크도 다녀왔네요! 모두 낸시 언니 덕분입니다.

'낸시의 홈짐' 영원하라!

Before & After

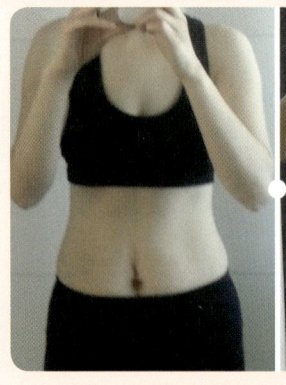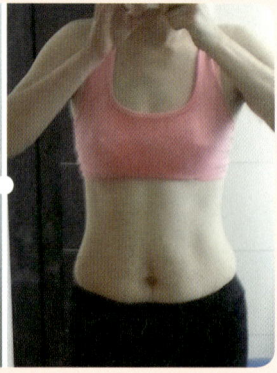

[딩봉구]

저는 세 아이를 둔 31세 엄마입니다. 낸시를 알게 된 건 2014년 1월 말이었어요. 당시 저는 셋째를 출산한 후였지요. 늘어난 제 뱃살을 보며 한숨만 푹푹 쉬고 있을 때였습니다. 나름 운동한답시고 아이가 낮잠을 잘 때 국민 체조를 하거나 실내 자전거를 40분씩 타기도 했지요. 운동하니까 기분은 좋았지만 뱃살은 절대로 빠지지 않았습니다. 그래서 유산소 운동을 한 다음에 윗몸 일으키기도 시도해보았지만, 꼭 그 타이밍에 아이가 깨서 더 실천하지는 못했어요.

뭔가 부위별 군살을 쏙쏙 빼주는 체계적인 운동법이 필요했습니다. 검색에 검색을 거듭하던 어느 날, 유튜브에서 낸시 언니를 보게 되었습니다. 그때부터 '낸시의 홈짐'을 미친 듯이 따라 했어요. 낸시 언니가 시키는 대로 한 달 운동 스케줄을 표로 만든 다음, 운동을 마치고 표에 색칠을 하는 식으로 실천했습니다. 스케줄표에 점점 색깔이 채워지니 뿌듯함이 배로 올라가더군요!

첫째가 식탁에서 공부할 때 그 밑에서 헉헉거리며 리버스 푸시업을 하기도 했고, 둘째와 셋째가 어린이집에서 돌아오기 전까지 땀 쏟아내며 폭풍 운동을 하기도 했습니다. 운동 마치고 새빨간 얼굴로 헐레벌떡 아이들 마중 나간 날도 많았어요. 심지어 남편이 옆에서 "운동 그렇게 자주 하면 몸에 안 좋아"라고 말할 정도였지요.

그 결과, 낸시의 홈짐을 실천한 지 3개월 만에 체지방량은 2.6킬로그램 빠지고, 근육량은 2.4킬로그램이 늘어났습니다! 체중 변화는 없지만 제 몸을 구성하는 성분이 싹 바뀐 것이지요. 인바디 수치를 보며 더욱 달콤한 성취감을 느꼈습니다.

운동으로 찾은 행복은 다이어트뿐만이 아니었어요. 육아 스트레스도 건강하게 해소할 수 있었고, 아이를 이해하고 기다려주는 마음이 더욱 넓어졌지요. 또 집안일도 운동으로 생각하게 되었고, 남편과의 사이도 좋아졌습니다. 그리고 뭐니 뭐니 해도 명품이 된 몸매. 아무 옷이나 입어도 예쁜 제 모습을 보며 자신감도 상승했어요.

앞으로 갈 길도 멀고 출산 때문에 배에 생긴 튼 살은 아직 조금 쑥스럽지만, 저는 제가 참 자랑스럽습니다. 먹을 때는 잘 먹고, 뺄 때는 화끈하게 빼는 낸시의 홈짐. 앞으로도 쭉 실천할 거예요!

Before & After

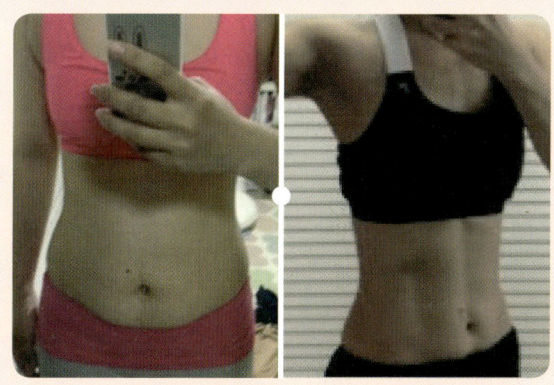

[블루머]

3년 차 낸시 홈지머입니다. 첫째 아이를 낳은 후 6개월이 지나도 살이 빠지지 않아서 고민이 많았어요. 그러다 운명처럼 낸시의 홈짐 블로그를 만나게 되었습니다. 평소에 땀 흘리는 것을 너무 싫어해서 수영 빼고는 별다른 운동을 해본 적이 없어요. 한 마디로 저질 체력, 근력 제로인 몸이었지요. 낸시 언니의 블로그만 여러 번 들여다보던 어느 날, 아이 셋을 둔 워킹맘의 비포 & 애프터 사진을 보았어요. 그때 '나도 낸시의 홈짐을 해보자' 하는 생각이 강하게 들었습니다.

저는 스쿼트가 뭔지도 모르던 운동 초보였습니다. 모든 게 새로웠고 매번 죽을 것처럼 힘들었어요. 그래도 일주일에 3~4번은 꾸준히 실천했습니다. 낸시의 홈짐은 4~15분만 하면 되어서 좋더라고요. 힘든 만큼 끝이 빨리 찾아와요. 너무나 다행인 거죠.

그리고 낸시의 홈짐은 무엇보다도 바쁜 엄마들에게 맞춤 운동입니다. 아이 키우랴, 일하랴 시간이 없는데, 아이가 잘 때 속전속결로 할 수 있거든요. 아이 재우고 한바탕 후딱 뛰고 나면 육아 스트레스, 회사 스트레스도 모두 날려버릴 수 있답니다. 짐 챙겨서 헬스장 갈 필요도 없고, 시간 없다는 핑계를 댈 수도 없어서 참 좋아요!

이런 낸시의 홈짐 매력에 끌려 꾸준히 실천하다 보니 어느새 임신 전 몸무게로 돌아왔어요. 덕분에 55사이즈 원피스 입고 아이 돌잔치도 치를 수 있게 되었지요.

낸시의 홈짐으로 얻은 큰 변화 중 하나는 제 마음을 더욱 건강하게 만들어주었다는 거예요. 운동을 하지 못했다면 아이 보느라 집 밖으로 나가지도 못하고 육아에 지쳐 우울증에 시달렸을 것 같아요. 또 '나는 왜 이럴까?' 하는 자괴감에 시달리며 살았겠지요. 집에서 쉽게 할 수 있는 운동을 낸시 언니가 알려주셔서, 저는 새로운 세상을 만나게 되었습니다. 예전보다 더 나를 사랑하고, 내 몸에 관심을 갖게 되었어요. 낸시의 홈짐, 엄마들에게 무조건 추천합니다. 이보다 더 좋은 운동이 없어요. 짧은 시간에 누구나 할 수 있습니다. 힘들 것 같아서 망설이는 분들이 있다면 낸시 언니가 알려주는 초보 운동부터 시작해보라고 말하고 싶어요. 어떤 동작이든 괜찮으니 꾸준히 하기만 하면 어느새 조금씩 변하고 있는 자기 자신을 만나게 될 거예요. 마흔한 살인 저도 성공했어요. 모두들 할 수 있습니다!

Before & After

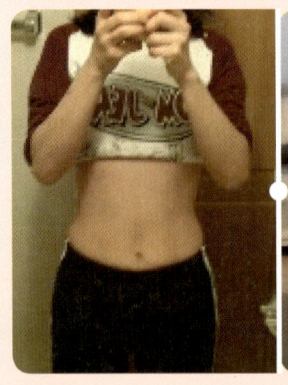 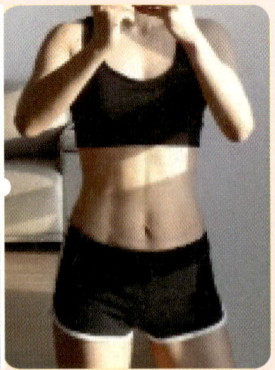

[뚱수]

42세 워킹맘입니다. 저는 마흔 살까지 운동을 한 번도 해본 적이 없어요. 가까운 거리도 차로 이동할 정도로 움직이는 것을 싫어했습니다. 뚱뚱하지도 마르지도 않은 보통 체격, 출렁거리는 뱃살쯤은 그냥 애정으로 보듬고 살아왔지요. 체력은 그야말로 '저질 체력'. 회사 일에, 육아에 발을 동동거리며 여유 없이 살다 보니 헬스장에 가서 운동을 하는 건 불가능했습니다.

마흔이 넘으면서 몸 여기저기에 이상이 생기고 아프기 시작했어요. 예전과는 달리 몸이 불편해지는 것을 느꼈죠. 덜컥 겁이 난 저는 조금씩이라도 몸을 움직이기로 결심을 했습니다. 공원에 나가 조깅을 하면서 조금씩 운동의 맛을 알게 되었어요. 하지만 바쁜 일상 속에서 운동을 꾸준히 하기가 힘들었습니다. 또 운동이 계획대로 잘되지 않는 것도 엄청난 스트레스였어요.

그러다 낸시의 홈짐을 알게 되었습니다. '하루에 딱 4~15분만 운동하면 된다고?' 처음에는 이런 간단한 운동이 얼마나 효과가 있을지 의심스러웠지만, 초보 운동을 하나씩 실천하면서 생각이 바뀌었습니다. 신기하게도 몸에 탄력이 빠르게 생기더군요. 특히 내 몸 하나로 다양한 운동을 할 수 있다는 점이 가장 큰 매력이었어요. 또 낸시 언니가 블로그, SNS에 남기는 운동 동영상을 반복해서 보며, 그날 제 컨디션에 따라 운동법을 고르는 것도 재미있답니다.

이제 낸시의 홈짐을 시작한 지 3개월째, 몸에서 지방이 사라지는 것이 눈에 보입니다!

함께 운동하는 낸시 군단과 매일매일 모바일 메신저를 통해 그날의 운동 인증샷, 스코어를 공유하고 있어요. 여럿이서 즐겁게 운동하니까 동기 부여도 됩니다. 열심히, 꾸준히, 즐겁게 운동하고 있어요.

몸과 마음을 건강하고 행복하게 만들어주는 낸시의 홈짐! 워너비 낸시!

Before & After

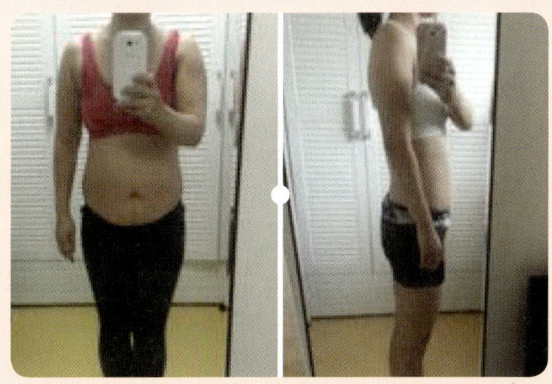

[털달개비]

마흔 평생, 뱃살을 달고 살아온 여자입니다. 둘째를 임신했을 때, 생애 최고의 몸무게인 73킬로그램까지 나갔어요. 출산 후 무작정 굶는 다이어트를 시도했지만 다 실패했어요. 하루 종일 아이들 세끼를 차려주다 보니 아이가 남긴 밥을 제가 다 먹게 되더라고요.

그러던 어느 날 시어머님의 말씀이 제 마음에 비수로 꽂혔습니다. "너는 다시 임신부가 된 것 같다"고 하시더군요! 너무 충격이었어요. 저도 알고는 있었지만, 막상 다른 사람에게 듣게 되니 충격적이었습니다. 이때부터 '진짜 본격적인 다이어트'를 시작하게 되었어요.

하지만 운동을 하려고 해도 '시간'이 문제더라고요. 첫째가 어린이집 간 사이, 둘째가 낮잠 자는 사이밖에 운동할 시간이 없으니 헬스장에 가는 건 꿈도 못 꿨죠. 그래서 '집에서 할 수 있는 운동이 없나'하고 유튜브를 검색하다가 '낸시의 홈짐'을 만나게 되었습니다.

처음에는 런지 동작 하나 하는 것도 어려웠어요. 몸에 파스를 24시간 내내 붙이고 살았답니다. 하지만 포기하지 않고 하루에 하나씩 실천한 결과, 점점 운동이 쉬워졌어요. 그렇게 며칠이 지나니 근육통도 서서히 줄어들더라고요.

낸시의 홈짐은 정말 중독성이 강해요. 스스로 내 몸이 변하고 있다는 게 느껴지거든요. 난생처음으로 근육을 써서 운동하는데, 저도 제가 이 정도로 근력이 생길 줄은 꿈에도 몰랐습니다. 지금까지 걷기 외에는 별다른 운동을 해본 적도 없던 내가 홈지머가 되다니! 몸매도 날씬해지고, 생각도 더 긍정적으로 바뀐 것 같아요.

저처럼 아이 키우느라 시간이 없는 엄마들에게는 낸시의 홈짐이 '단비 중의 단비'예요. '낸시느님'이 괜히 생긴 말이 아닙니다.

시간, 돈 들여서 헬스장 안 가도, PT 안 받아도 돼요. 낸시의 홈짐만 실천한다면 누구나 몸짱이 될 수 있습니다. 60대에도 11자 복근을 자랑할 수 있어요!

Before & After

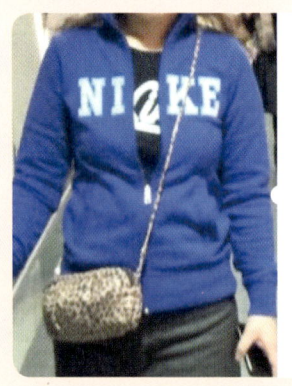 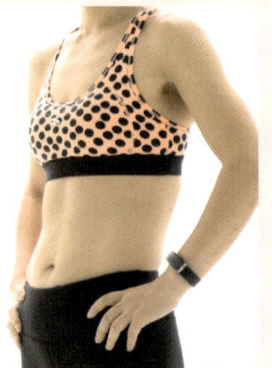

[하비]

25세까지는 단 한 번도 다이어트라는 것을 생각해보지 않고 살았습니다. 하지만 결혼 후 일을 그만두니 금세 65킬로그램, 그러다 임신을 하며 체중이 증가하더니 막달에는 87킬로그램이 되었습니다. '아기 낳으면 다 빠지겠지' 했는데, 아이가 태어나고 100일이 될 때까지도 75킬로그램에서 더 이상 줄지 않더군요. 그때 처음으로 다이어트를 결심했어요.

다이어트 보조 식품 섭취, 걷기 운동으로 '66 사이즈'까지 줄였지만, 금세 78킬로그램으로 복귀했습니다. 다시 마음을 다잡고 한 여름 땡볕 아래에서 하루 3시간씩 밖에서 걷고, 자전거도 타보았습니다. 살 빠지는 약도 사서 먹었지요. 그랬더니 20킬로그램이 빠지더군요. 하지만 그 기쁨도 잠시, '폭풍 요요 현상'이 여러 번 찾아왔습니다. 몸무게는 계속 불어나 89킬로그램이 되었지요. 게다가 혈압이 190까지 올라서 고혈압 판정까지 받았습니다.

2013년, 한 인터넷 카페에서 '낸시의 홈짐'을 처음 알게 되었습니다. 운동을 좋아하지 않아서 처음에는 별로 관심을 갖지 않았어요. 저는 홈짐보다는 단식을 택했고, 14일 동안은 생수만 먹고 7일 동안은 미음과 된장 수프만 먹었지요. 살 안 찌는 체질로 바꾸기 위해 극단적인 방법을 선택했던 거예요. 단식이 끝난 이후에도 1일 1식을 유지하며 거의 먹지 않았습니다. 그러자 저체온증이 왔고 손발이 저리기 시작했어요.

심지어 그해, 하던 일에도 문제가 생겨서 두문불출하며 집에서 매일 누워 있기만 했습니다. 하루하루 무기력했고, 매일 술에만 의지하며 몇 개월을 보냈어요.

그러다 우연히 낸시의 홈짐 블로그에 다시 들어가게 되었어요. 낸시 언니의 운동 동영상을 보다가 문득 이런 생각이 들었습니다.

'저 사람처럼 될 수 있을까? 나보다 네 살이 많잖아. 이렇게 시간이 짧은 운동이라면 나도 해볼 수 있을 것 같아!'

그 자리에서 바로 낸시 언니의 운동을 따라 해보았습니다. 그 짧은 시간이 지옥처럼 느껴졌지만, 마지막에 밀려오는 쾌감! 저는 그렇게 낸시의 홈짐과 사랑에 빠지게 되었습니다. 낸시 언니가 말대로 운동을 하니 멘탈이 강해졌고, 그동안 나를 괴롭혔던 문제들이 한 줌 먼지처럼 느껴졌습니다. 낮은 자존감에서 벗어나 삶에 긍정적인 에너지를 얻고 싶다면 낸시의 홈짐을 시작하세요. 새로운 삶이 열릴 것입니다!

Before & After

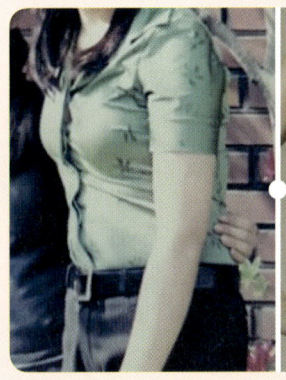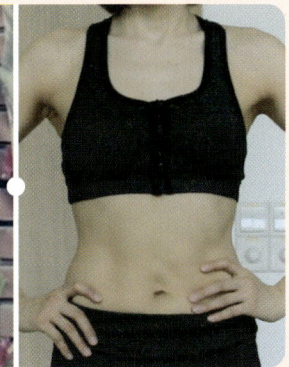

[헬렌]

아이들 학교의 학부모 소개로 알게 된 낸시 언니. 낸시 언니에게 등과 옆구리 살 빼는 법을 물어봤더니, 갑자기 언니가 학교 급식실 바닥에 엎드려서 푸시업 시범을 보여주었습니다! "언니, 저 그거 못해요!"라고 말했더니 돌아오는 언니의 말. "왜 못해? 나도 했어. 그냥 하면 돼!"

그렇게 방과 후 아이들이 노는 동안 낸시 언니와 함께 운동을 하기 시작했답니다. 낸시 언니를 만나 처음 운동을 결심했을 때 '내 몸을 방치했던 시간의 5%만 투자하자'라고 결심했습니다. 그래서 딱 1년 만이라도 낸시 홈짐을 1주일에 5일은 꼭 실천하는 것을 목표로 잡았어요.

낸시의 홈짐을 해보신 분들은 다 아시겠지만, 처음에는 정말 구역질도 많이 하고 며칠 동안은 잘 걷지도 못해요. 20분 운동하면 2시간은 그냥 누워 있어야만 했지요. 하지만 운동을 끝내고 났을 때의 희열이 장난 아니더라고요. 체력이 점점 강해지는 것이 느껴졌고, 활력이 생겼어요. 그리고 가장 좋은 점은 운동하는 동안에는 '온전히 나만을 위한 시간'을 즐길 수 있다는 것! 스트레스, 짜증이 사라졌어요. 아이들도 누워 있기만 했던 엄마가 함께 놀아주니 너무 좋아하고요.

6개월 후, 복근이 조금씩 보이기 시작하더니 주변 사람들에게 "너 몸매 예뻐졌다.", "혈색이 좋아졌다." 하는 소리를 듣게 되었습니다. 그러니까 더 신나게 운동을 할 수 있었고 식이 조절도 더 열심히 했지요. 그리고 다음 사항은 꼭 지키려고 노력했습니다.

1. 1주일에 3회 이상은 꼭 하기 하루 최소 10~30분이라도 멈추지 않고 운동에만 온전히 집중해야 합니다.
2. 매일 아침 인바디 체크하기 몇 년 꾸준히 실천하면 나에게 맞는 근육량, 체지방을 찾고 유지할 수 있습니다!
3. 홈지머들과 소통하며 자극받기 낸시 홈짐 카페 홈지머들끼리 서로 격려하며 소통합니다.
4. 옛날로 돌아가지 않겠다고 결심하기 이전의 저질 체력, 짜증쟁이 아줌마로 돌아가지 않겠다는 결심을 매일 다집니다.

남들이 부러워하는 몸매를 갖게 된 것도 좋지만, 카리스마 넘치는 엄마와 아내로서 활기찬 생활을 하게 된 것이 가장 기쁩니다. 이 모든 것이 가능하도록 도와준 낸시의 홈짐은 진정 사랑입니다!

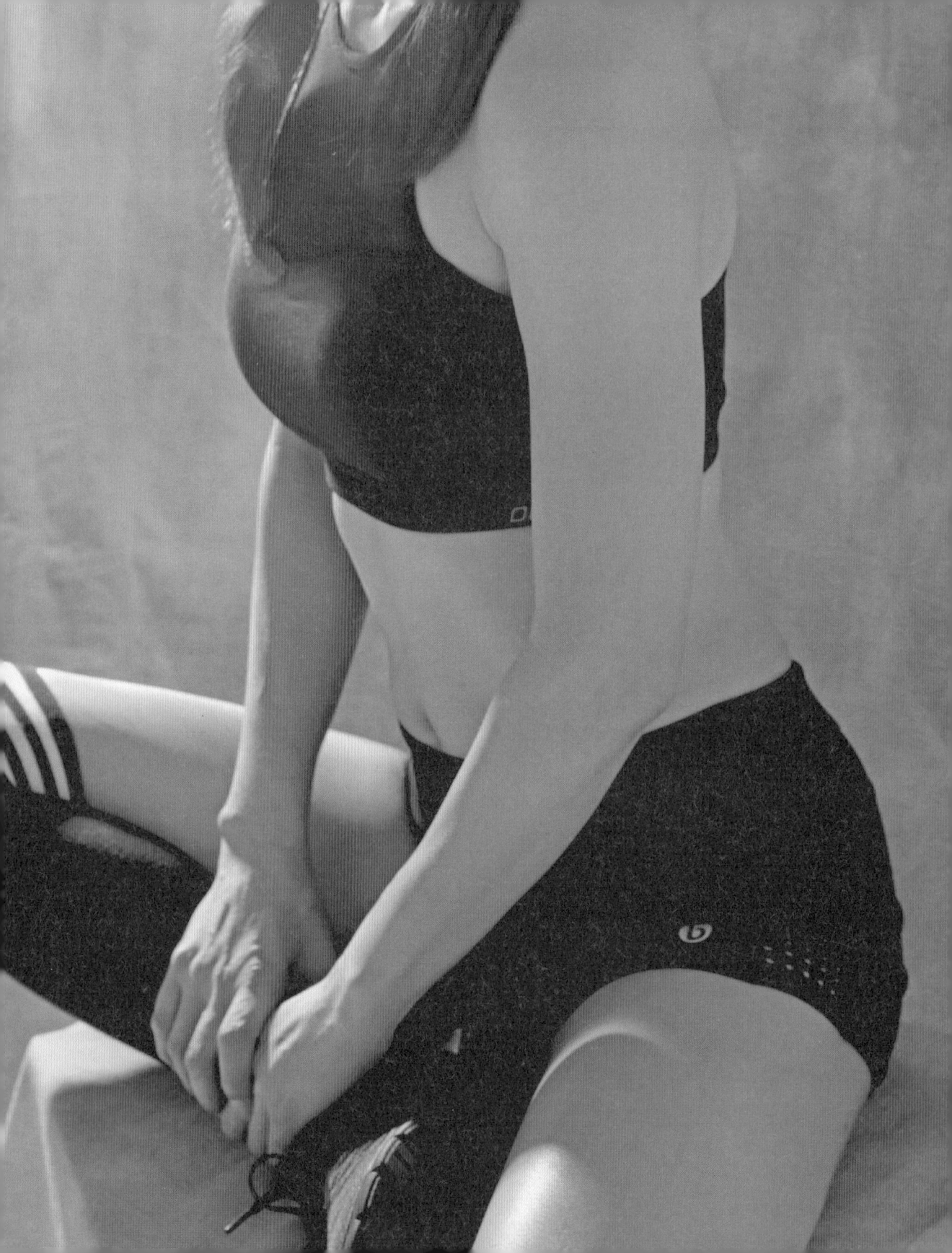

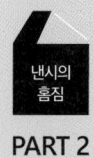

PART 2

낸시와 함께 하는
기본 동작

스쿼트

운동 횟수	운동 시간	운동 부위	운동 효과
20회씩 3세트	1세트 : 1분	엉덩이, 허벅지, 복부	하체 및 코어 강화

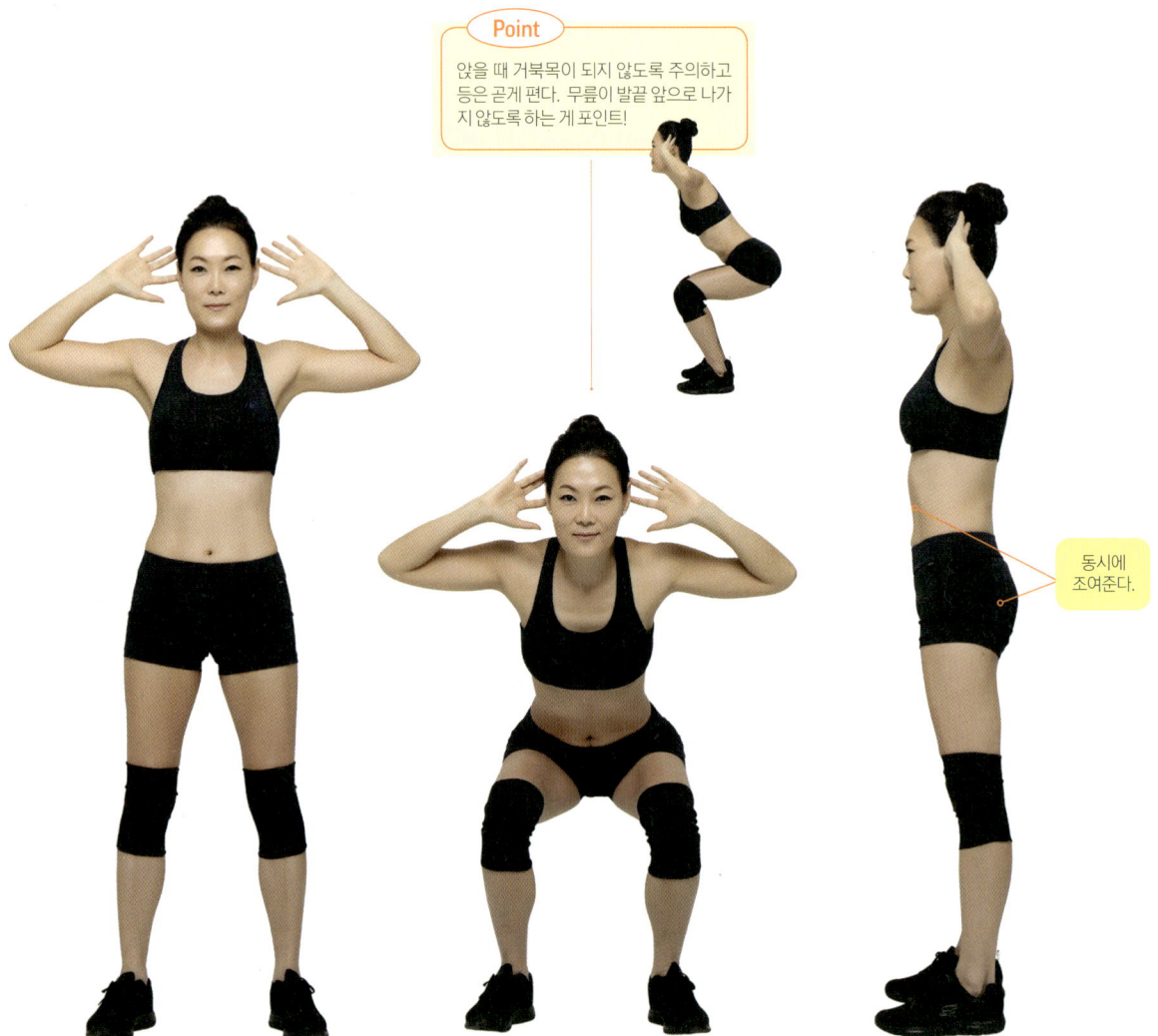

Point 앉을 때 거북목이 되지 않도록 주의하고 등은 곧게 편다. 무릎이 발끝 앞으로 나가지 않도록 하는 게 포인트!

동시에 조여준다.

1 다리를 어깨너비로 벌리고 선 다음 손은 귀 옆으로, 혹은 양손을 앞으로 곧게 편다.

2 엉덩이를 최대한 뒤로 빼고 발뒤꿈치에 체중을 실으며 앉는다.

3 그대로 일어나 양쪽 엉덩이 근육과 복부를 동시에 조인다.

런지

운동 횟수	운동 시간	운동 부위	운동 효과
좌우 15회씩 3세트	1세트: 2분	엉덩이, 허벅지, 복부	하체 및 코어 강화

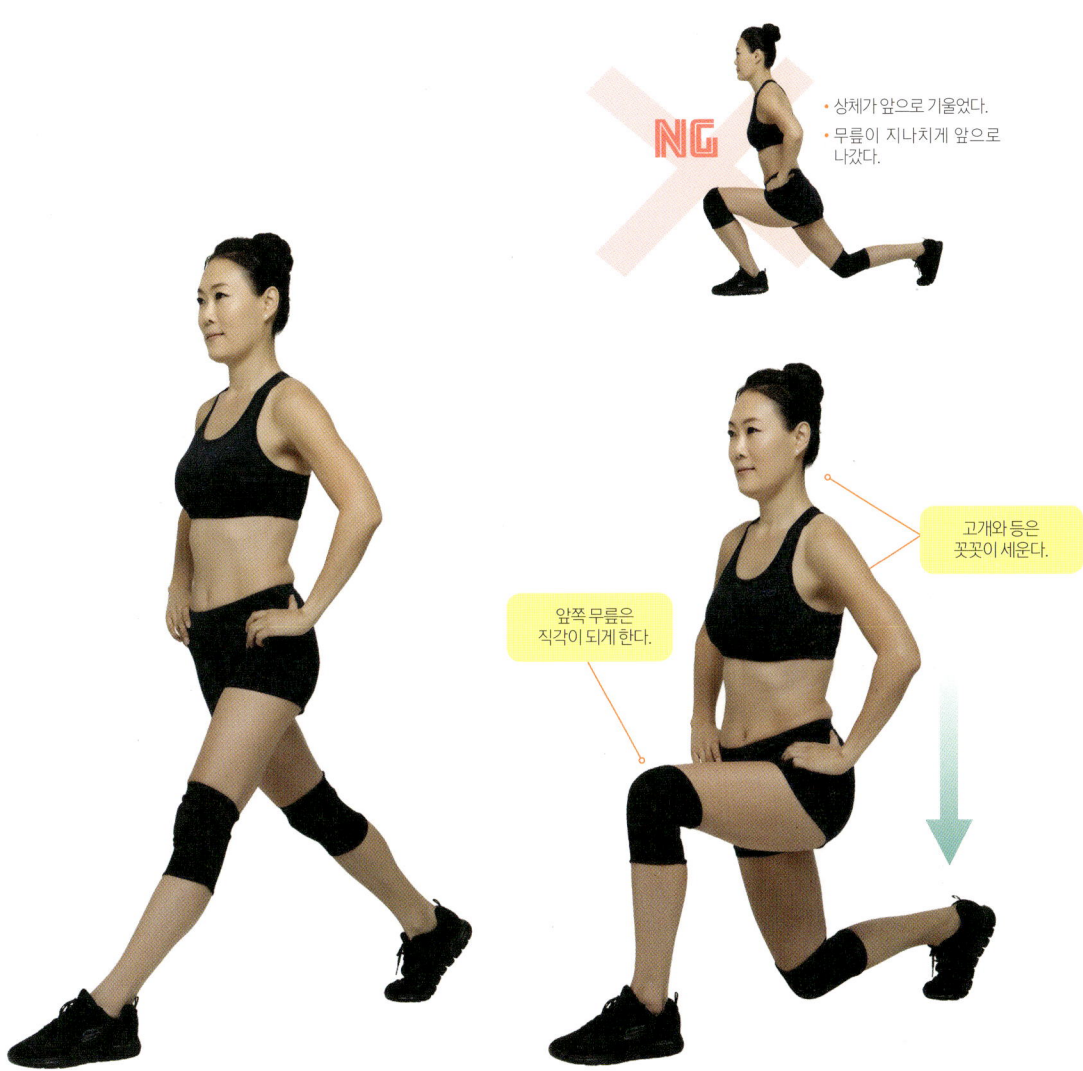

NG
- 상체가 앞으로 기울었다.
- 무릎이 지나치게 앞으로 나갔다.

앞쪽 무릎은 직각이 되게 한다.

고개와 등은 꼿꼿이 세운다.

1 다리를 앞뒤로 벌려 선다.

2 몸통이 수직이 되도록 유지하며 뒤쪽 다리의 무릎이 바닥에 닿기 직전까지 내려갔다 올라온다.

75

사이드 런지

운동 횟수	운동 시간	운동 부위	운동 효과
좌우 30회씩 3세트	1세트: 1분	엉덩이, 허벅지, 복부	하체 및 코어 강화

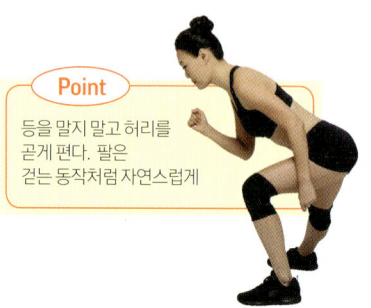

Point 등을 말지 말고 허리를 곧게 편다. 팔은 걷는 동작처럼 자연스럽게

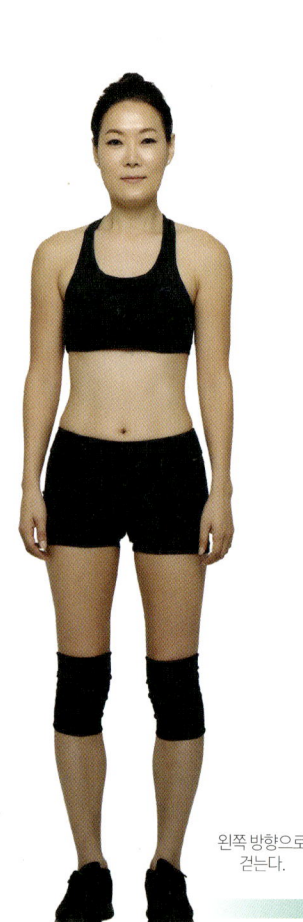

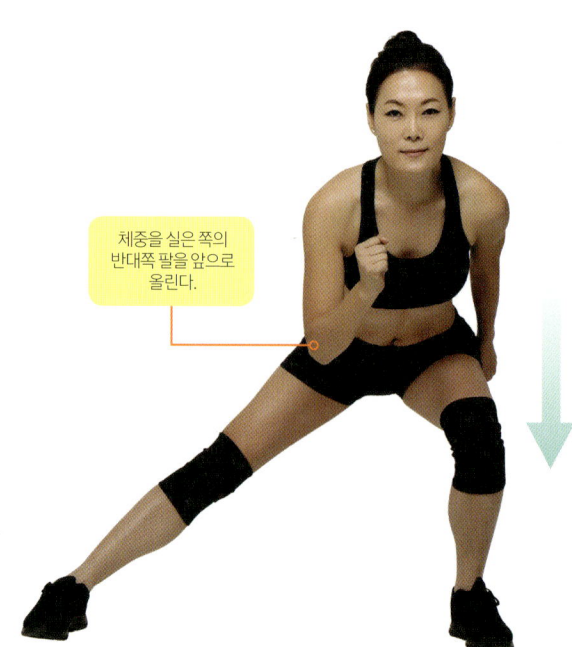

체중을 실은 쪽의 반대쪽 팔을 앞으로 올린다.

왼쪽 방향으로 걷는다.

1 다리를 어깨너비로 벌리고 선 자세에서 왼쪽 방향으로 걸어서 체중을 왼발에 싣는다.

2 몸통이 따라가며 엉덩이를 최대한 뒤로 빼고 무릎이 직각이 될 때까지 낮게 앉는다.

3 "후" 숨을 내쉬며 기본자세로 돌아온 뒤 반대 방향으로 같은 동작을 되풀이한다.

스텝 업

운동 횟수	운동 시간	운동 부위	운동 효과
30회씩 3세트	1세트: 1분 30초	엉덩이, 허벅지, 복부	하체 및 복근 강화

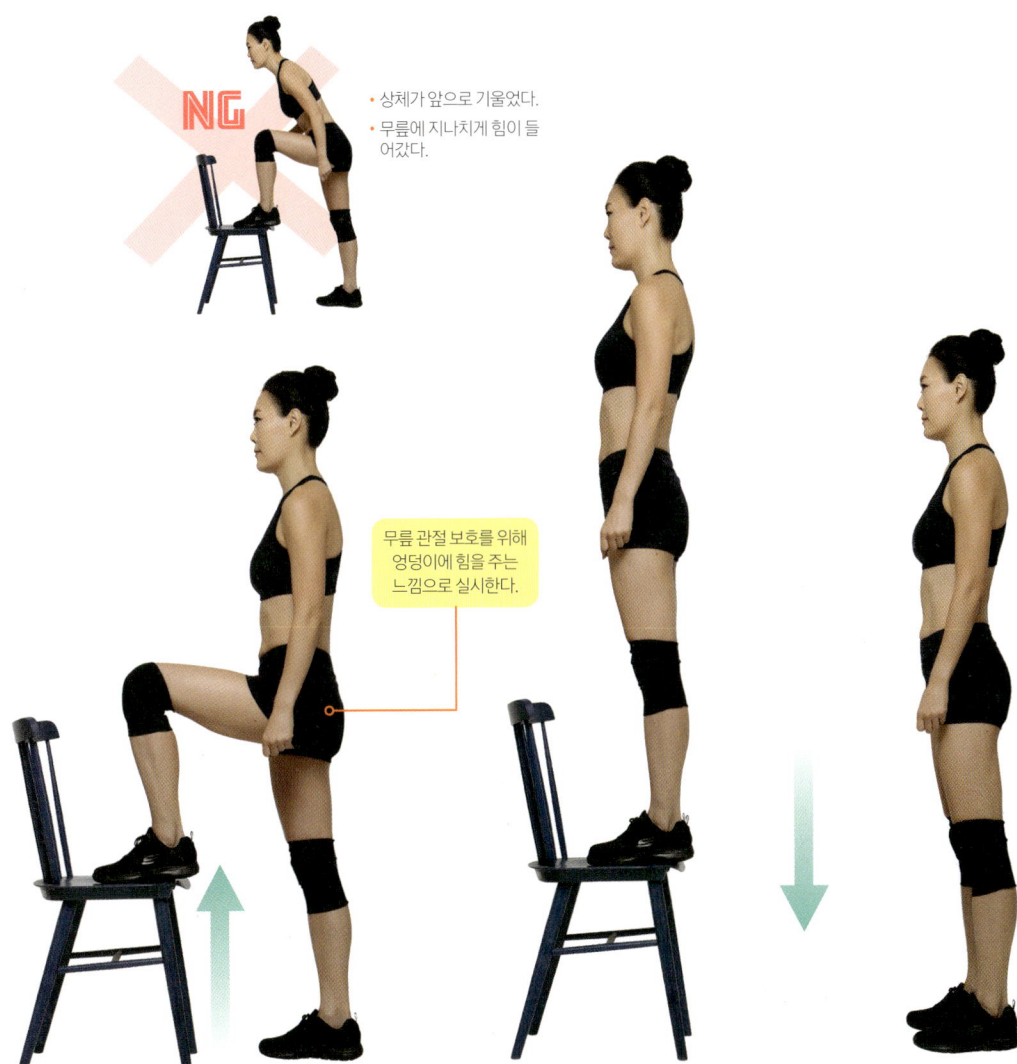

NG
- 상체가 앞으로 기울었다.
- 무릎에 지나치게 힘이 들어갔다.

무릎 관절 보호를 위해 엉덩이에 힘을 주는 느낌으로 실시한다.

1 스텝퍼 혹은 의자를 놓고 왼발 ⋯ 오른발 순으로 올라간다. (올라갈 때 "후" 숨을 내쉰다.)

2 내릴 때는 오른발 ⋯ 왼발 순으로 내려온다. 다시 오른발 ⋯ 왼발 순으로 올라갔다 왼발 ⋯ 오른발 순으로 내려온다.

[스텝 업 무릎 올리기]

운동 횟수	운동 시간	운동 부위	운동 효과
좌우 20회씩 3세트	1세트: 2분	복부, 엉덩이, 허벅지	하체 및 복근 강화

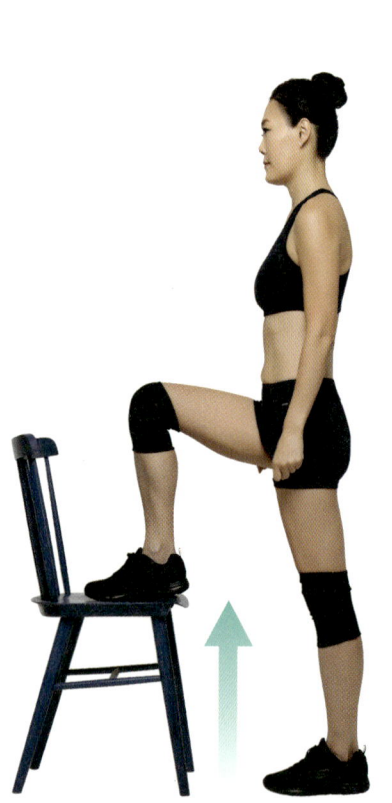
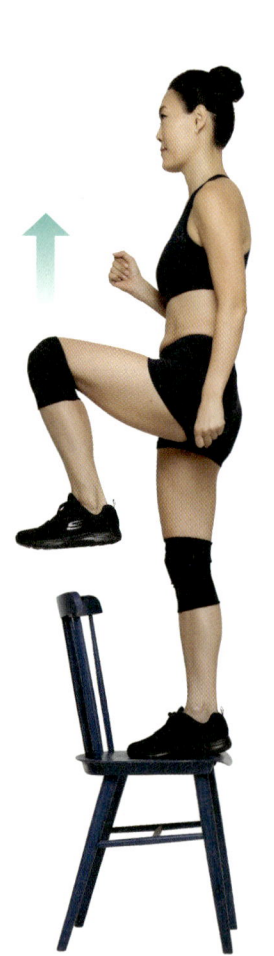
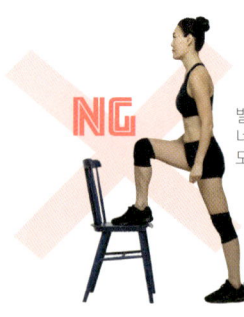
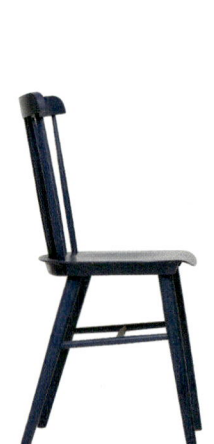
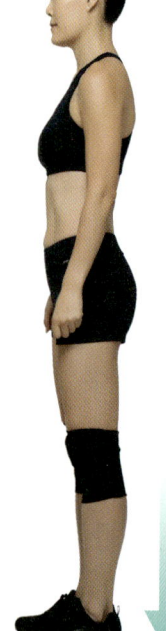

발을 내릴 때 다리가 너무 뒤로 빠지지 않도록 주의하자!

1 한쪽 발을 의자에 올리고 발꿈치로 밀 듯이 의자에 오르면서 반대편 다리의 무릎을 복부 쪽으로 당긴다. 무릎을 당기면서 숨을 내쉰다.

2 내릴 때는 복부 쪽으로 올렸던 발을 먼저 내린다. 자세가 흐트러지지 않도록 착지한 후 같은 쪽 발을 연속해서 20회 실시하고 발을 바꾼다.

브리지

운동 횟수	운동 시간	운동 부위	운동 효과
20회씩 3세트	1세트: 1분	코어, 엉덩이, 허벅지 뒤쪽	하체 및 복근 강화

1. 바닥에 누워 양발을 어깨너비로 벌리고 무릎을 세운다.

Point 손으로 바닥을 미는 느낌으로 받쳐주고 엉덩이를 올린 상태에서 잠시 멈춘다.

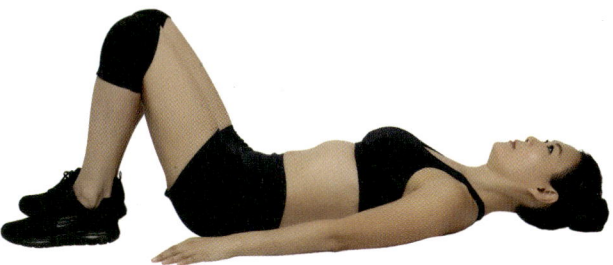

2. "후" 숨을 내쉬며 엉덩이를 최대한 들어 올리며 조인다.

복부도 함께 조인다.

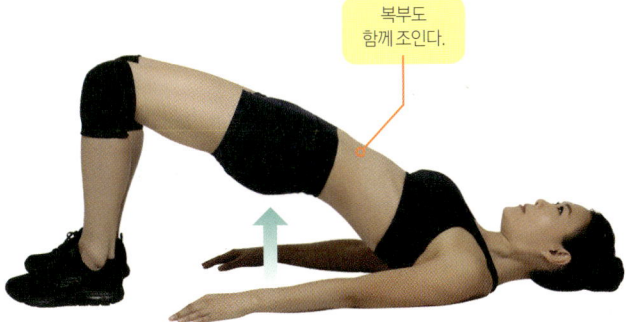

3. 엉덩이가 닿지 않을 정도까지 천천히 내려온 뒤 다시 들어 올린다. 연속해서 실시한다.

엉덩이가 바닥에 닿지 않도록 주의한다.

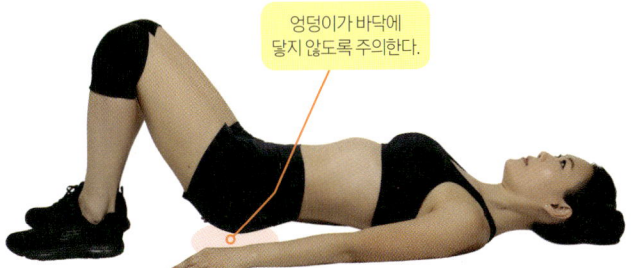

푸시업

운동 횟수	운동 시간	운동 부위	운동 효과
20회씩 3세트	1세트: 1분	가슴, 삼두근, 코어, 허벅지 앞쪽	상체 및 코어 강화

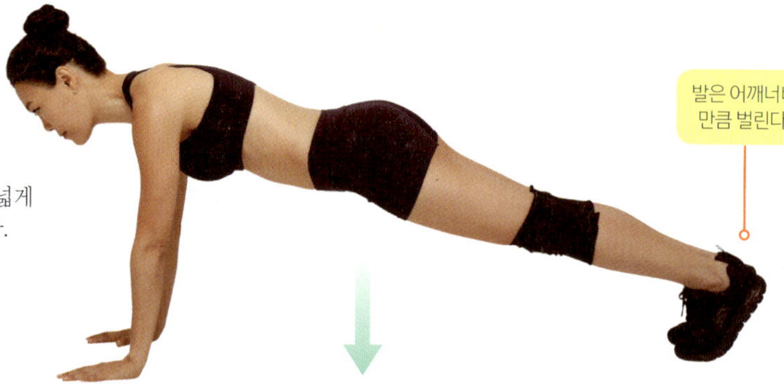

1. 양팔을 어깨너비보다 약간 넓게 벌리고 플랭크 자세를 취한다.

　발은 어깨너비만큼 벌린다.

2. 팔꿈치를 굽혀 가슴을 바닥 쪽으로 최대한 낮게 내린다.

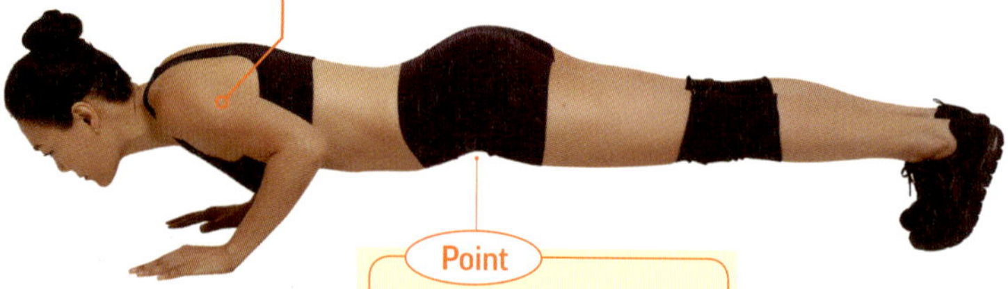

　팔이 벌어지지 않도록 주의!

Point
복부가 바닥에 내려오지 않고 평행이 되도록 복부 쪽에 긴장을 유지한다.

3. 팔을 펴면서 천천히 몸을 들어 기본자세로 돌아온다. (팔을 펴고 올라올 때 "후" 숨을 내쉰다.)

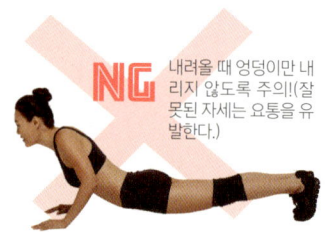

NG 내려올 때 엉덩이만 내리지 않도록 주의!(잘못된 자세는 요통을 유발한다.)

[버피]

운동 횟수 10회씩 3세트 | **운동 시간** 1세트: 1분 | **운동 부위** 코어 | **운동 효과** 심폐 및 전신 근육 강화, 유산소 운동

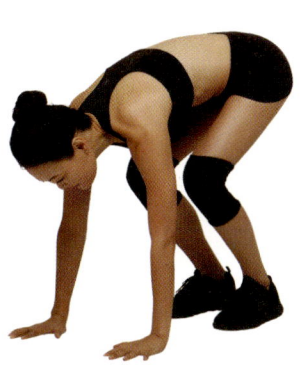

1 바르게 선 상태에서 상체를 굽혀 양손을 발 앞쪽에 놓는다.

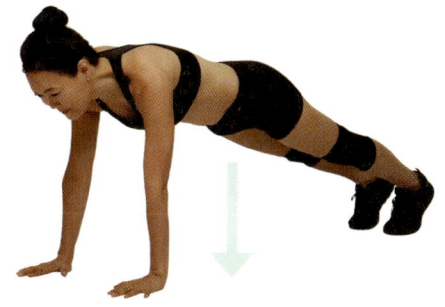

2 두 발을 뒤로 점프하여 플랭크 자세를 취한다. 옵션으로 푸시 업을 한번 시행한다.

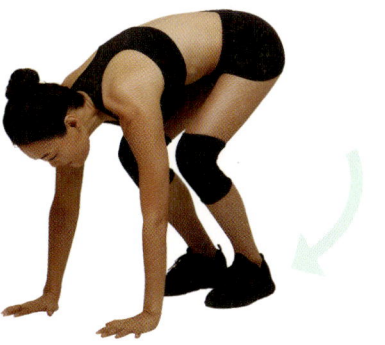

3 다시 두 발을 앞으로 점프하여 첫 번째 자세로 돌아온다.

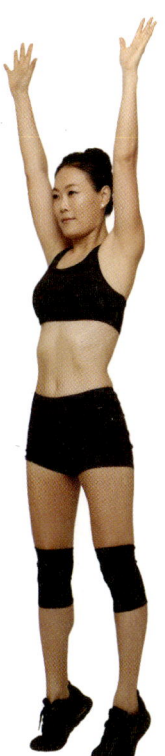

4 일어서며 만세를 하면서 점프를 한다.

플랭크 무릎 차기

운동 횟수	운동 시간	운동 부위	운동 효과
20회씩 3세트	1세트: 30초	복부, 코어	코어 강화

1 플랭크 자세를 취한다.

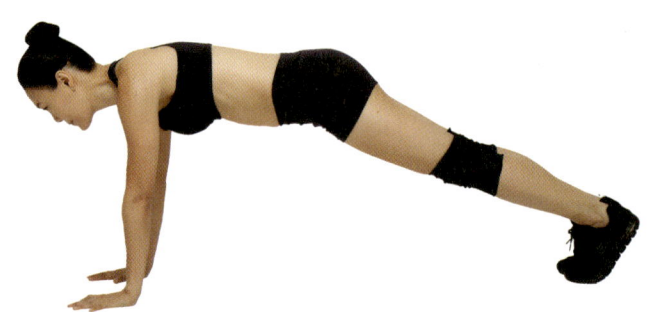

2 일정한 속도를 유지하며 양쪽 무릎을 번갈아 복부를 향해 찬다.

> **Point**
> 시선이 발끝을 향하지 않게 한다. 바로 밑의 바닥을 보거나 15도 위쪽을 향하도록 유지한다.

> **Point**
> 엉덩이가 바닥으로 내려오거나 너무 올라가지 않도록 복부 쪽 긴장을 유지한다.

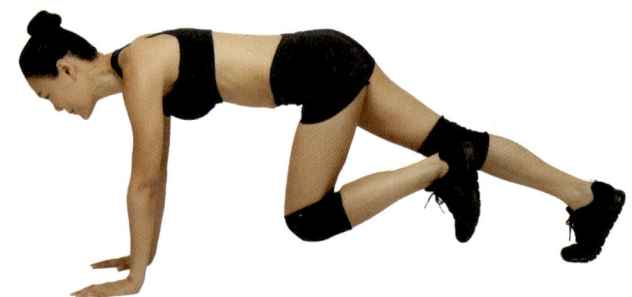

무릎을 차는 동작을 할 때 숨을 내쉰다.

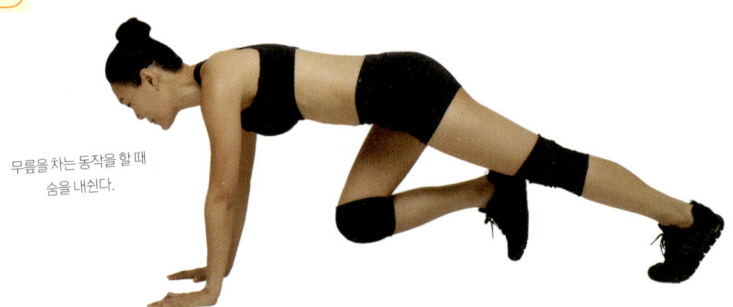

악어 걸음

운동 횟수 20회씩 3세트　**운동 시간** 1세트: 45초　**운동 부위** 복부, 옆구리　**운동 효과** 코어 강화

1 플랭크 자세를 취한다.

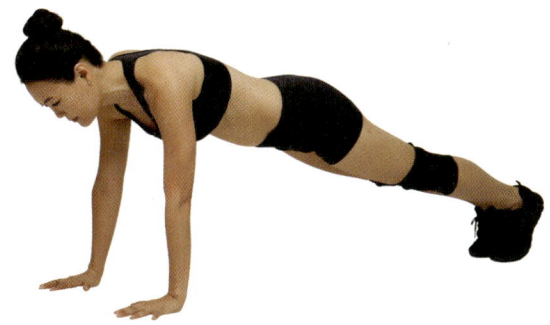

2 옆구리에 자극이 느껴지도록 무릎을 옆구리 쪽으로 굽혀 가져오면서 시선은 무릎을 향한다.

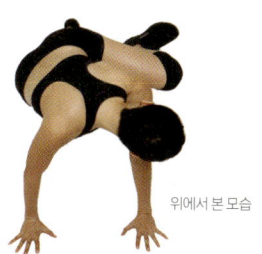
위에서 본 모습

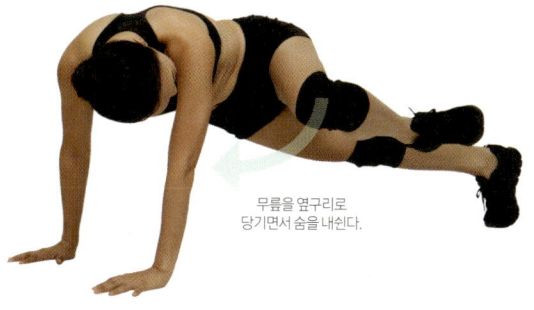
무릎을 옆구리로 당기면서 숨을 내쉰다.

3 일정한 속도를 유지하며 양쪽을 번갈아 시행한다.

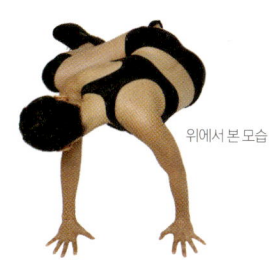
위에서 본 모습

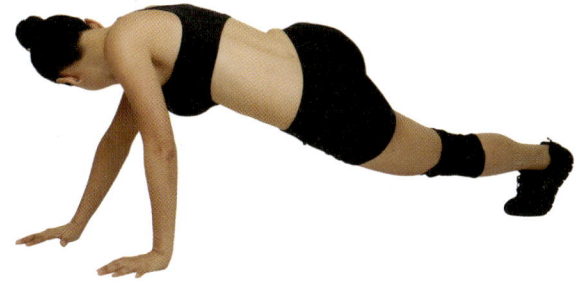

마운튼 클라임

운동 횟수	운동 시간	운동 부위	운동 효과
50회씩 3세트	1세트: 1분	복부, 코어	코어 및 심폐 강화, 유산소 운동

1 플랭크 자세에서 한 발은 앞으로, 다른 한 발은 뒤로 위치시킨다.

2 점프하듯이 두 발의 위치를 바꾸는 동작을 연속적으로 시행한다.

Point
최대한 가볍게 점프하도록 노력한다. 복부의 힘이 약해 바른 동작이 어렵다면 복부의 힘을 더 키운 뒤 실시하는 것이 좋다.

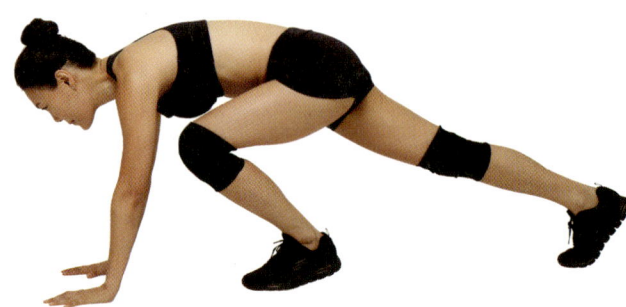
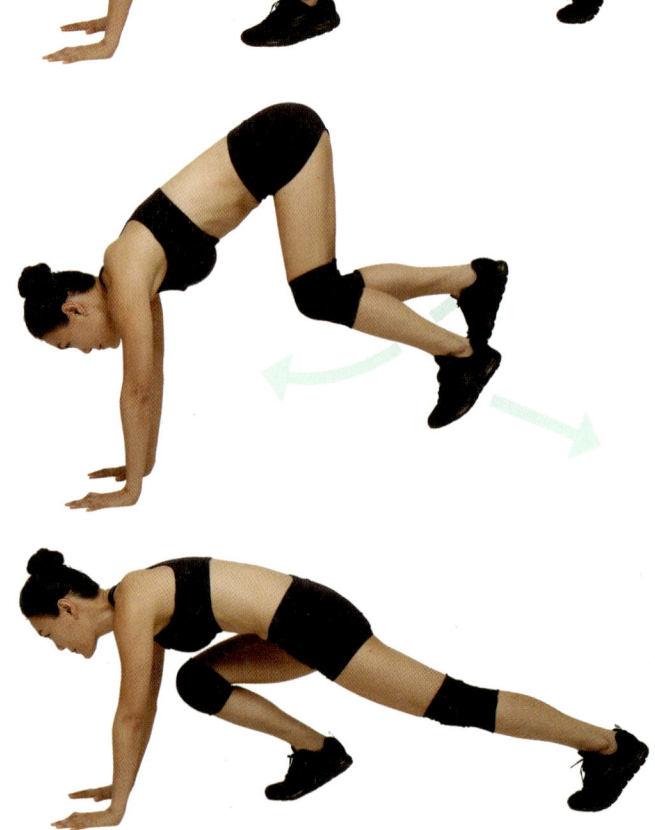

[마운트 클라임 달리기]

운동 횟수 100회씩 3세트　　**운동 시간** 1세트: 1분　　**운동 부위** 복부, 코어　　**운동 효과** 심폐 및 코어 강화, 유산소 운동

1 플랭크 자세를 취한다.

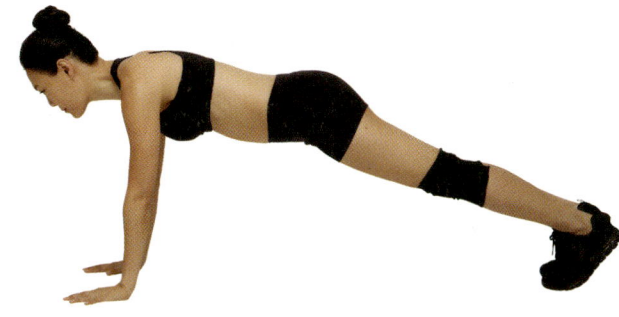

2 한 발을 복부 쪽으로 가볍게 달리기 하듯 가져왔다가 바로 발을 바꿔 다시 실시한다.

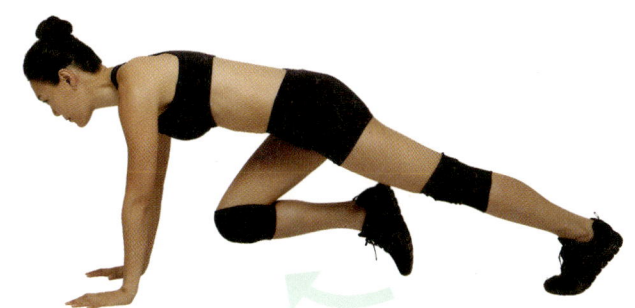

Point
운동 동작은 비슷해 보이지만 플랭크 무릎 차기는 복근 및 코어를 강화하는 운동이고 마운트 클라임 달리기는 유산소 운동이다.

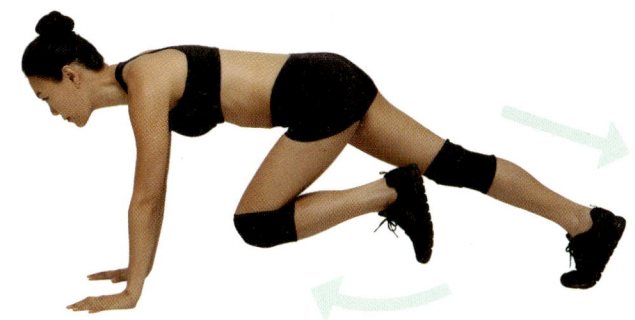

플랭크 점프

운동 횟수	운동 시간	운동 부위	운동 효과
30회씩 3세트	1세트: 45초	복부, 코어	심폐 및 코어 강화, 유산소 운동

1 플랭크 자세를 취한다.

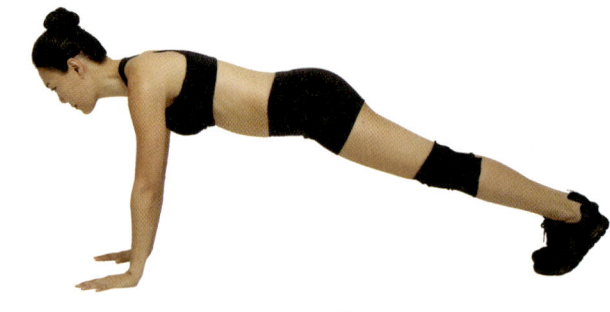

2 두 발을 복부 쪽으로 가볍게 점프해서 가져왔다가 바로 다시 점프하여 플랭크 자세로 돌아온다. 반복적으로 실시한다.

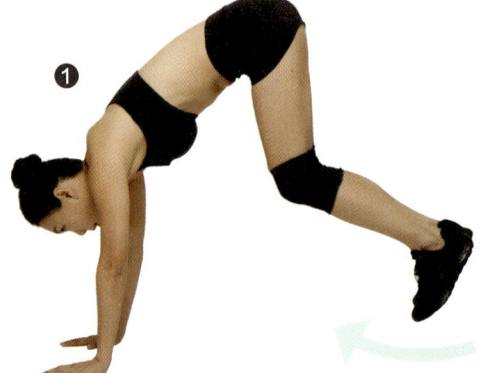

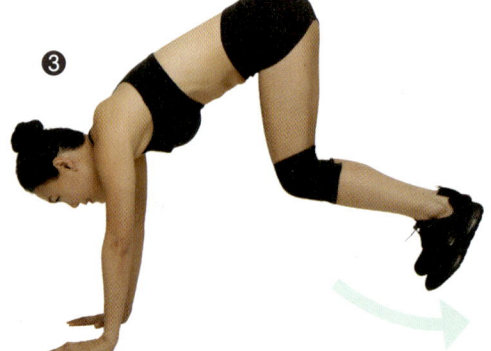

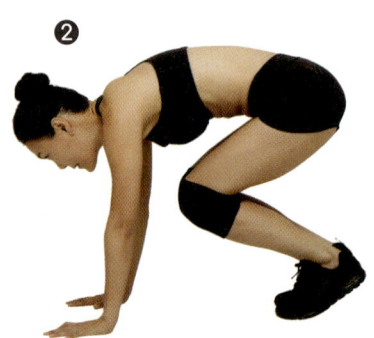

플랭크 사이드 점프

운동 횟수 30회씩 3세트 | **운동 시간** 1세트: 1분 | **운동 부위** 복부 | **운동 효과** 심폐, 코어 및 상체 강화, 유산소 운동

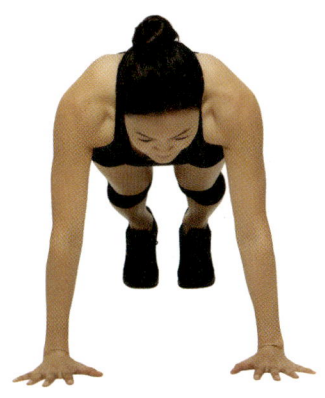

1 플랭크 자세를 취한다.

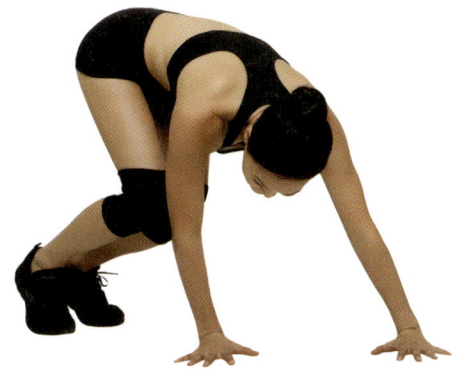

2 두 발을 오른쪽 사선으로 가볍게 점프한 후 다시 플랭크 자세로 돌아온다.

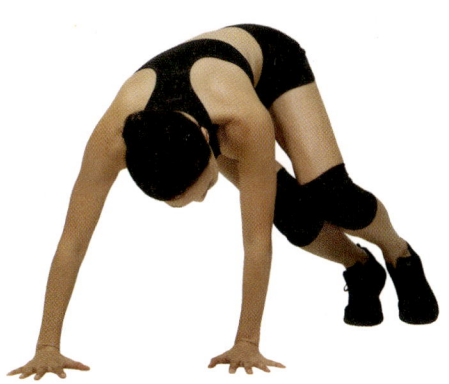

3 방향을 바꿔 왼쪽 사선으로 점프한 다음 다시 플랭크 자세로 돌아온다. 오른쪽과 왼쪽을 번갈아 연속적으로 실시한다.

[플랭크 로]

운동 횟수	운동 시간	운동 부위	운동 효과
20회씩 3세트	1세트: 45초	코어, 복부, 등 근육	코어 및 상체, 등 근육 강화 유산소

1 플랭크 자세를 취한 다음 왼손을 들어 팔꿈치를 위로 향하도록 올려주면서 어깻죽지를 조인다.

Point
플랭크 자세 시 복부의 긴장을 유지하고 엉덩이가 위로 높이 올라가지 않도록 주의한다.

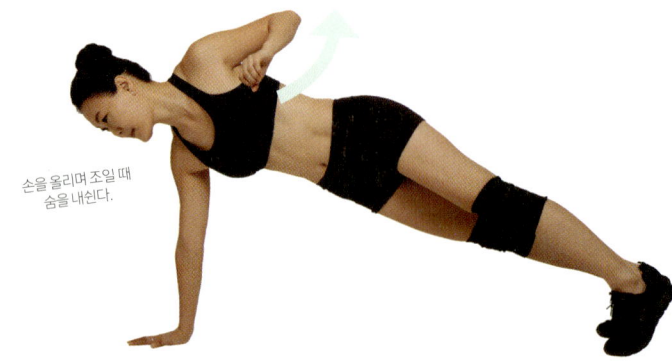

손을 올리며 조일 때 숨을 내쉰다.

2 방향을 바꿔 오른손을 들며 같은 동작을 반복한다.

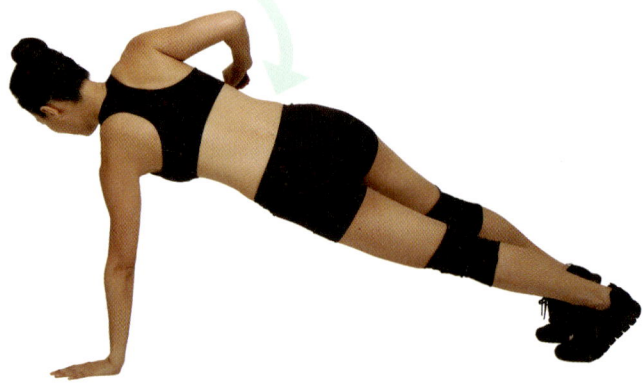

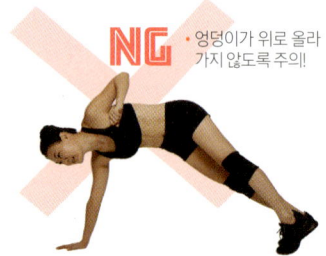

NG • 엉덩이가 위로 올라가지 않도록 주의!

게 자세 발차기

운동 횟수	운동 시간	운동 부위	운동 효과
30회씩 3세트	1세트: 1분	복부, 코어	코어 강화

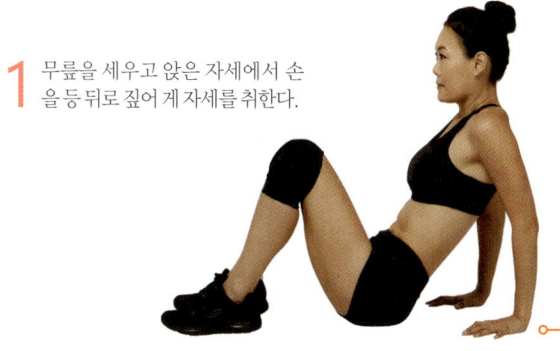

1 무릎을 세우고 앉은 자세에서 손을 등 뒤로 짚어 게 자세를 취한다.

손은 발끝과 같은 방향으로

Point
복부와 코어에 자극이 되도록 손과 발을 탭할 때마다 엉덩이를 살짝 들어 올리는 동작을 함께 해준다.

Tip
손으로 발끝을 탭하는 동작이 어렵다면 발만 차올려 주는 동작으로 바꿔서 실시한다.

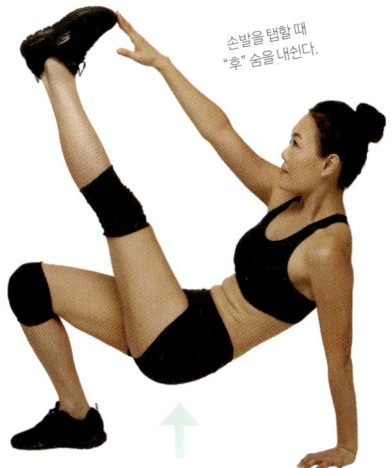

손발을 탭할 때 "후" 숨을 내쉰다.

2 오른손과 왼발을 동시에 들어 서로 만나도록 탭하는 동작을 취한다.

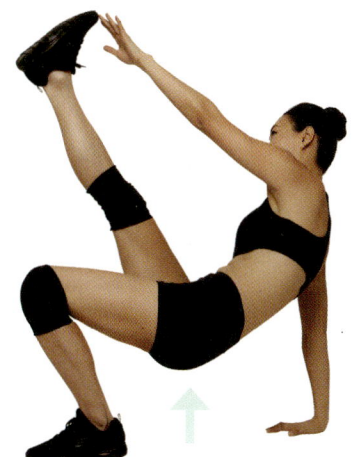

3 반대쪽도 해준다. 방향을 바꿔가며 연속해서 실시한다.

슈퍼맨

운동 횟수	운동 시간	운동 부위	운동 효과
20회씩 3세트	1세트: 1분	복부, 전신	코어 강화

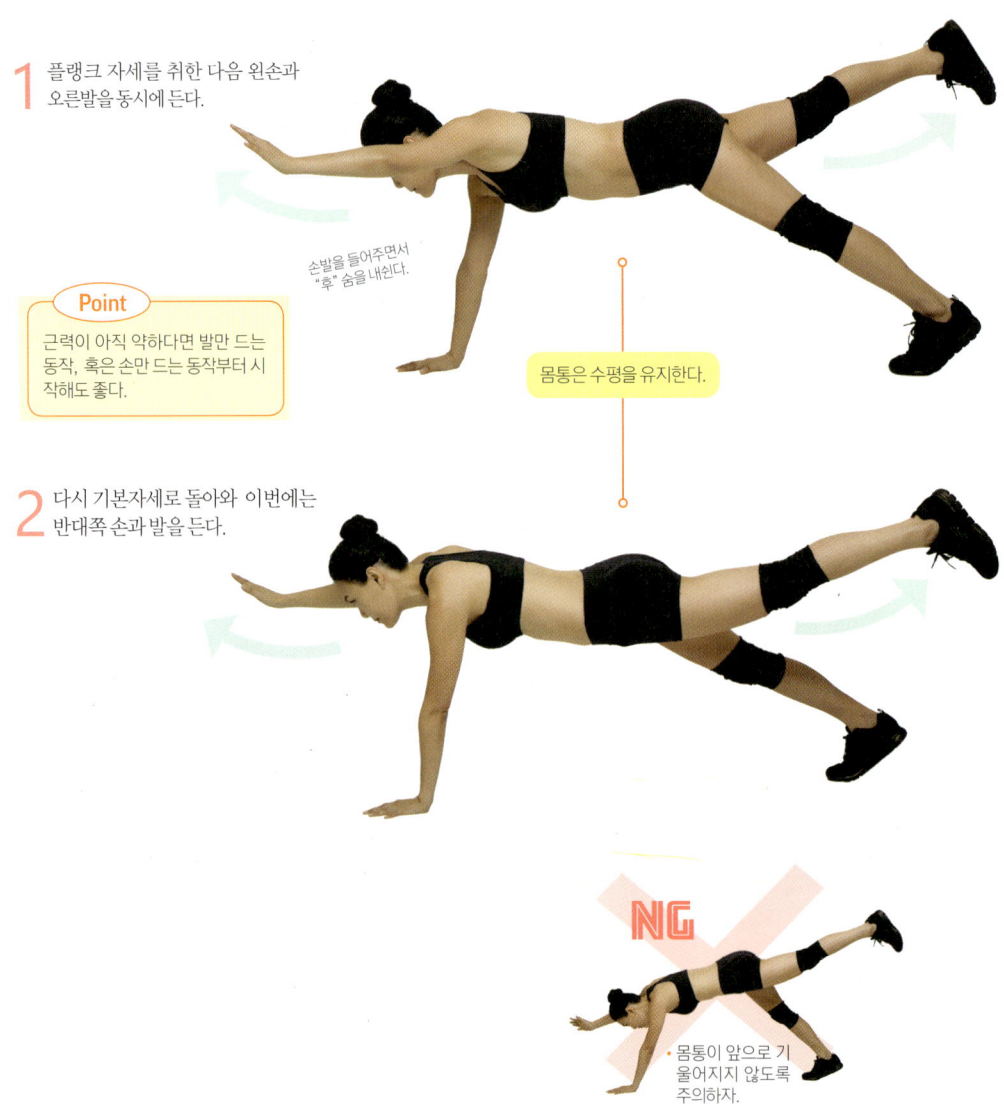

1 플랭크 자세를 취한 다음 왼손과 오른발을 동시에 든다.

손발을 들어주면서 "후" 숨을 내쉰다.

Point
근력이 아직 약하다면 발만 드는 동작, 혹은 손만 드는 동작부터 시작해도 좋다.

몸통은 수평을 유지한다.

2 다시 기본자세로 돌아와 이번에는 반대쪽 손과 발을 든다.

NG
• 몸통이 앞으로 기울어지지 않도록 주의하자.

나는 슈퍼맨

운동 횟수	운동 시간	운동 부위	운동 효과
30회씩 3세트	1세트: 1분	등 근육, 코어	상체 및 코어 강화

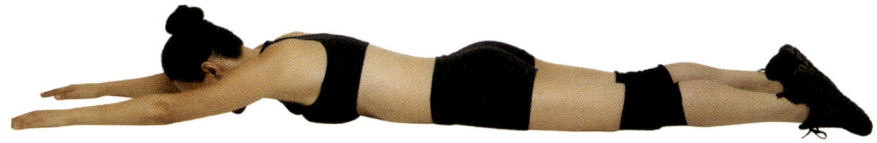

1 배를 바닥에 대고 엎드린 자세에서 양손을 만세 하듯이 앞으로 쭉 뻗는다.

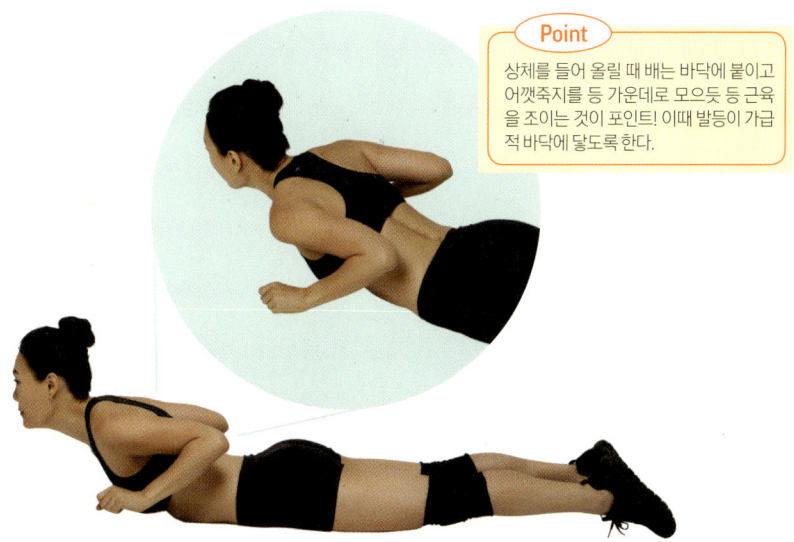

Point
상체를 들어 올릴 때 배는 바닥에 붙이고 어깻죽지를 등 가운데로 모으듯 등 근육을 조이는 것이 포인트! 이때 발등이 가급적 바닥에 닿도록 한다.

2 주먹을 살짝 쥐고 양쪽 팔꿈치를 구부린 상태로 팔은 최대한 옆구리에 붙이고 상체를 들어 올린다.

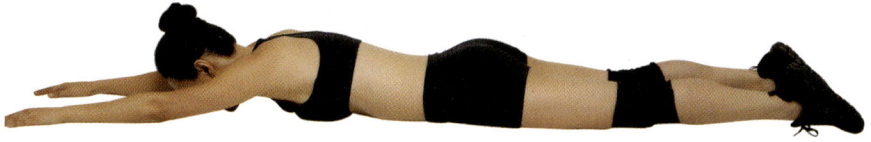

3 팔을 앞으로 쭉 뻗으면서 상체를 내려 기본자세로 돌아간다.

딥

운동 횟수	운동 시간	운동 부위	운동 효과
20회씩 3세트	1세트: 45초	삼두근, 복부	삼두근및 코어 강화

1 무릎을 세우고 앉은 자세에서 손을 등 뒤로 짚는다. 이때 팔은 구부러지지 않게 쭉 펴고 엉덩이는 살짝 든다.

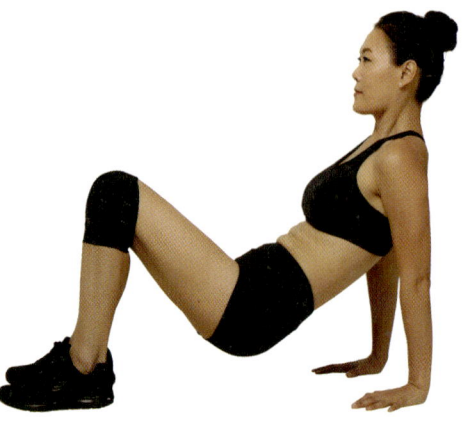

2 삼두근에 자극이 오도록 팔꿈치를 굽혀 엉덩이를 바닥 쪽으로 내렸다가 들어 올린다.

엉덩이를 들어 올리면서 "후" 숨을 내쉰다.

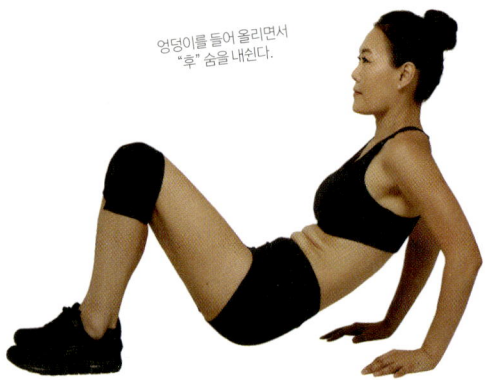

의자 딥

운동 횟수	운동 시간	운동 부위	운동 효과
20회씩 3세트	1세트: 45초	삼두근, 가슴, 복부	상체및 코어 강화

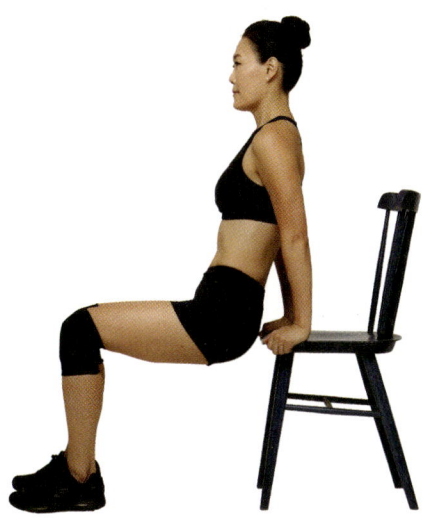

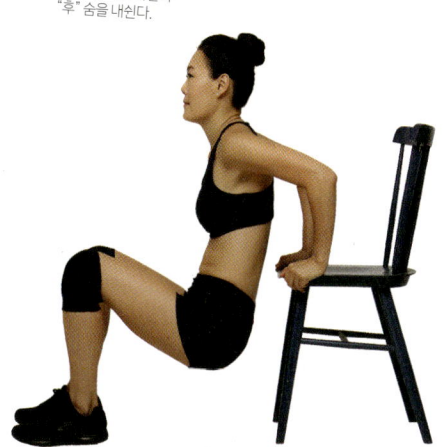

엉덩이를 들어 올리면서 "후" 숨을 내쉰다.

1 양손을 어깨너비 정도로 벌려서 의자를 잡고 의자에 앉는 듯한 자세로 엉덩이를 손 높이까지 올린다.

2 삼두근과 가슴 근육에 자극이 오도록 팔꿈치를 굽히며 엉덩이를 바닥 쪽으로 내렸다가 팔꿈치를 쭉 펴며 엉덩이를 1번 위치로 올린다.

Hard

근력이 좋다면 무릎을 굽히지 말고 다리를 뻗은 상태로 동작을 취한다.

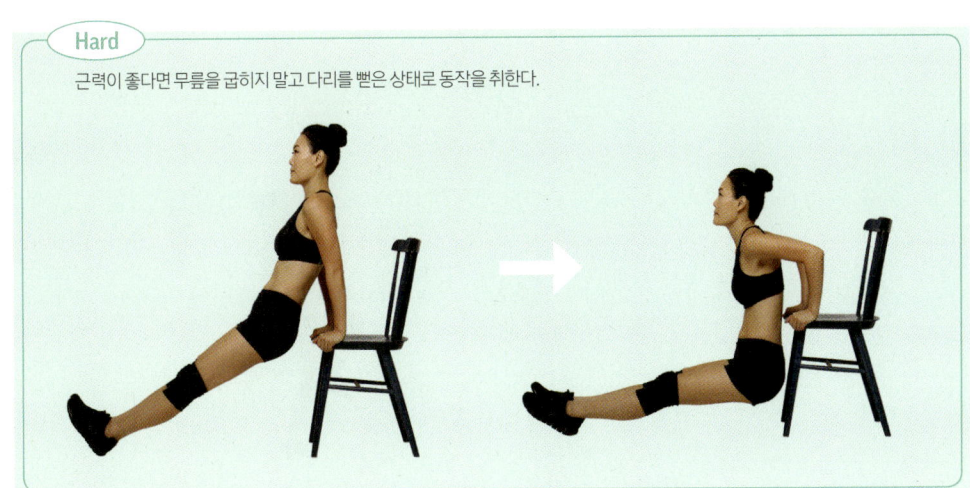

무릎 올려 뛰기

운동 횟수	운동 시간	운동 부위	운동 효과
100회씩 3세트	1세트: 30초	복부	심폐 및 복근 강화, 유산소 운동

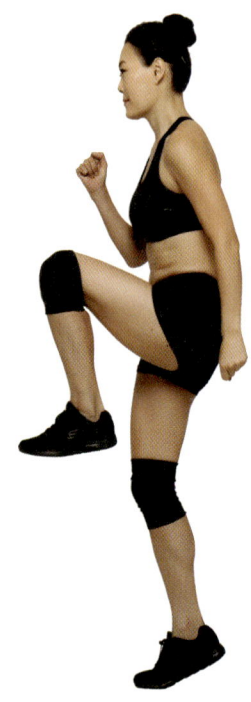

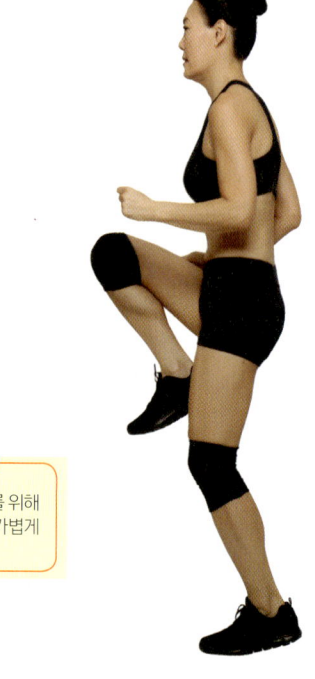

Point
무릎 관절 보호를 위해 착지 시 최대한 가볍게 바닥을 딛는다.

1. 제자리에 서서 무릎을 최대한 높이 올리며 달리는 동작을 취한다.

2. 팔과 다리를 반대로 하면서 연속하여 실시한다.

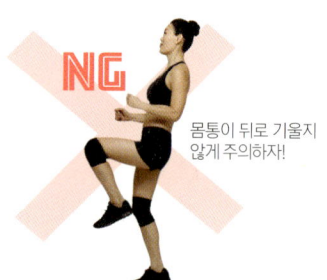

몸통이 뒤로 기울지 않게 주의하자!

하늘 자전거 크런치

운동 횟수	운동 시간	운동 부위	운동 효과
50회씩 3세트	1세트: 1분	복부, 옆구리	복근 강화

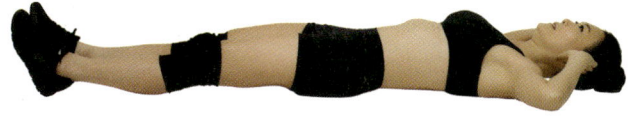

1 바닥에 반듯이 누워 양손을 귀 옆에 갖다 댄다.

> **Point**
> 동작을 너무 빠르게 하지 않도록 주의한다. 일정 속도를 유지하고 동작 시 뻗은 다리의 무릎이 구부러지지 않도록 신경을 쓴다.

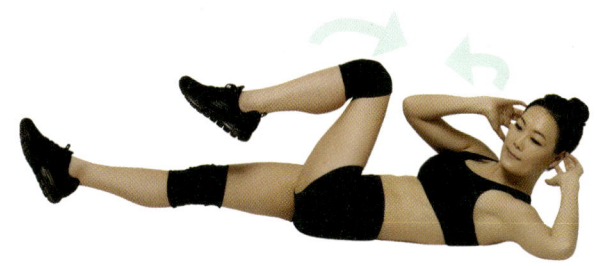

2 왼쪽 팔꿈치와 오른쪽 무릎이 최대한 가까워지도록 크런치한다.

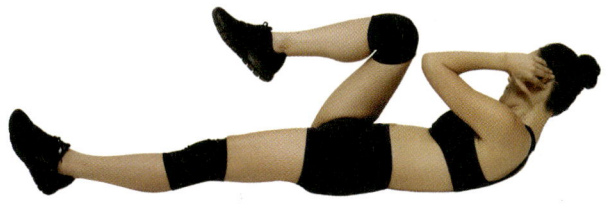

3 반대쪽도 동일한 방법으로 크런치하고 번갈아가며 연속해서 실시한다.

누웠다 일어서기

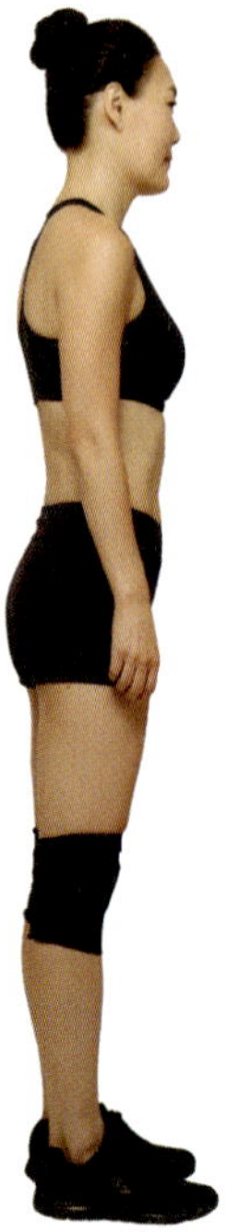

1 매트 앞쪽에 편안하게 선다.

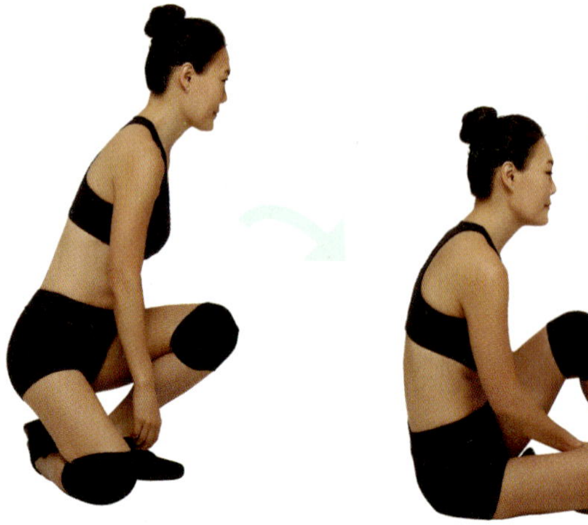

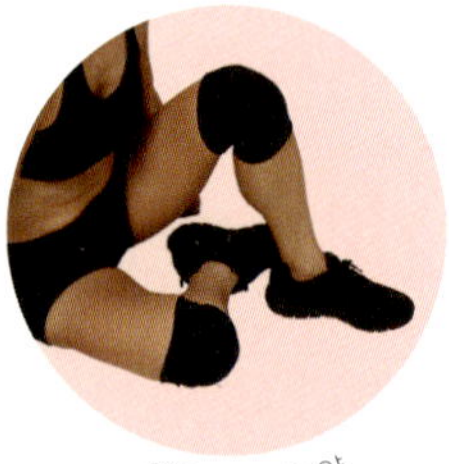

2 한쪽 무릎은 세우고 다른 쪽 발은 무릎을 세운 쪽 발꿈치에 갖다 대며 무릎을 옆으로 접어 앉는다.

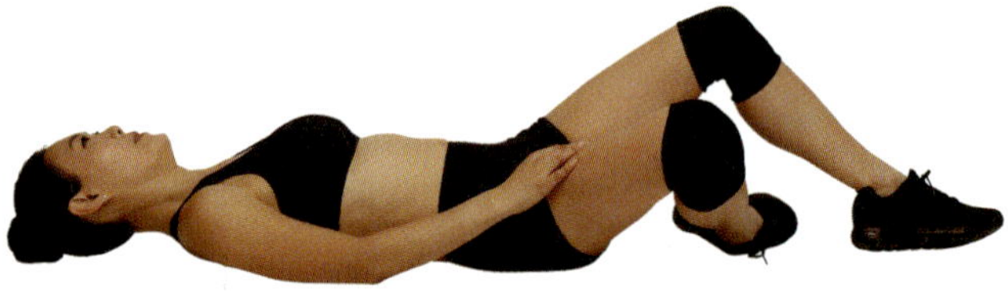

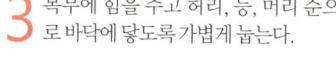
앉을 때의 발 모양

3 복부에 힘을 주고 허리, 등, 머리 순으로 바닥에 닿도록 가볍게 눕는다.

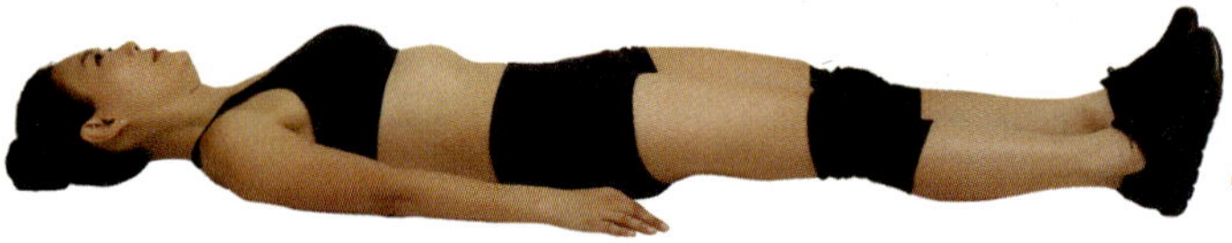

4 손은 바닥에 대고 다리를 쭉 편다.

운동 횟수	운동 시간	운동 부위	운동 효과
10회씩 3세트	1세트: 1분	복부, 코어, 전신	코어 강화, 기능성 훈련

5 한쪽 무릎을 세우고 그 반대쪽 발을 무릎을 세운 쪽 발꿈치에 갖다 대며 무릎을 옆으로 접는다.

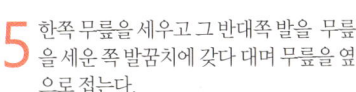

6 양손으로 바닥을 가볍게 짚으며 복부의 힘으로 일어나 앉는다.

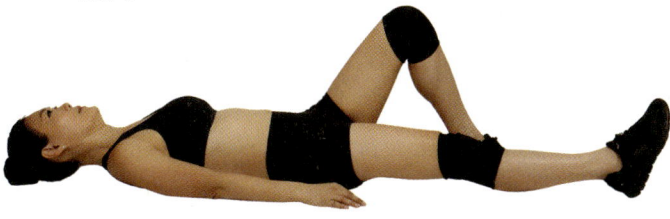

8 기본자세로 돌아온다.

Hard 근력이 좋다면 손을 바닥에 대지 않은 채 같은 방법으로 앉았다가 일어선다.

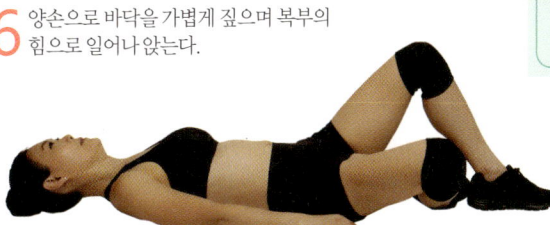

Point 일어나 앉을 때 최대한 복부의 힘을 이용하고 목에 힘을 주지 않는다.

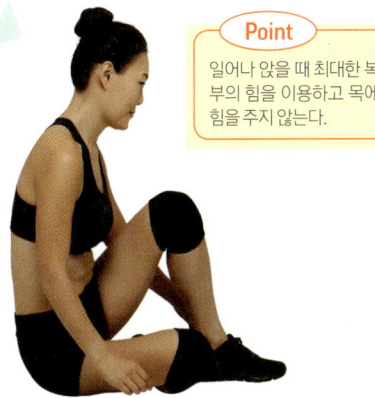

7 무릎을 세운 발의 발꿈치로 밀듯이 일어선다.

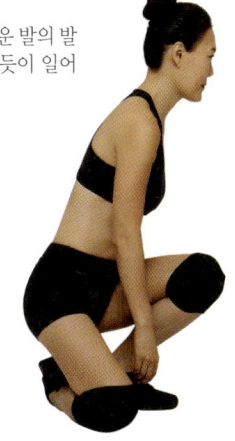

[사이드 크런치]

운동 횟수	운동 시간	운동 부위	운동 효과
20회씩 3세트	1세트: 1분	복부, 옆구리	복근 강화

1 왼손은 바닥에, 오른손은 귀 옆에 갖다 대고 비스듬히 눕는다.

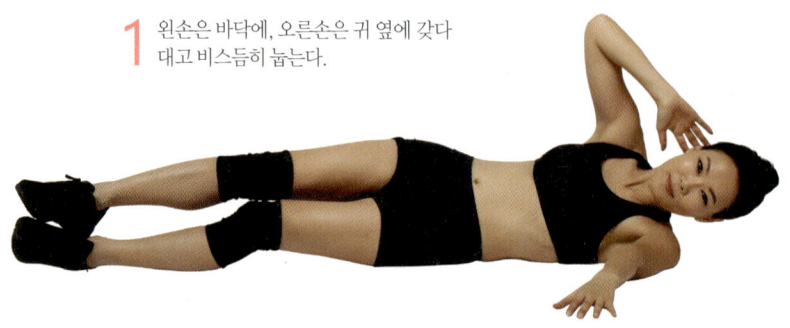

2 왼쪽 팔로 지탱하며 오른쪽 어깨와 양쪽 다리를 동시에 들어 올려 옆구리를 수축시킨다.

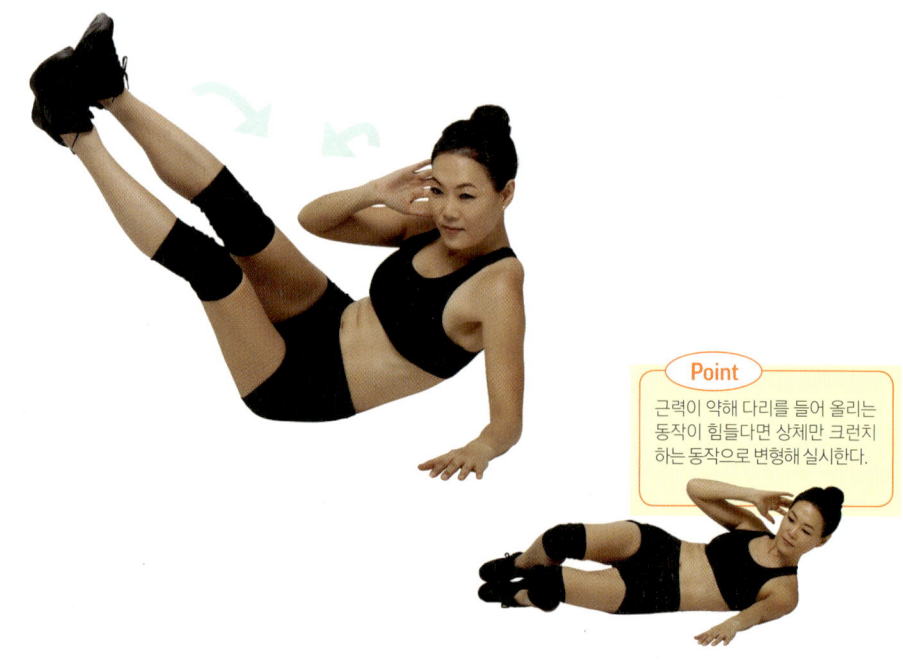

Point
근력이 약해 다리를 들어 올리는 동작이 힘들다면 상체만 크런치 하는 동작으로 변형해 실시한다.

[스타 크런치]

운동 횟수 30회씩 3세트 **운동 시간** 1세트: 1분 **운동 부위** 복부 **운동 효과** 복근 강화

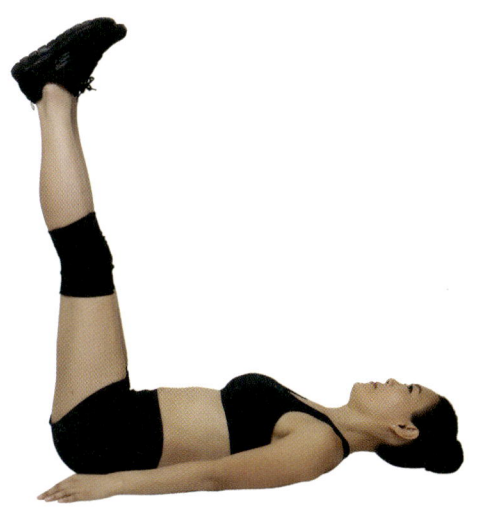

1 누운 자세에서 다리를 직각에 가깝게 되도록 들어 올린다.

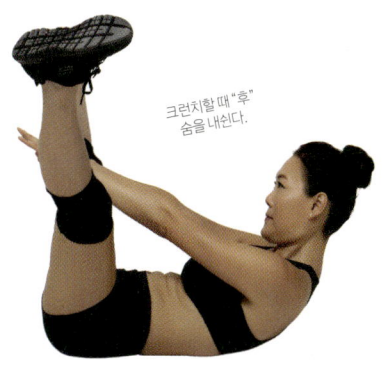

크런치할 때 "후" 숨을 내쉰다.

2 다리를 양쪽으로 크게 벌리면서 들어 올리고 동시에 양팔을 앞으로 쭉 뻗으면서 상체를 크런치한다.

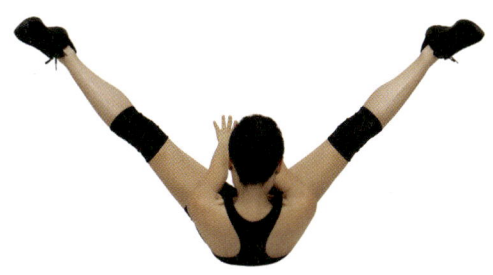

크런치할 때 다리와 팔의 자세
(앞에서 본 모습)

[시계추 운동]

운동 횟수	운동 시간	운동 부위	운동 효과
50회씩 3세트	1세트: 1분	복부	복근 및 상체 강화

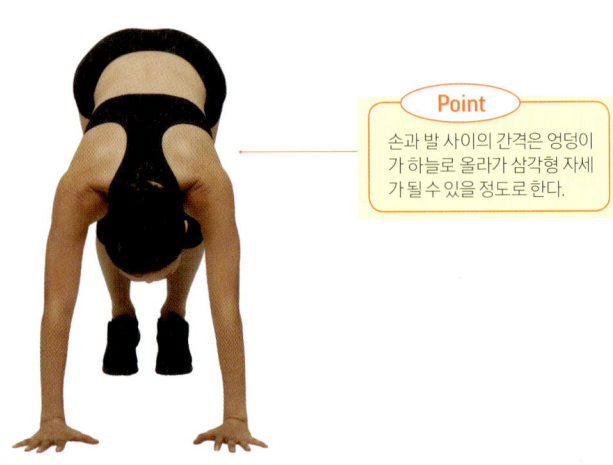

Point
손과 발 사이의 간격은 엉덩이가 하늘로 올라가 삼각형 자세가 될 수 있을 정도로 한다.

1 양손을 짚고 거꾸로 선 V자 모양으로 자세를 잡는다.

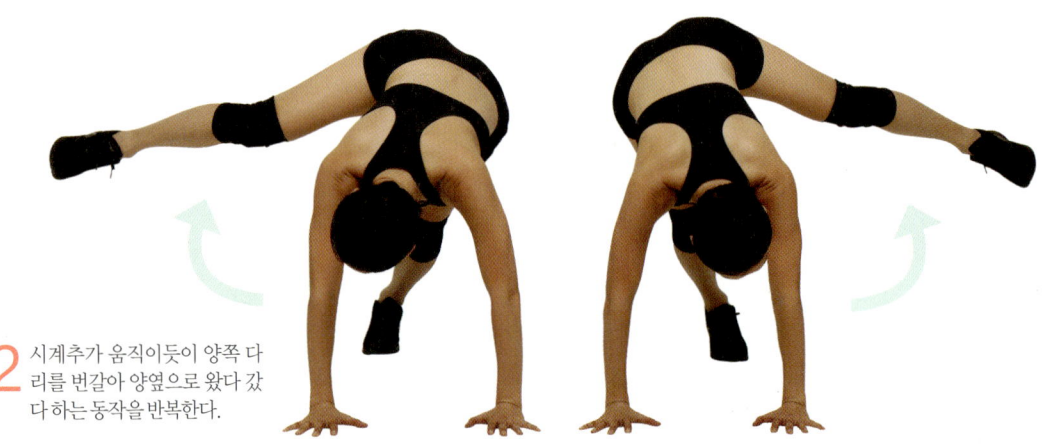

2 시계추가 움직이듯이 양쪽 다리를 번갈아 양옆으로 왔다 갔다 하는 동작을 반복한다.

덤벨 로

운동 횟수	운동 시간	운동 부위	운동 효과
30회씩 3세트	1세트: 45초	코어, 등 근육	코어 및 등 근육 강화

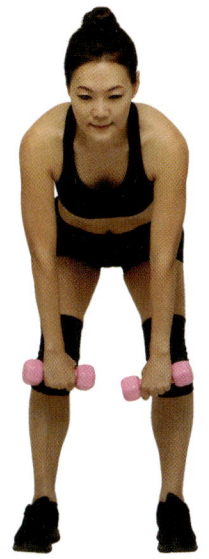

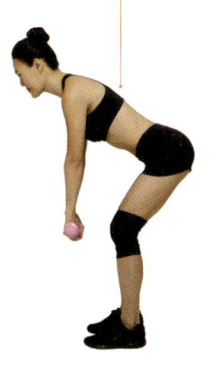

Point
어깨가 말리거나 등이 구부러지지 않도록 허리를 곧게 세운다.

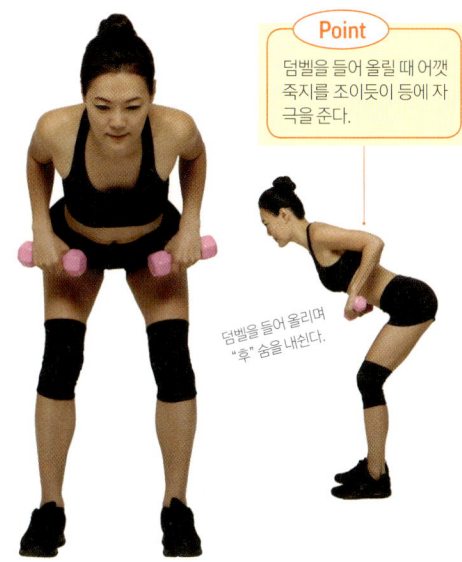

Point
덤벨을 들어 올릴 때 어깻죽지를 조이듯이 등에 자극을 준다.

덤벨을 들어 올리며 "후" 숨을 내쉰다.

1 다리를 어깨너비로 벌리고 선 뒤 무릎을 살짝 굽히고 허리는 앞으로 숙인다. 손바닥이 몸 쪽을 향하도록 덤벨을 쥔다.

2 팔을 옆구리에 최대한 붙이고 천천히 팔꿈치를 구부려 덤벨을 들어 올렸다가 다시 원위치로 돌아온다.

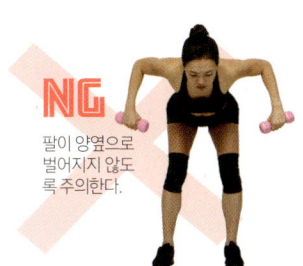

NG
팔이 양옆으로 벌어지지 않도록 주의한다.

암 워킹

운동 횟수	운동 시간	운동 부위	운동 효과
10회씩 3세트	1세트: 1분	코어, 복부	코어 강화

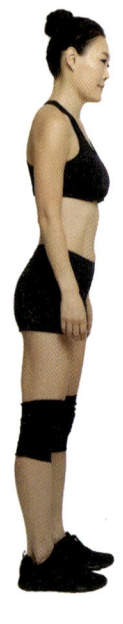

1 다리를 어깨너비로 벌리고 선다.

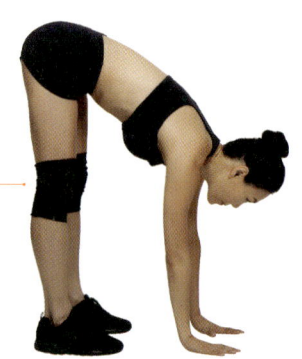

2 고관절을 접어 양손으로 양쪽 발 앞의 바닥을 짚는다.

> **Easy**
> 허벅지 뒤쪽에 유연성이 떨어진다면 무릎을 살짝 구부려도 괜찮다.

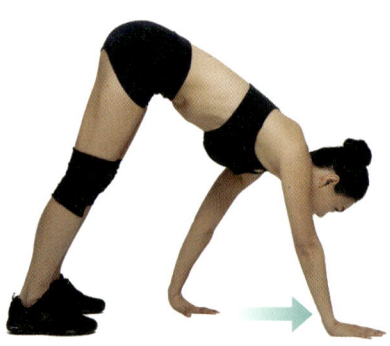

3 플랭크 자세가 될 때까지 양손으로 번갈아 가며 앞으로 걷는다.

> **Point**
> 플랭크 자세 시 복부의 긴장을 유지하고 머리에서 발끝까지 일직선이 되는 포인트에서 다시 돌아온다.

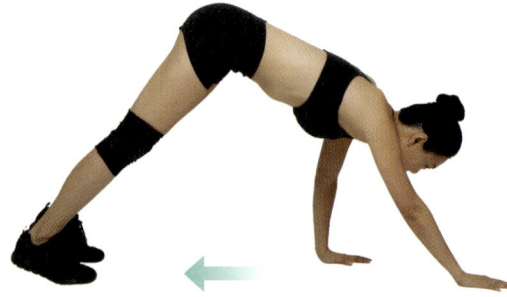

5 플랭크 자세에서 2번 자세가 될 때까지 양손으로 번갈아 가며 짚어 돌아온 후 일어서 1번 자세를 취한다.

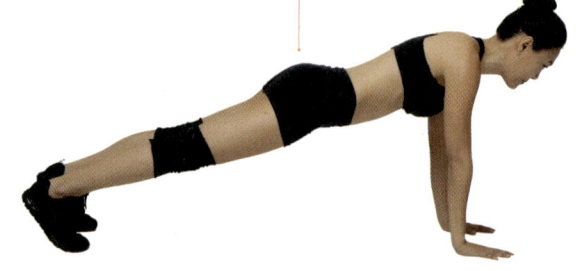

4 머리부터 발끝까지 일직선이 되게 플랭크 자세를 만든다.

[플랭크 워크]

운동 횟수 20회씩 3세트 **운동 시간** 1세트: 1분 **운동 부위** 코어, 복부 **운동 효과** 코어 강화, 기능성 훈련

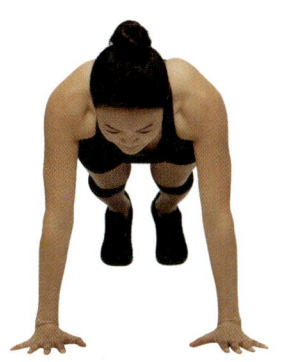

1 플랭크 자세를 취한다.

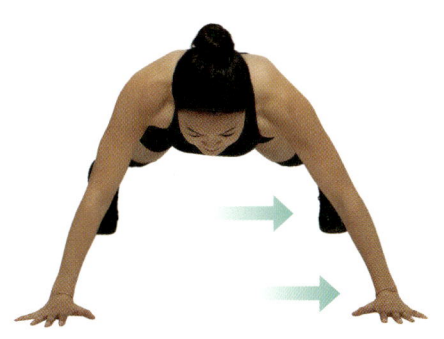

2 왼손과 왼발을 동시에 왼쪽으로 옮기며 걷는다. 오른쪽으로 걸을 때는 오른손과 오른발을 동시에 옮기며 옆으로 걷는다. 양쪽을 번갈아 실시한다.

Point
모든 플랭크 자세 시 복부 긴장을 유지하고 머리에서 발끝까지 일직선을 유지한다.

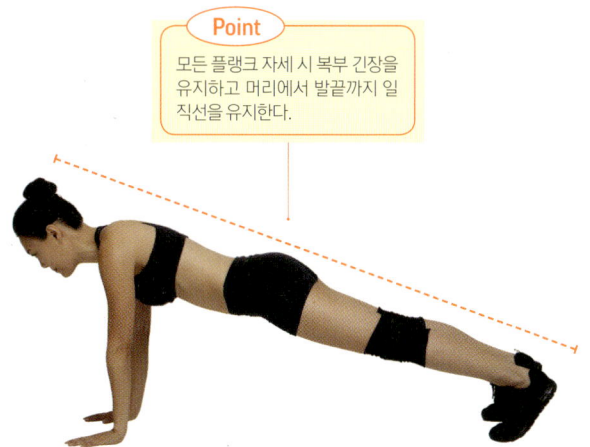

[점핑 잭]

운동 횟수 20회씩 3세트 **운동 시간** 1세트: 45초 **운동 부위** 하체 **운동 효과** 심폐 및 하체 강화, 유산소 운동

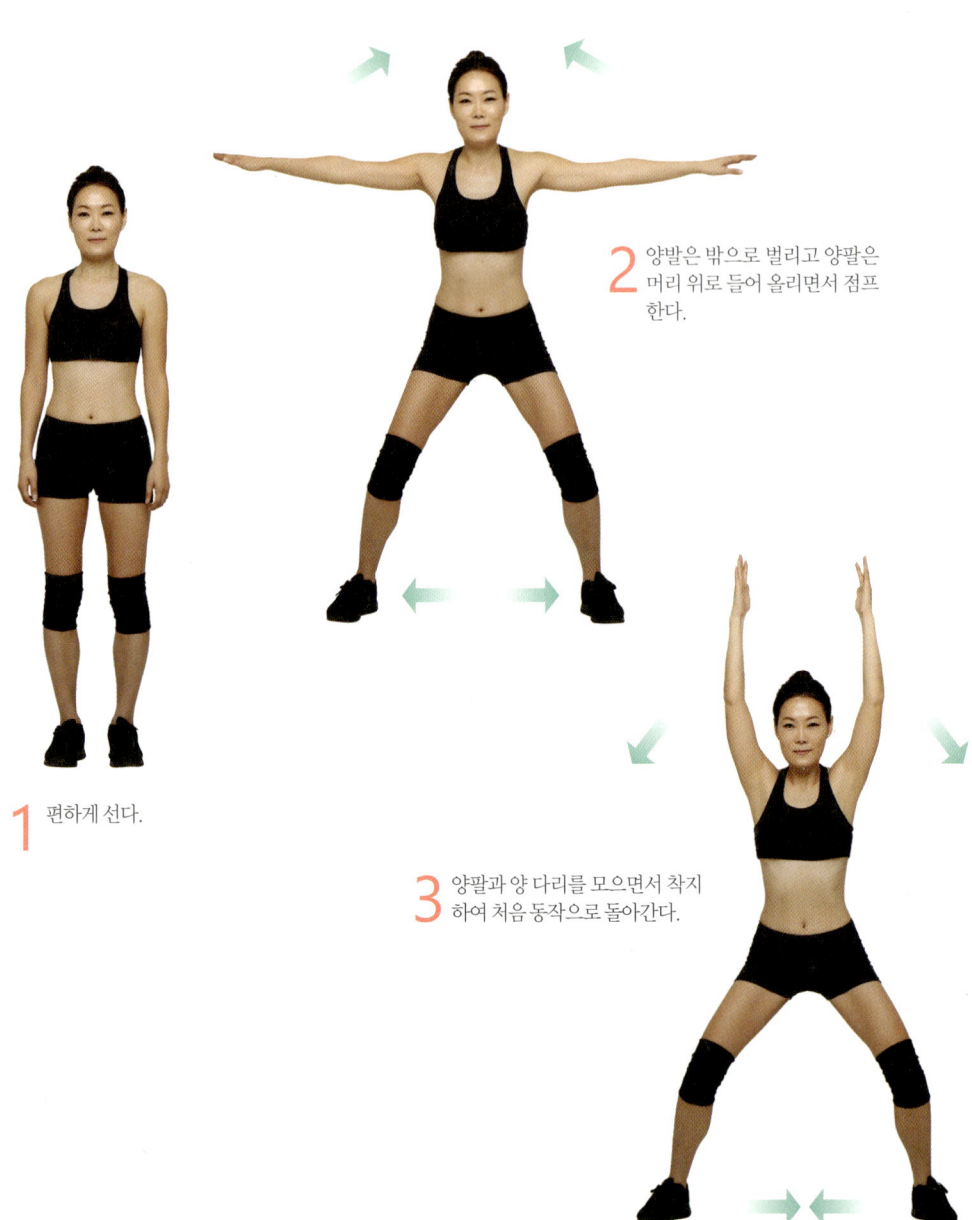

1 편하게 선다.

2 양발은 밖으로 벌리고 양팔은 머리 위로 들어 올리면서 점프 한다.

3 양팔과 양 다리를 모으면서 착지 하여 처음 동작으로 돌아간다.

토 터치 크런치

운동 횟수 50회씩 3세트 **운동 시간** 1세트: 1분 **운동 부위** 복부, 옆구리 **운동 효과** 복근 강화

> **Point**
> 크런치 동작을 할 때 복근을 이용하고 목을 과하게 사용하지 않도록 주의한다.

1 등을 바닥에 대고 누운 자세에서 오른손으로 왼쪽 발끝을 터치하듯이 크런치 동작을 실시한다.

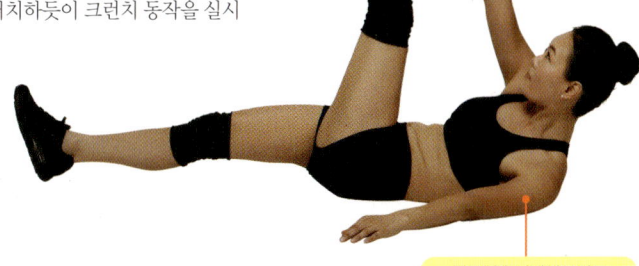

왼쪽 팔은 바닥에 붙이고 손바닥으로 바닥을 짚는다.

2 손과 발의 방향을 바꾸며 연속하여 실시한다.

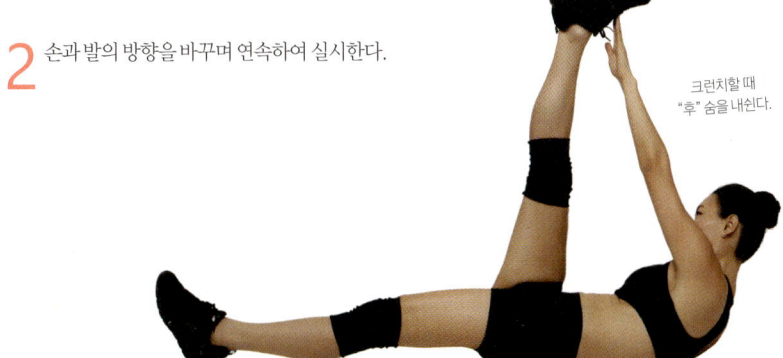

크런치할 때 "후" 숨을 내쉰다.

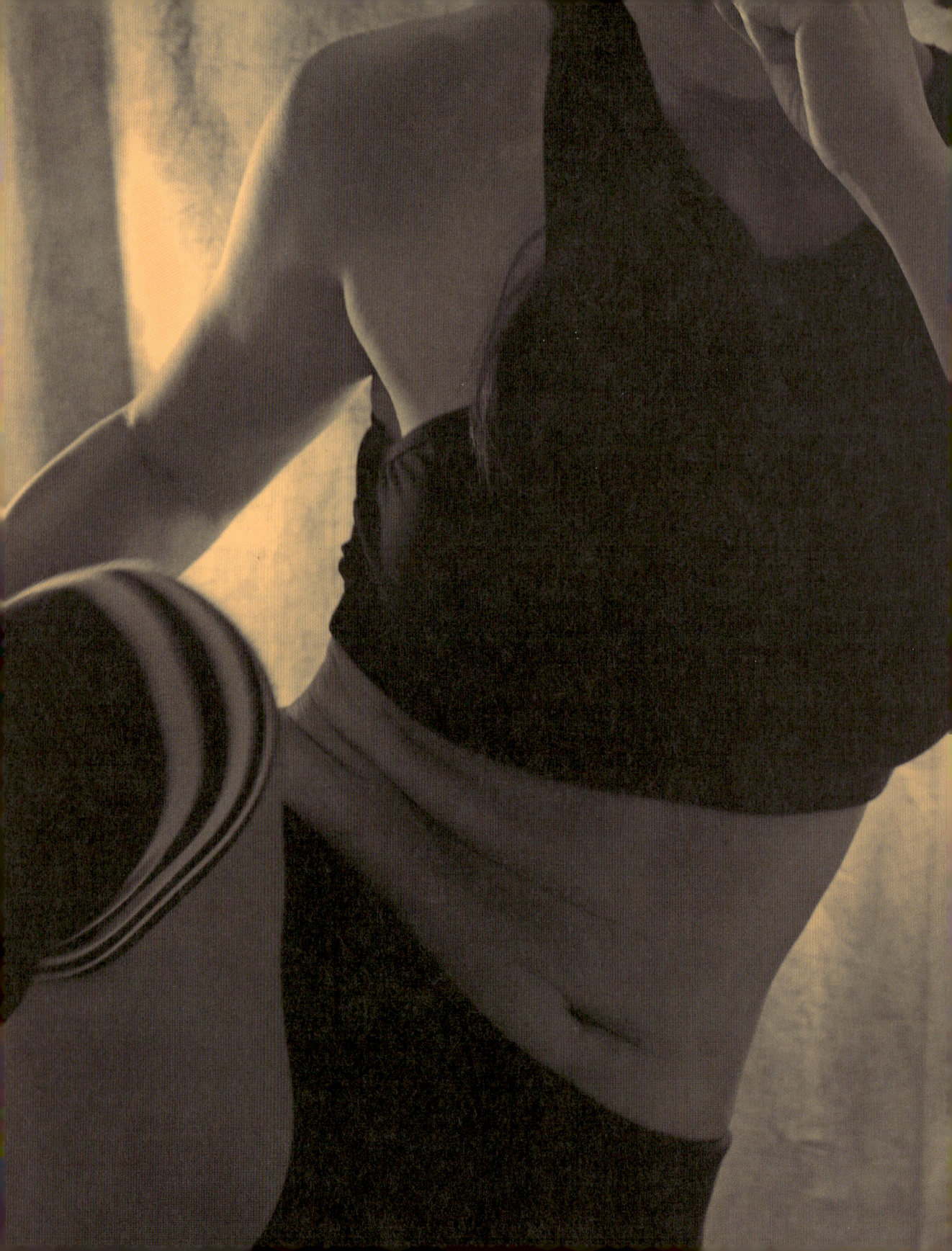

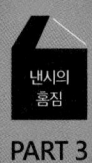

PART 3

운동 효과를 극대화하는 변형 동작

좁게 스쿼트

운동 횟수	운동 시간	운동 부위	운동 효과
20회씩 3세트	1세트: 1분	복부, 엉덩이, 허벅지	코어 및 하체 강화

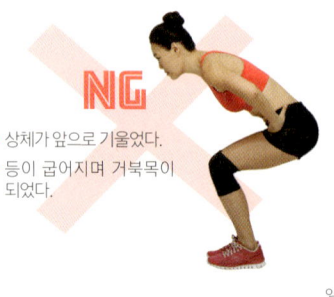

- 상체가 앞으로 기울었다.
- 등이 굽어지며 거북목이 되었다.

일어서면서 "후" 숨을 내쉰다.

동시에 조여준다.

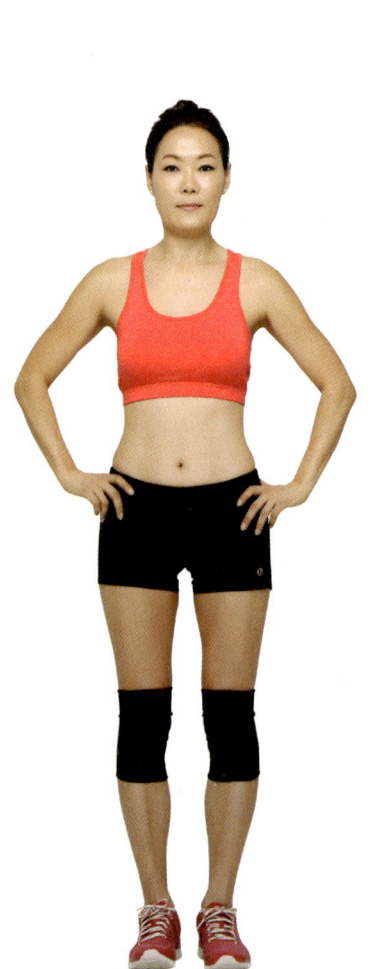
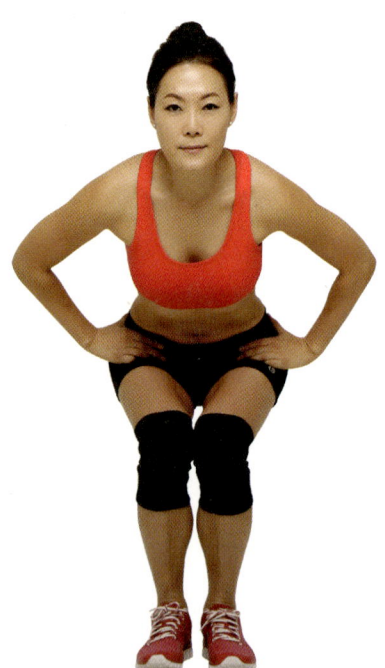
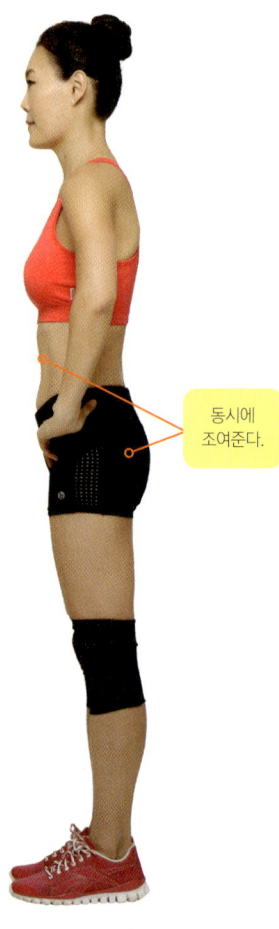

1 두 발을 평행이 되도록 가까이 모으고 선다. 이때 손은 골반에 살짝 올려놓는다.

2 엉덩이를 최대한 뒤로 빼고 발뒤꿈치에 체중을 실으며 앉는다.

3 그대로 일어서 양쪽 엉덩이 근육과 복부를 동시에 조인다.

와이드 스쿼트

운동 횟수	운동 시간	운동 부위	운동 효과
20회씩 3세트	1세트:1분	복부, 엉덩이, 허벅지	코어 및 하체 강화

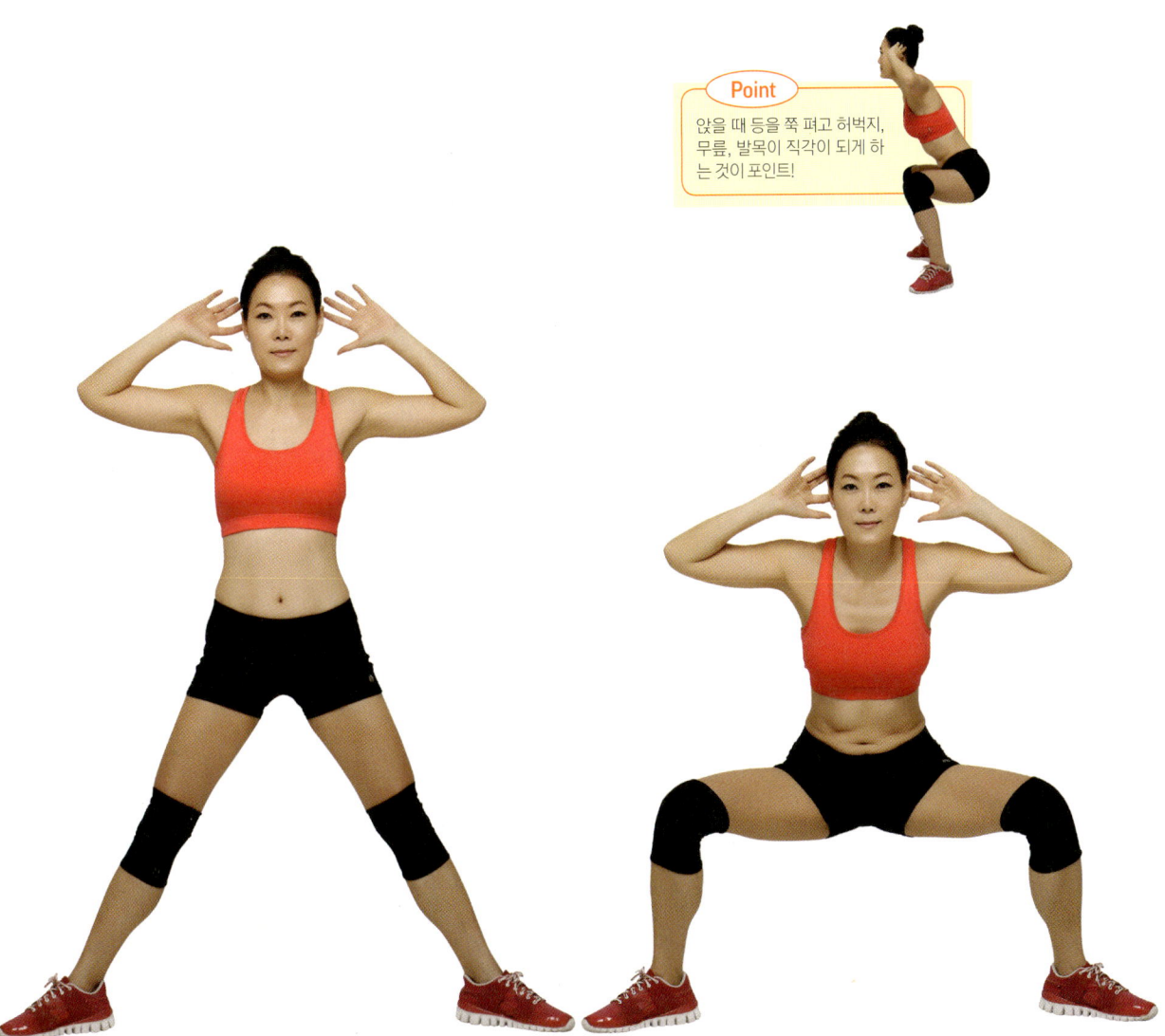

Point
앉을 때 등을 쭉 펴고 허벅지, 무릎, 발목이 직각이 되게 하는 것이 포인트!

1 다리를 사진처럼 넓게 벌리고 발끝은 45도 이상 바깥을 향하도록 선다.

2 엉덩이를 최대한 뒤로 빼고 무릎에서 발목이 직각이 되도록 깊게 앉는다.

스모 스쿼트

운동 횟수	운동 시간	운동 부위	운동 효과
20회씩 3세트	1세트: 1분	옆구리, 엉덩이, 허벅지	코어 및 하체 강화

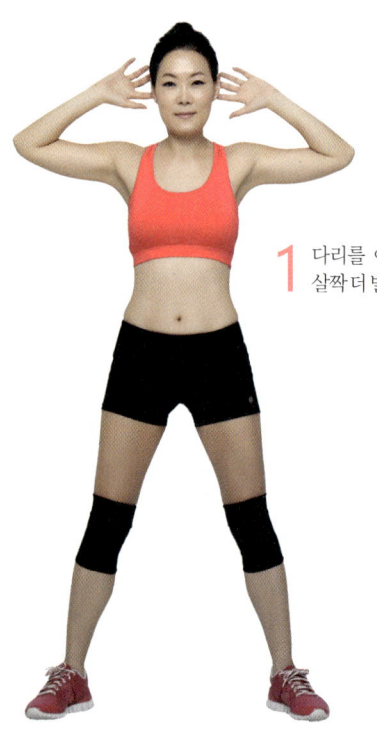

1 다리를 어깨너비보다 살짝 더 벌리고 선다.

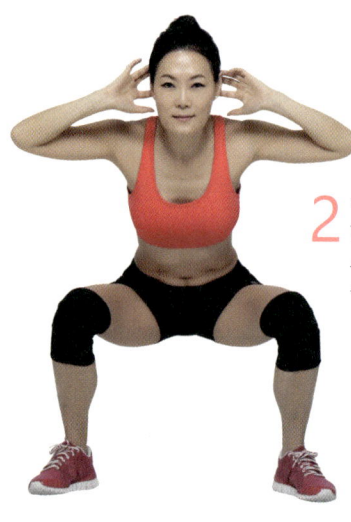

2 엉덩이를 최대한 뒤로 빼고 발뒤꿈치에 체중을 실으며 스쿼트 자세로 앉았다 일어선다.

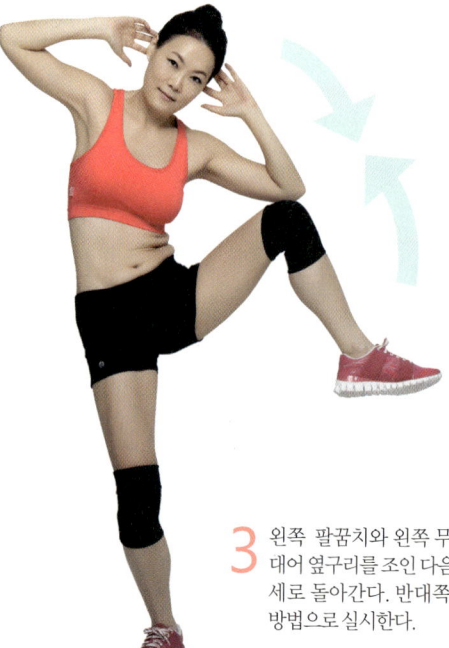

3 왼쪽 팔꿈치와 왼쪽 무릎을 맞대어 옆구리를 조인 다음 기본자세로 돌아간다. 반대쪽도 같은 방법으로 실시한다.

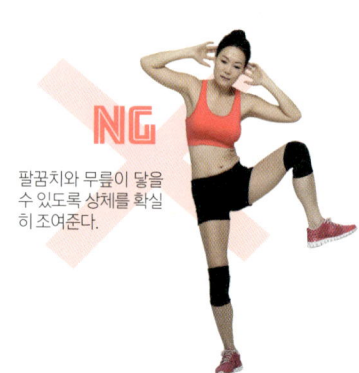

NG 팔꿈치와 무릎이 닿을 수 있도록 상체를 확실히 조여준다.

스쿼트 트위스트

운동 횟수	운동 시간	운동 부위	운동 효과
20회씩 3세트	1세트: 1분	복부, 옆구리, 엉덩이, 허벅지	코어 및 하체 강화

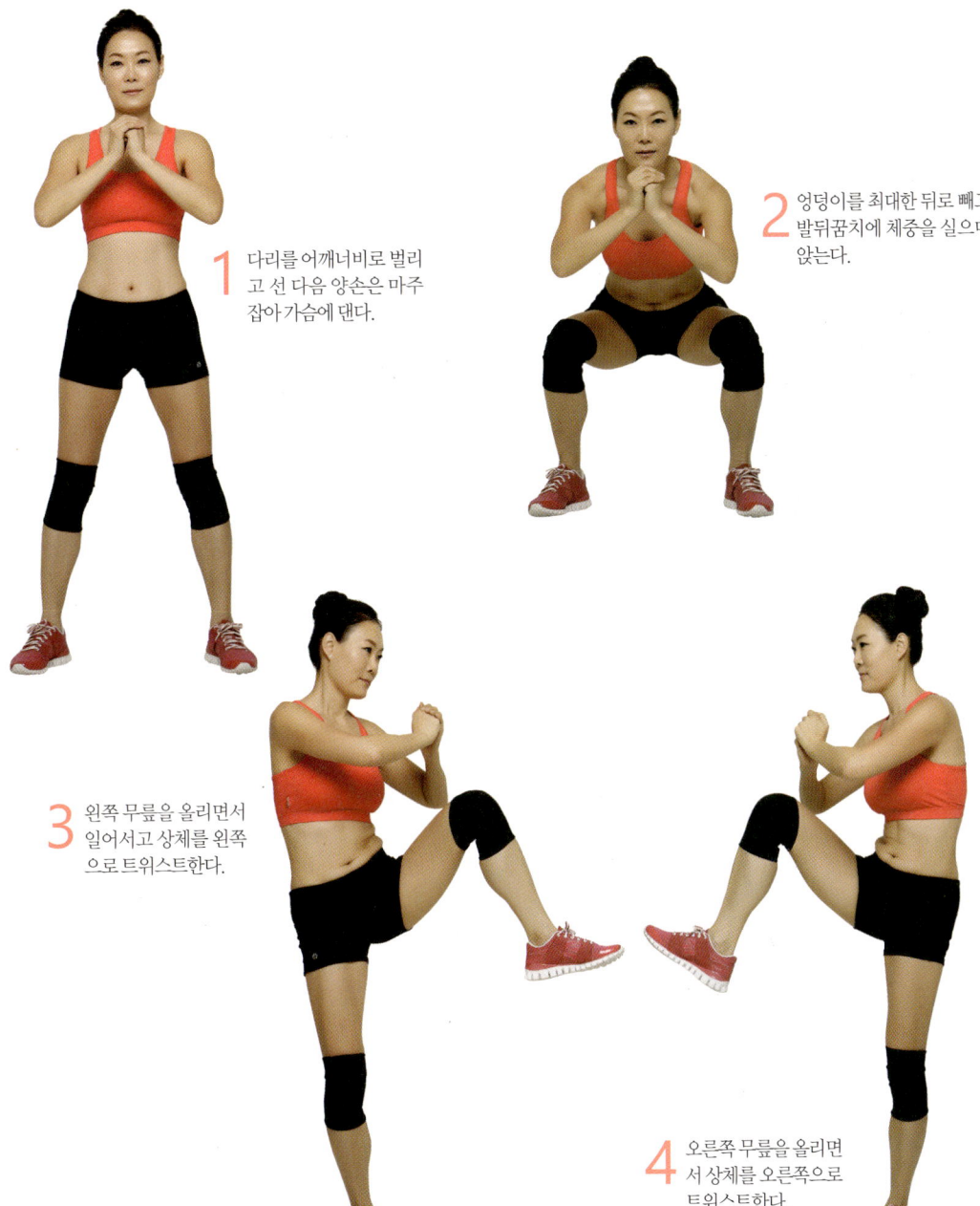

1 다리를 어깨너비로 벌리고 선 다음 양손은 마주 잡아 가슴에 댄다.

2 엉덩이를 최대한 뒤로 빼고 발뒤꿈치에 체중을 실으며 앉는다.

3 왼쪽 무릎을 올리면서 일어서고 상체를 왼쪽으로 트위스트한다.

4 오른쪽 무릎을 올리면서 상체를 오른쪽으로 트위스트한다.

스쿼트 옆차기

운동 횟수	운동 시간	운동 부위	운동 효과
20회씩 3세트	1세트: 1분	옆구리, 엉덩이, 허벅지	심폐 및 하체 강화, 유산소 운동

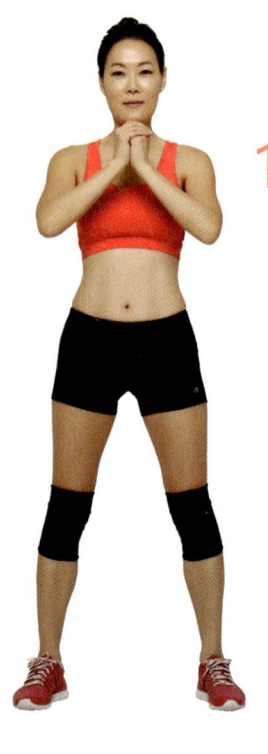

1 다리를 어깨너비로 벌리고 양손은 마주 잡아 가슴에 댄다.

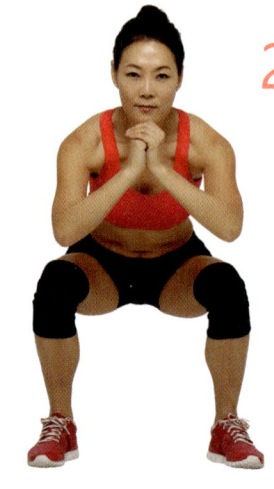

2 엉덩이를 최대한 뒤로 빼고 발뒤꿈치에 체중을 실으며 스쿼트 자세로 앉았다 일어선다.

3 한쪽씩 번갈아 발을 옆으로 찬 다음 기본자세로 돌아간다.

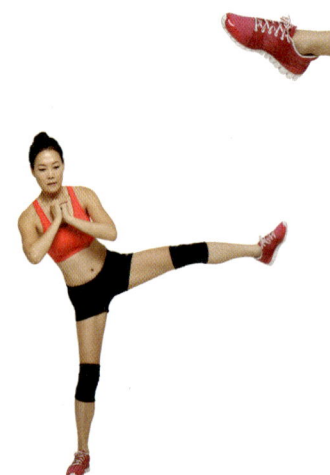

[스쿼트 앞차기]

운동 횟수 20회씩 3세트 | **운동 시간** 1세트: 1분 | **운동 부위** 복부, 엉덩이, 허벅지 | **운동 효과** 심폐 및 하체 강화, 유산소 운동

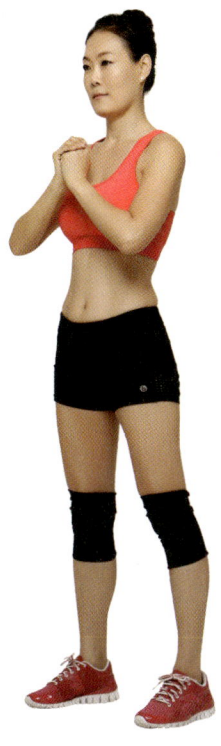

1 다리를 어깨너비로 벌리고 양손은 마주 잡아 가슴에 댄다.

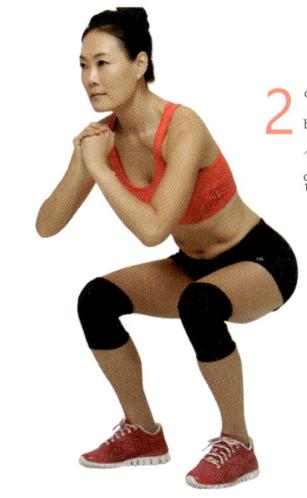

2 엉덩이를 최대한 뒤로 빼고 발뒤꿈치에 체중을 실으며 스쿼트 자세로 앉았다 일어선다.

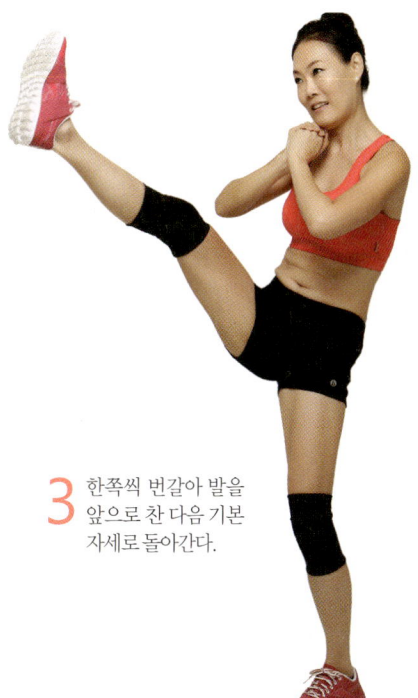

3 한쪽씩 번갈아 발을 앞으로 찬 다음 기본 자세로 돌아간다.

다이내믹 스쿼트

운동 횟수	운동 시간	운동 부위	운동 효과
20회씩 3세트	1세트: 45초	복부, 엉덩이, 허벅지	심폐 및 하체 강화, 유산소 운동

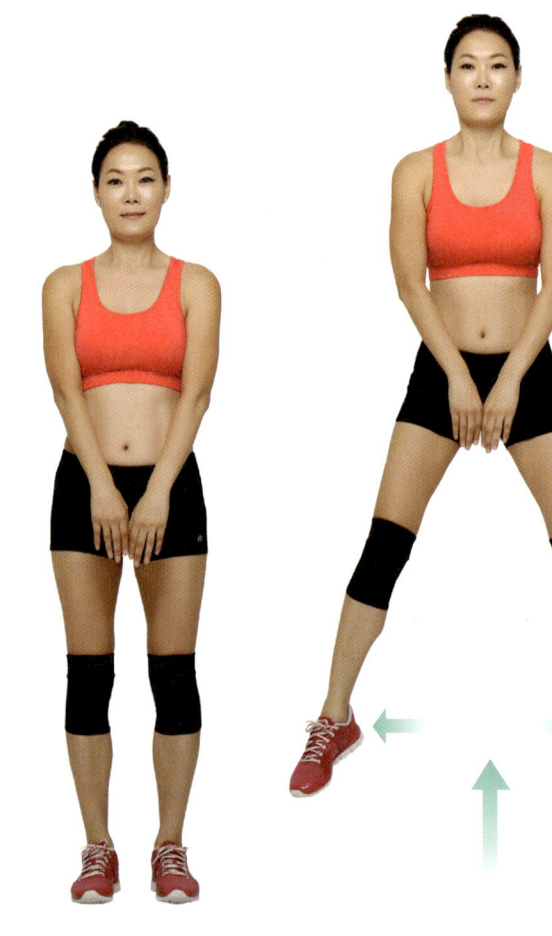

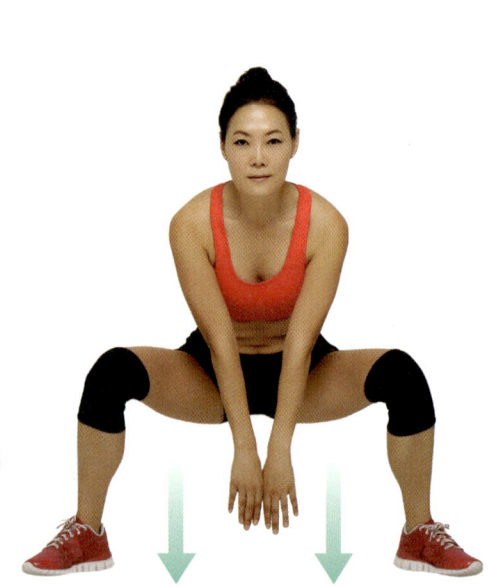

1 양손을 앞으로 모으고 편하게 선다.

2 다리를 양옆으로 넓게 벌리며 가볍게 점프한다.

3 와이드 스쿼트 동작으로 내려앉으면서 양손은 가운데 바닥 쪽으로 내린다. 이 상태에서 다시 가볍게 점프하여 기본자세로 돌아간다.

점프 스쿼트

운동 횟수	운동 시간	운동 부위	운동 효과
20회씩 3세트	1세트: 45초	복부, 엉덩이, 허벅지	심폐 및 하체 강화, 유산소 운동

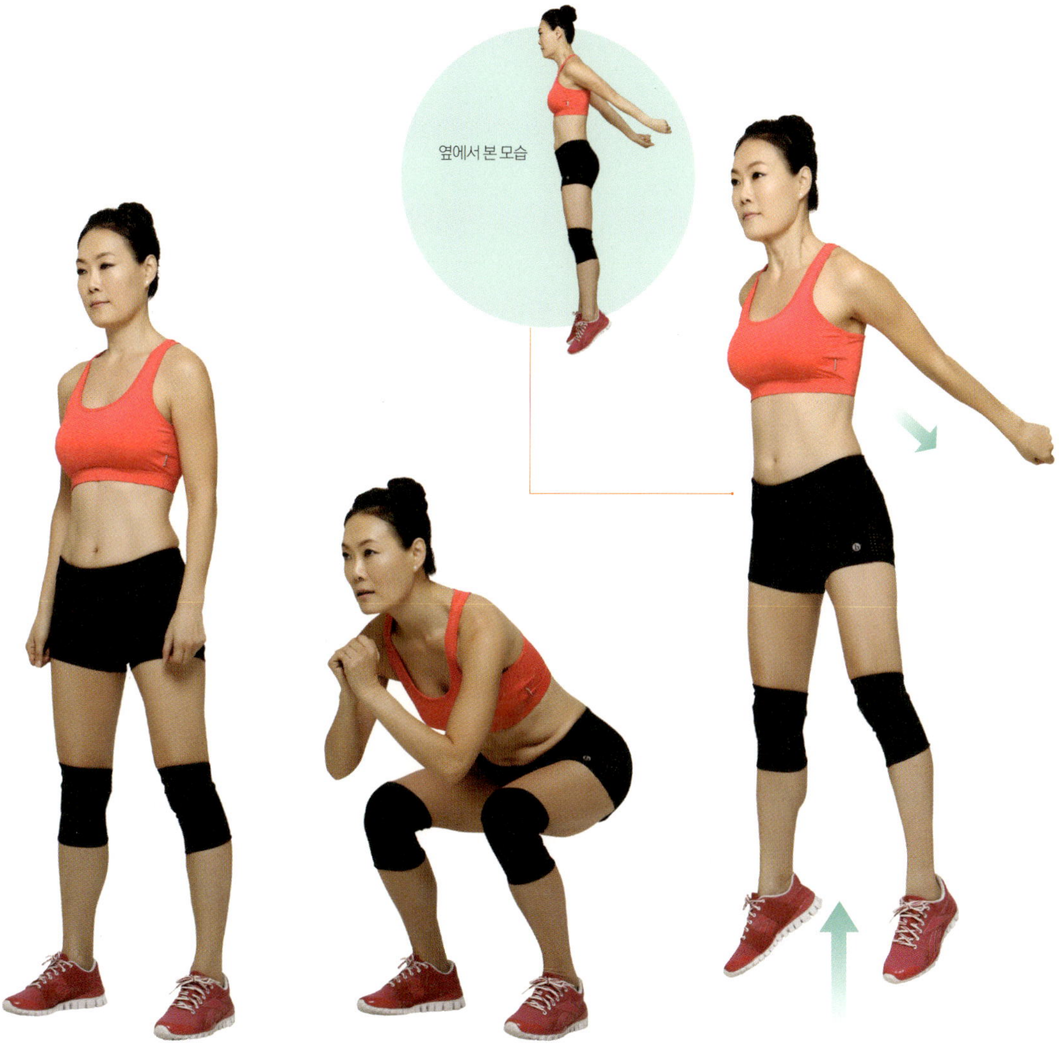

옆에서 본 모습

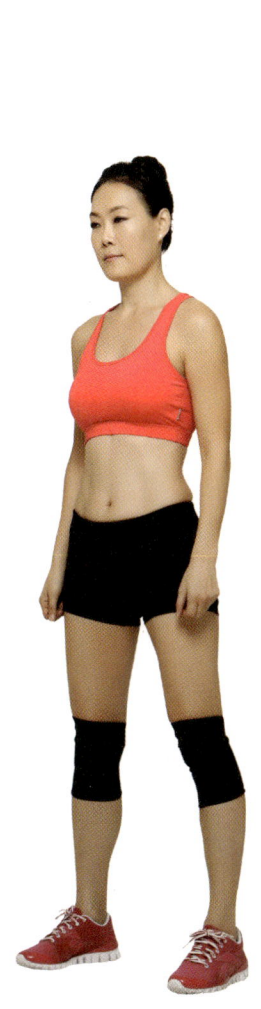

1 다리를 어깨너비로 벌리고 선다.

2 양손을 앞으로 모으면서 엉덩이를 최대한 뒤로 빼고 발뒤꿈치에 체중을 실으며 스쿼트 자세로 앉는다.

3 양팔을 등 뒤로 쭉 뻗으며 점프한 다음 기본자세로 돌아간다.

백 런지

운동 횟수	운동 시간	운동 부위	운동 효과
좌우 15회씩 3세트	1세트: 1분 30초	복부, 엉덩이, 허벅지	코어 및 하체 강화

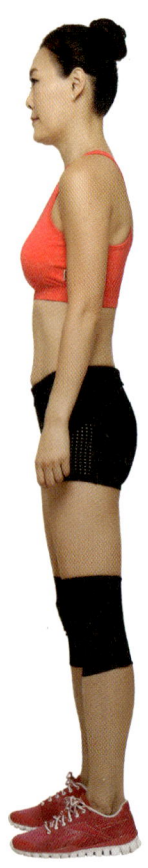

1 두 발을 10~20cm 정도 벌리고 선다.

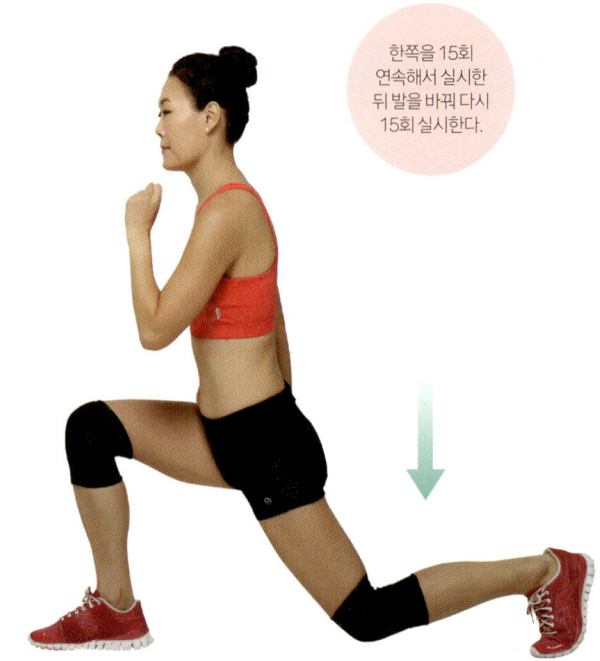

한쪽을 15회 연속해서 실시한 뒤 발을 바꿔 다시 15회 실시한다.

2 한쪽 발을 뒤로 내딛으며 무릎이 바닥에 닿기 직전까지 내려갔다 올라오면서 기본자세로 돌아간다.

백 런지 무릎 올리기

운동 횟수	운동 시간	운동 부위	운동 효과
좌우 15회씩 3세트	1세트: 1분 30초	복부, 엉덩이, 허벅지	심폐·복근·하체 강화

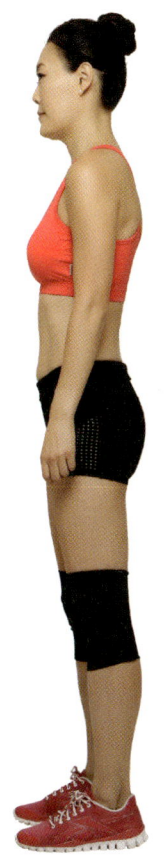
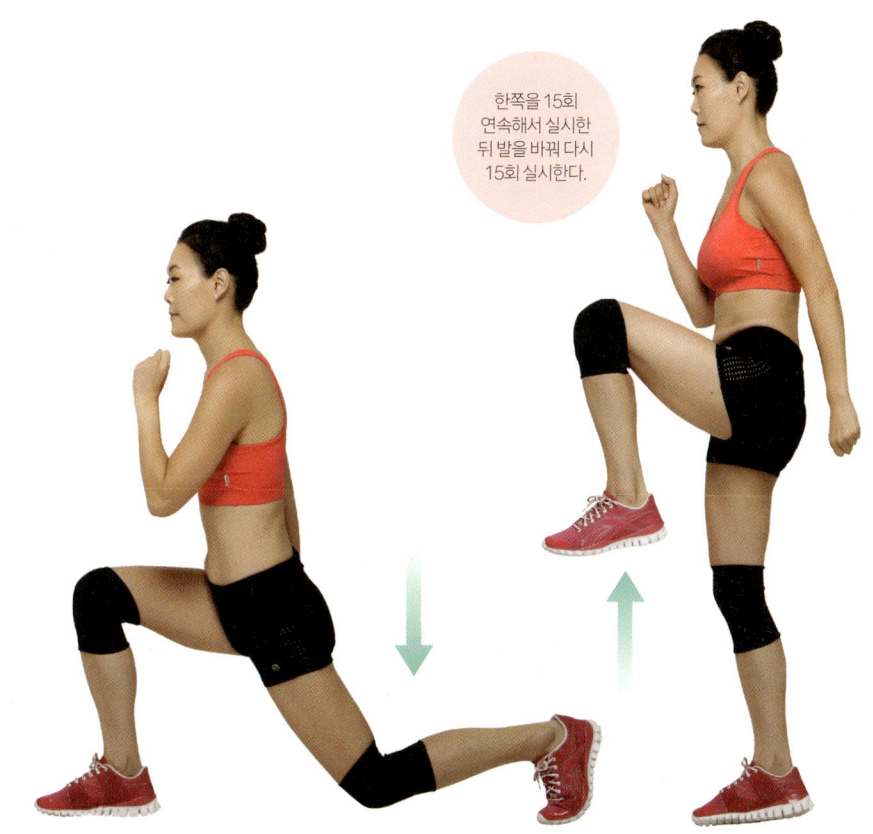

한쪽을 15회 연속해서 실시한 뒤 발을 바꿔 다시 15회 실시한다.

1 두발을 10~20cm 정도 벌리고 선다.

2 백런지 동작을 한다.

3 일어서면서 뒤로 내딛었던 다리의 무릎을 배꼽 쪽으로 당긴 후 기본자세로 돌아간다.

백 런지 발차기

운동 횟수	운동 시간	운동 부위	운동 효과
좌우 15회씩 3세트	1세트: 1분 30초	복부, 엉덩이, 허벅지	심폐·복근·하체 강화

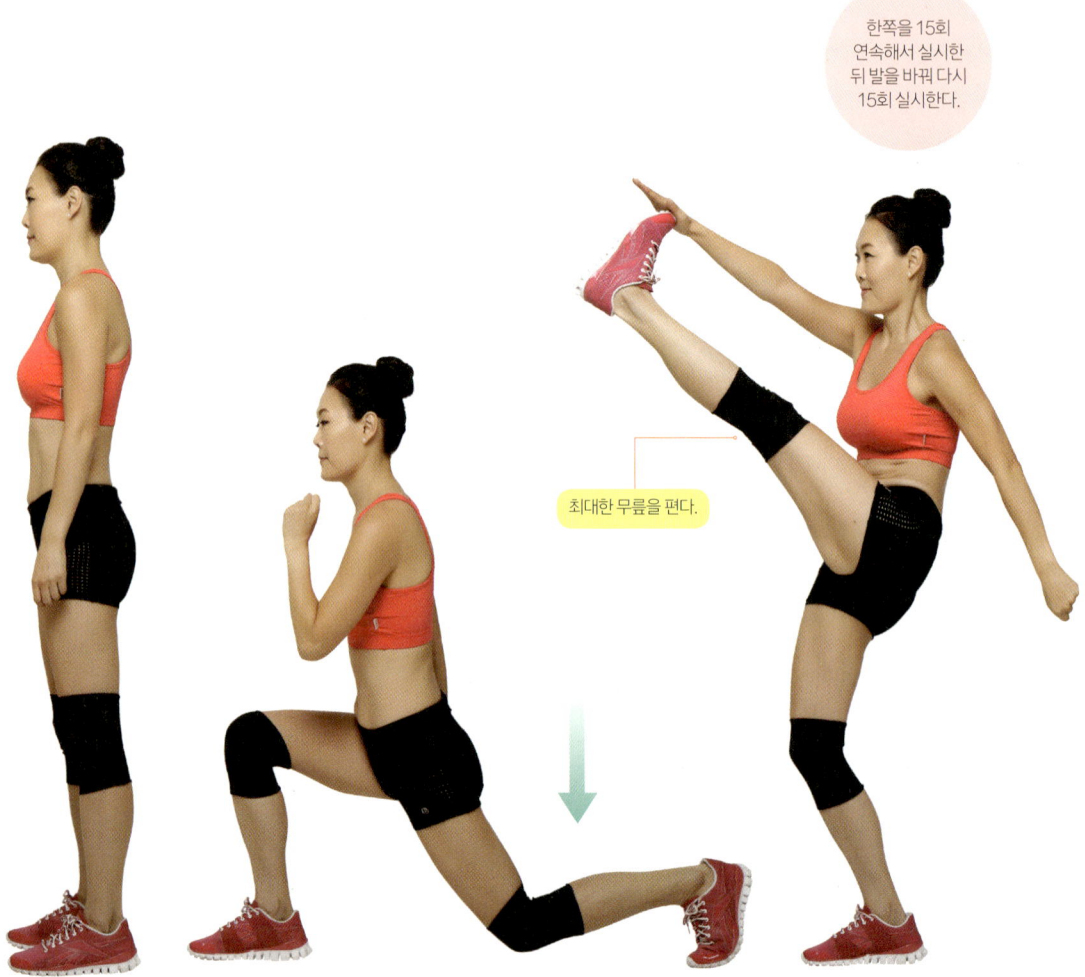

한쪽을 15회 연속해서 실시한 뒤 발을 바꿔 다시 15회 실시한다.

최대한 무릎을 편다.

1 두 발을 10~20cm 정도 벌리고 선다.

2 백런지 동작을 한다.

3 복부의 힘을 이용해 뒤로 내딛은 발을 앞으로 높이 찬다. 이때 반대편 손으로 발끝을 터치한다.

백 런지 옆차기

운동 횟수	운동 시간	운동 부위	운동 효과
좌우 15회씩 3세트	1세트: 1분 30초	복부, 엉덩이, 허벅지	심폐·복근·하체 강화 유산소 운동

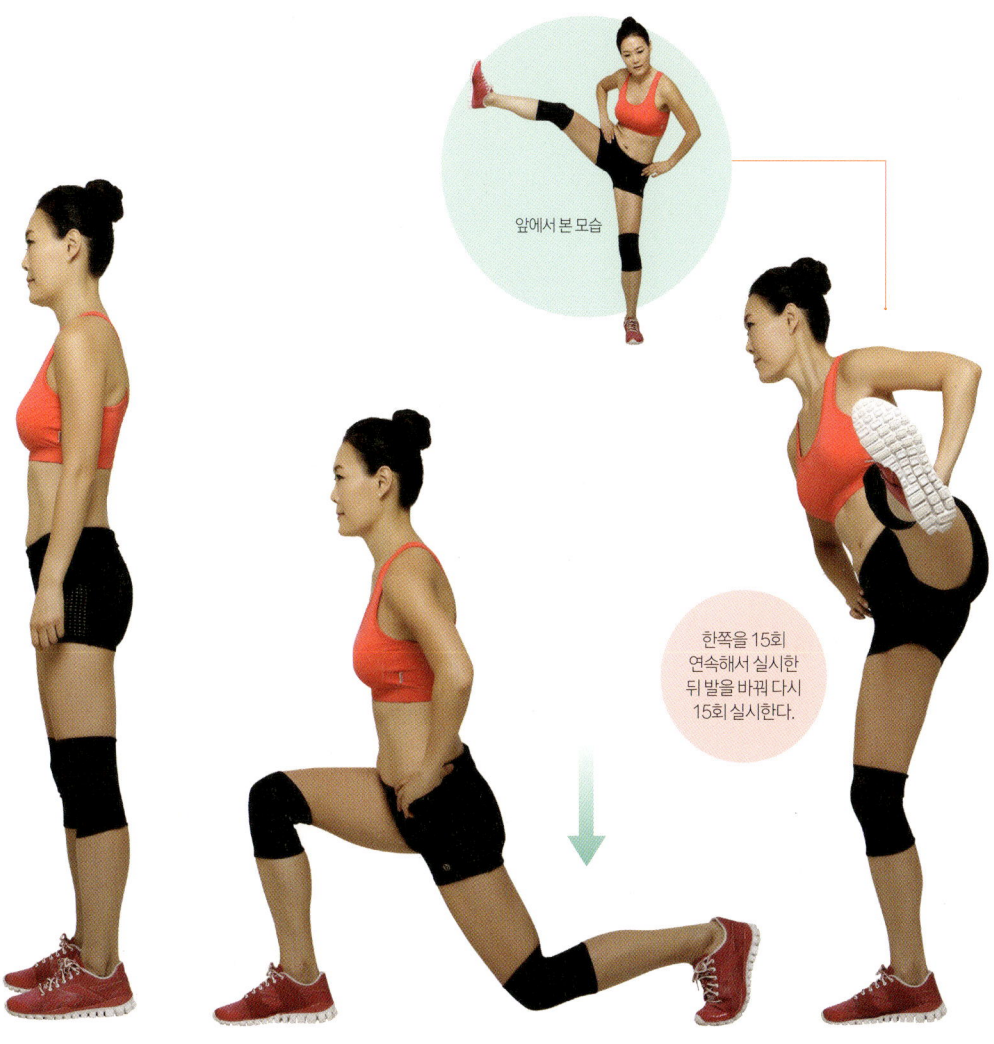

앞에서 본 모습

한쪽을 15회 연속해서 실시한 뒤 발을 바꿔 다시 15회 실시한다.

1 두 발을 10~20cm 정도 벌리고 선다.

2 골반에 손을 올리고 백런지 동작을 한다.

3 골반에 손을 올린 채 복부의 힘을 이용해 뒤로 내딛은 발을 옆으로 높이 찬다.

[앞으로 런지]

운동 횟수 좌우 15회씩 3세트　**운동 시간** 1세트: 2분　**운동 부위** 복부, 엉덩이, 허벅지　**운동 효과** 복근 및 하체 강화

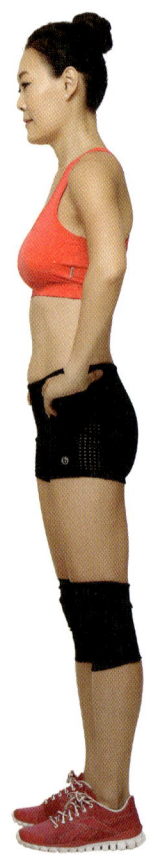

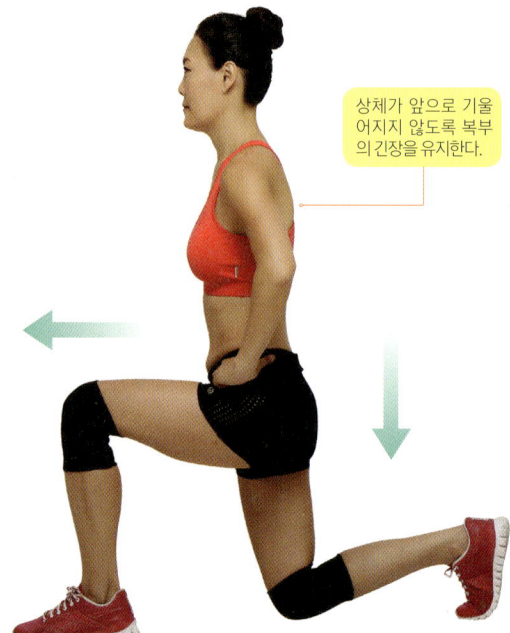

한쪽을 15회 연속해서 실시한 뒤 발을 바꿔 다시 15회 실시한다.

상체가 앞으로 기울어지지 않도록 복부의 긴장을 유지한다.

1 두 발을 10~20cm 정도 벌리고 선다.

2 한쪽 발을 보폭만큼 앞으로 내디디며 런지 동작으로 앉았다 발뒤꿈치로 밀듯이 제자리로 올라온다.

앞으로 런지 트위스트

운동 횟수	운동 시간	운동 부위	운동 효과
좌우 15회씩 3세트	1세트: 2분 30초	복부, 옆구리, 엉덩이, 허벅지	복근 및 하체 강화

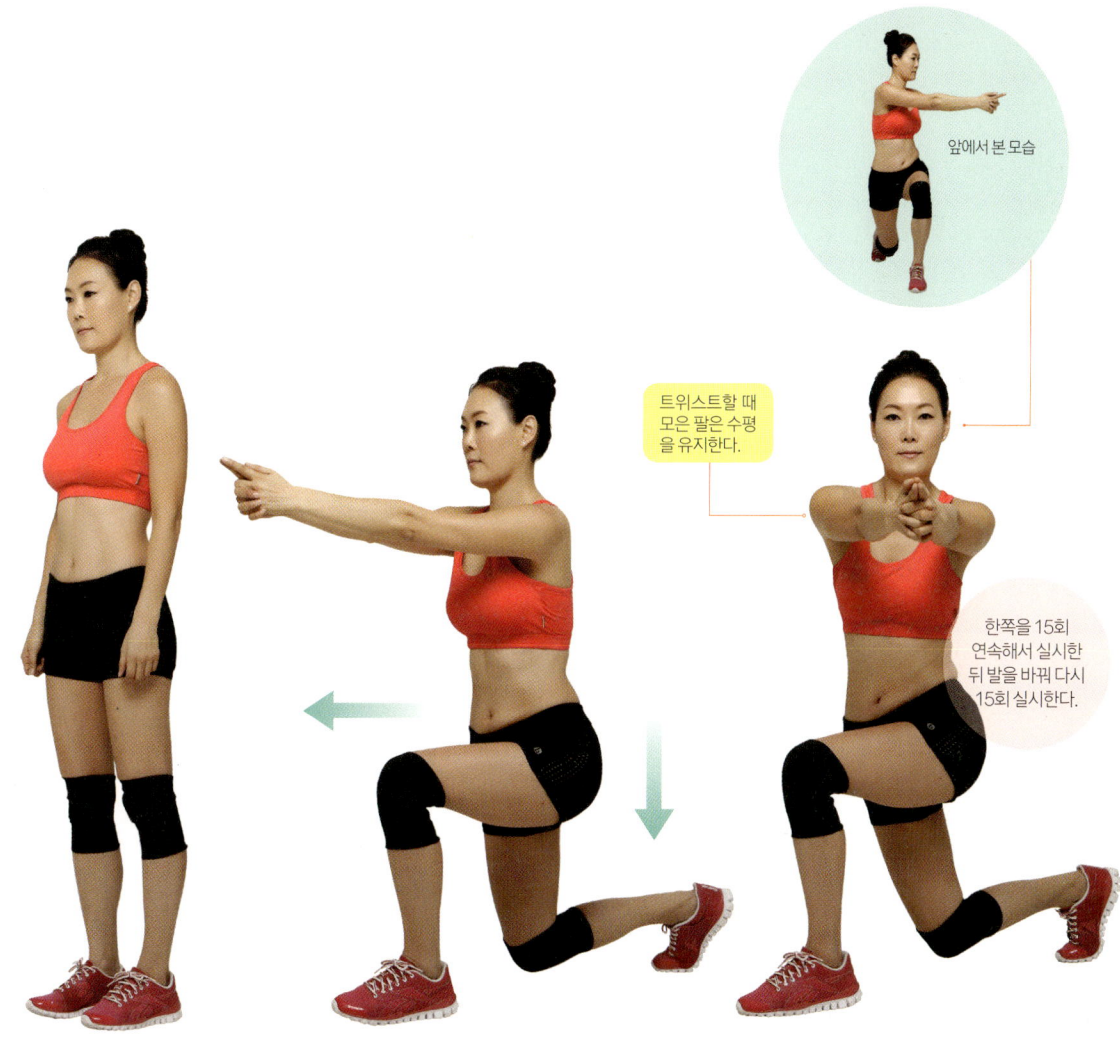

앞에서 본 모습

트위스트할 때 모은 팔은 수평을 유지한다.

한쪽을 15회 연속해서 실시한 뒤 발을 바꿔 다시 15회 실시한다.

1 두 발을 10~20cm 정도 벌리고 선다.

2 양손을 총 쏘는 자세로 모아 쥐고 팔을 앞으로 쭉 뻗은 상태로 앞으로 런지 동작을 한다.

3 앞으로 내딛은 다리 쪽으로 허리를 비틀어 트위스트 한다.

크로스 런지

운동 횟수 좌우 15회씩 3세트
운동 시간 1세트: 1분 30초
운동 부위 복부, 엉덩이, 허벅지
운동 효과 복근 및 하체 강화

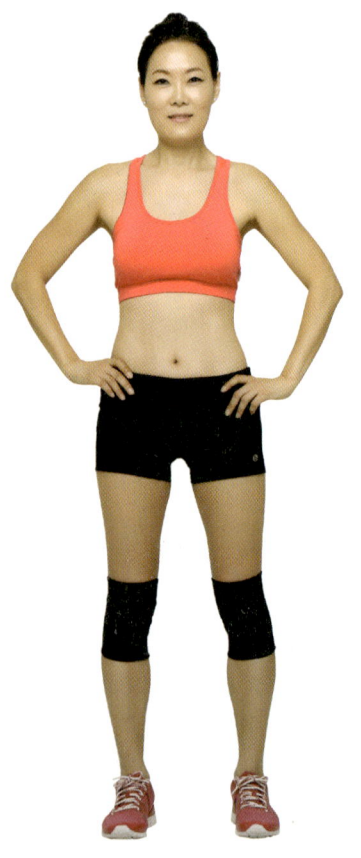
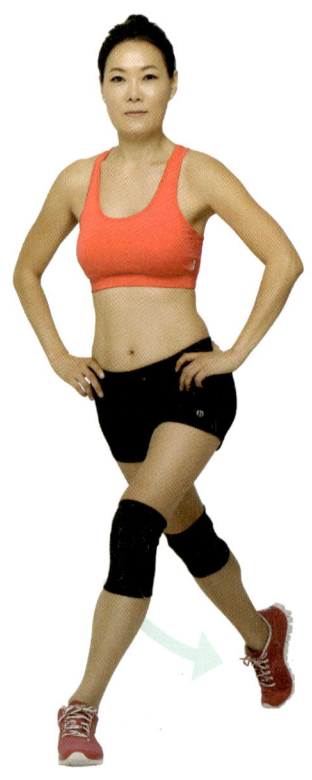
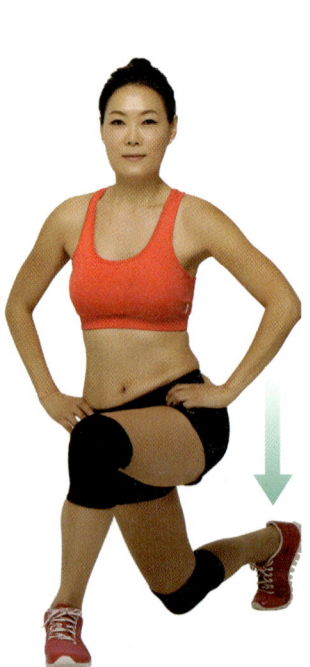

> 한쪽을 15회 연속해서 실시한 뒤 발을 바꿔 다시 15회 실시한다.

1 양발을 어깨너비로 벌리고 양손을 골반에 대고 편하게 선다.

2 한쪽 다리를 대각선으로 뒤로 내딛는다.

3 그대로 런지 자세로 앉았다가 1번 자세로 돌아간다.

[불가리안 런지]

운동 횟수 좌우 15회씩 3세트 **운동 시간** 1세트: 2분 **운동 부위** 복부, 엉덩이, 허벅지 **운동 효과** 복근 및 하체 강화

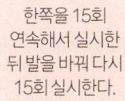

한쪽을 15회 연속해서 실시한 뒤 발을 바꿔 다시 15회 실시한다.

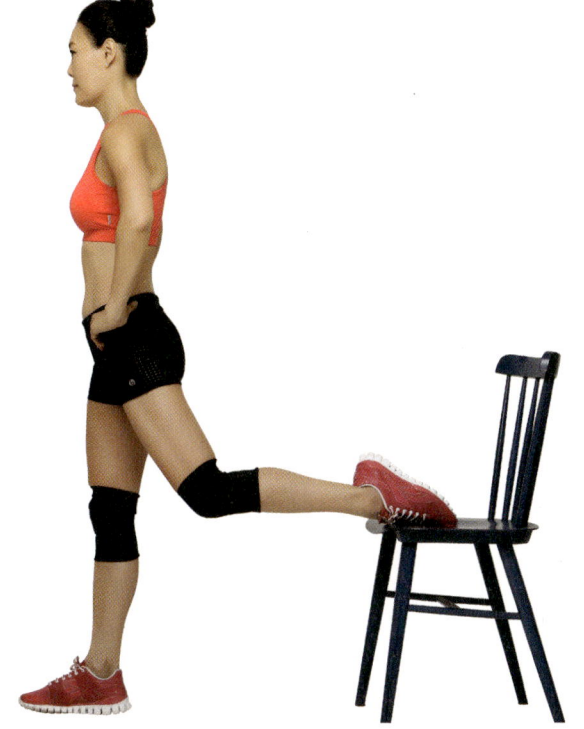

1. 양발을 어깨너비로 벌리고 양손을 골반에 댄 자세에서 한쪽 발을 뒤로 뻗어 의자 위에 올린다.

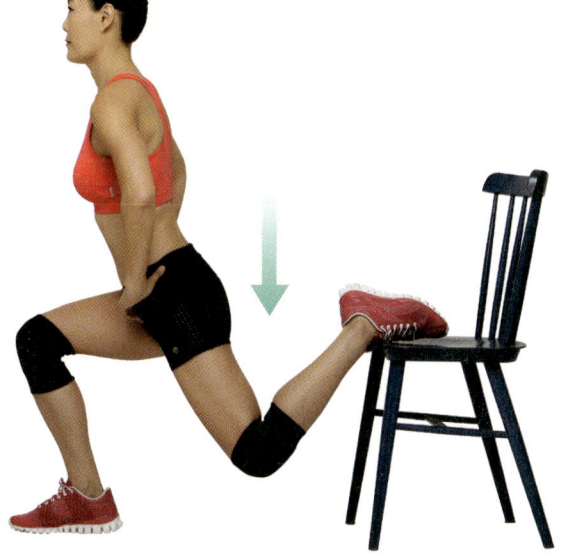

2. 한쪽 발을 의자에 올린 상태에서 런지 자세로 앉았다가 일어선다.

런지 점프

운동 횟수 20회씩 3세트
운동 시간 1세트: 1분
운동 부위 엉덩이, 허벅지
운동 효과 하체 및 심폐 강화 유산소 운동

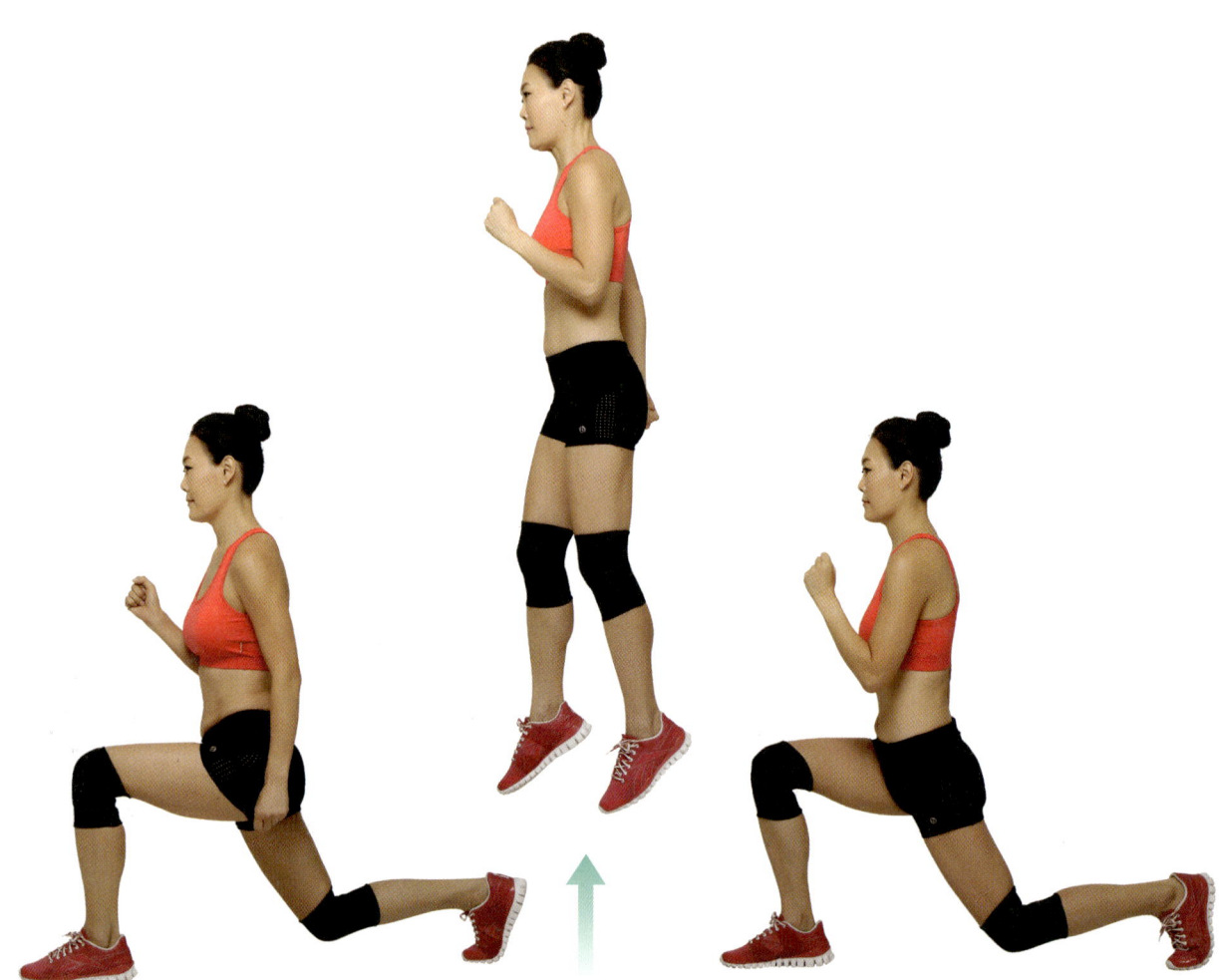

1 기본 런지 자세를 한다.

2 일어서면서 발을 앞뒤로 바꾸며 점프를 한다.

3 발을 바꾼 상태에서 런지 자세로 착지한다.

사이드 런지 무릎 올리기

운동 횟수	운동 시간	운동 부위	운동 효과
좌우 20회씩 3세트	1세트: 2분	복부, 엉덩이, 허벅지	하체 및 복근 강화

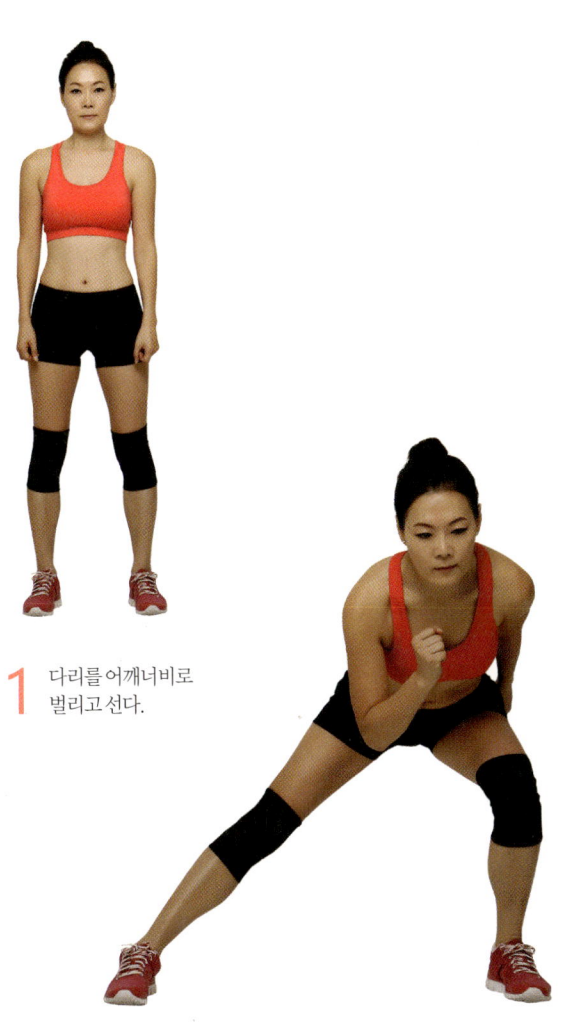

1 다리를 어깨너비로 벌리고 선다.

2 사이드 런지 동작을 한다.

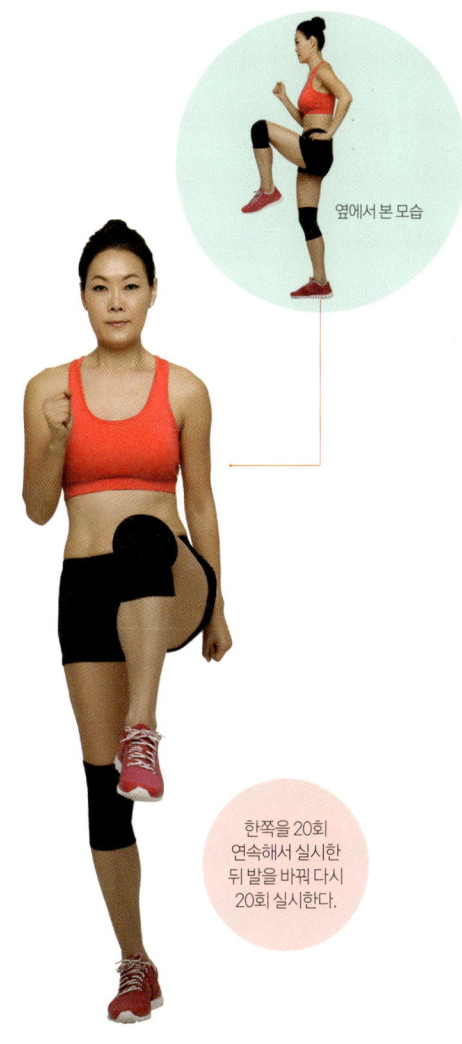

옆에서 본 모습

한쪽을 20회 연속해서 실시한 뒤 발을 바꿔 다시 20회 실시한다.

3 제자리로 돌아오면서 구부린 다리의 무릎을 복부 쪽으로 당겨준 다음 기본자세로 돌아가 반복 실시한다.

사이드 런지 점프

운동 횟수	운동 시간	운동 부위	운동 효과
30회씩 3세트	1세트: 45초	엉덩이, 허벅지	하체 및 심폐 강화 유산소 운동

Point
사이드 런지 자세를 취할 때 무릎을 최대한 굽히고 낮게 앉아 근육이 자극되도록 한다.

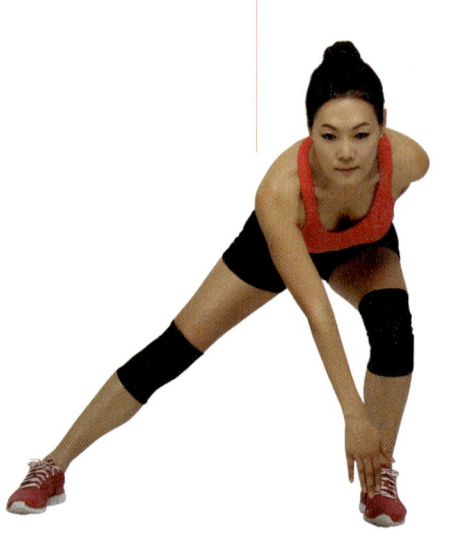
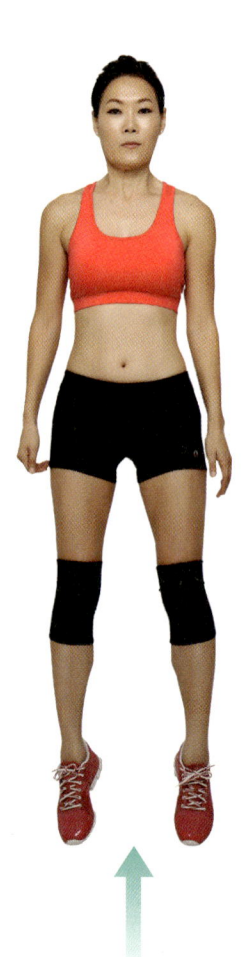
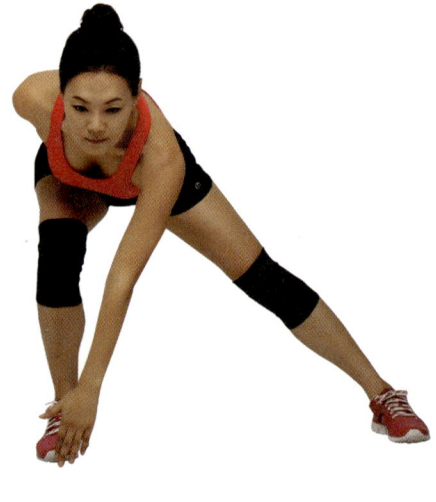

1 사이드 런지 자세를 하면서 손을 구부린 다리 쪽의 바닥을 터치한다.

2 상체를 일으키며 다리를 11자로 하여 점프한다.

3 무게 중심을 반대쪽으로 옮기면서 반대 방향으로 사이드 런지 자세를 한 다음 다시 점프한다.

[한 발 브리지]

운동 횟수 좌우 15회씩 3세트　**운동 시간** 1세트: 2분　**운동 부위** 엉덩이, 허벅지　**운동 효과** 하체 강화

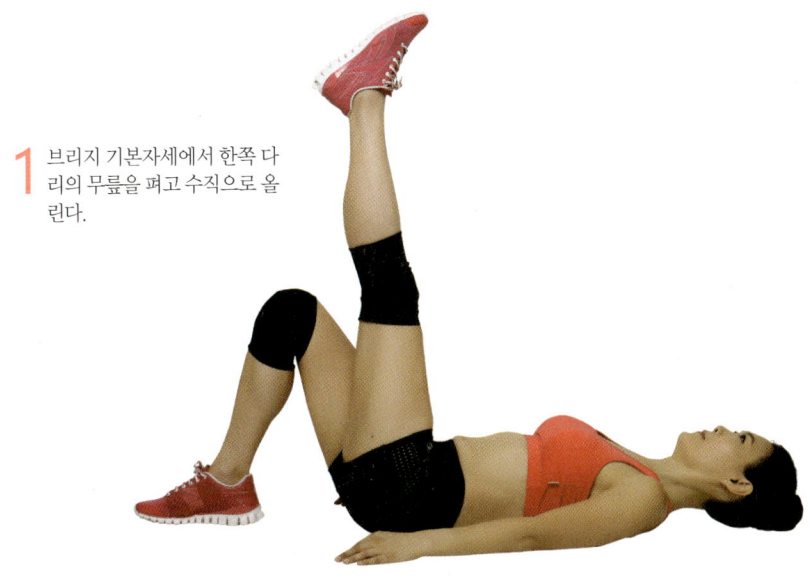

1. 브리지 기본자세에서 한쪽 다리의 무릎을 펴고 수직으로 올린다.

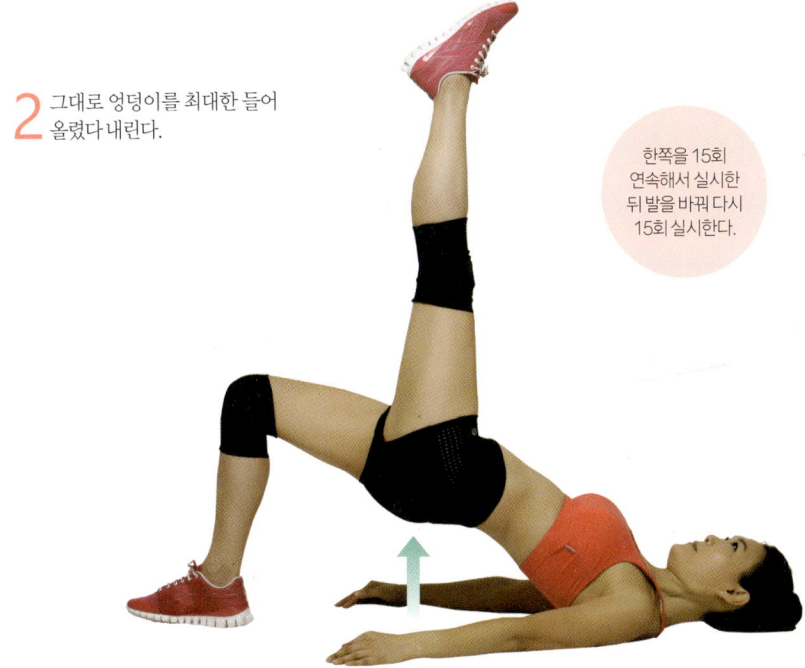

2. 그대로 엉덩이를 최대한 들어 올렸다 내린다.

한쪽을 15회 연속해서 실시한 뒤 발을 바꿔 다시 15회 실시한다.

발 높이 올려 브리지

운동 횟수 20회씩 3세트　**운동 시간** 1세트: 1분　**운동 부위** 엉덩이, 허벅지　**운동 효과** 하체 및 코어 강화

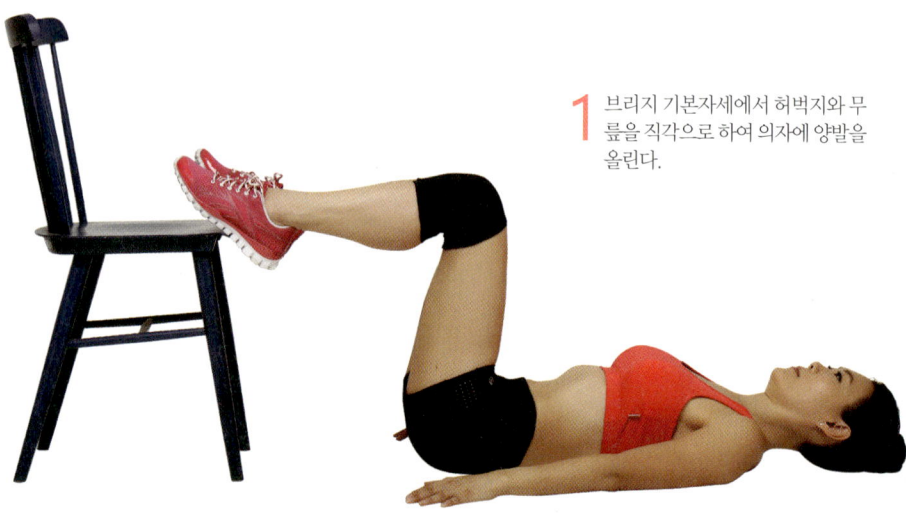

1 브리지 기본자세에서 허벅지와 무릎을 직각으로 하여 의자에 양발을 올린다.

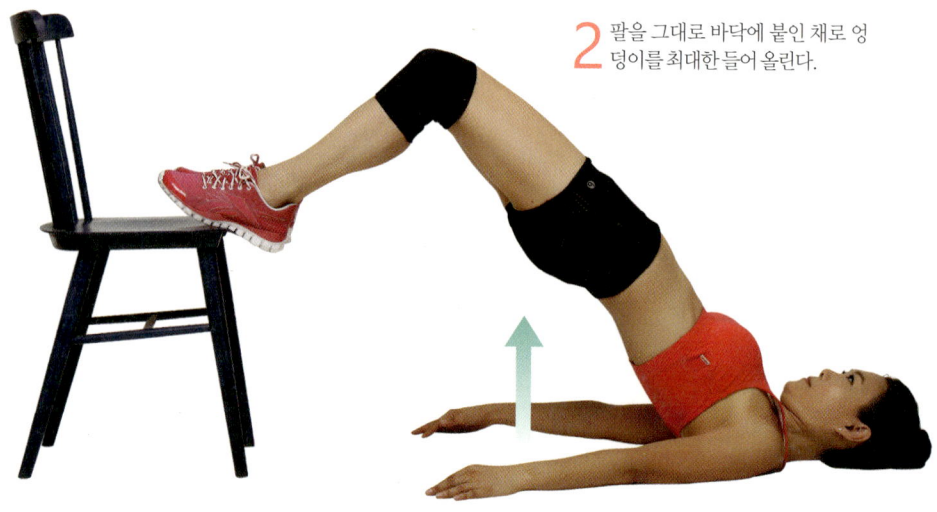

2 팔을 그대로 바닥에 붙인 채로 엉덩이를 최대한 들어 올린다.

발 높이 올려 한 발 브리지

운동 횟수	운동 시간	운동 부위	운동 효과
좌우 15회씩 3세트	1세트 : 2분	복부, 엉덩이, 허벅지	하체 및 코어 강화

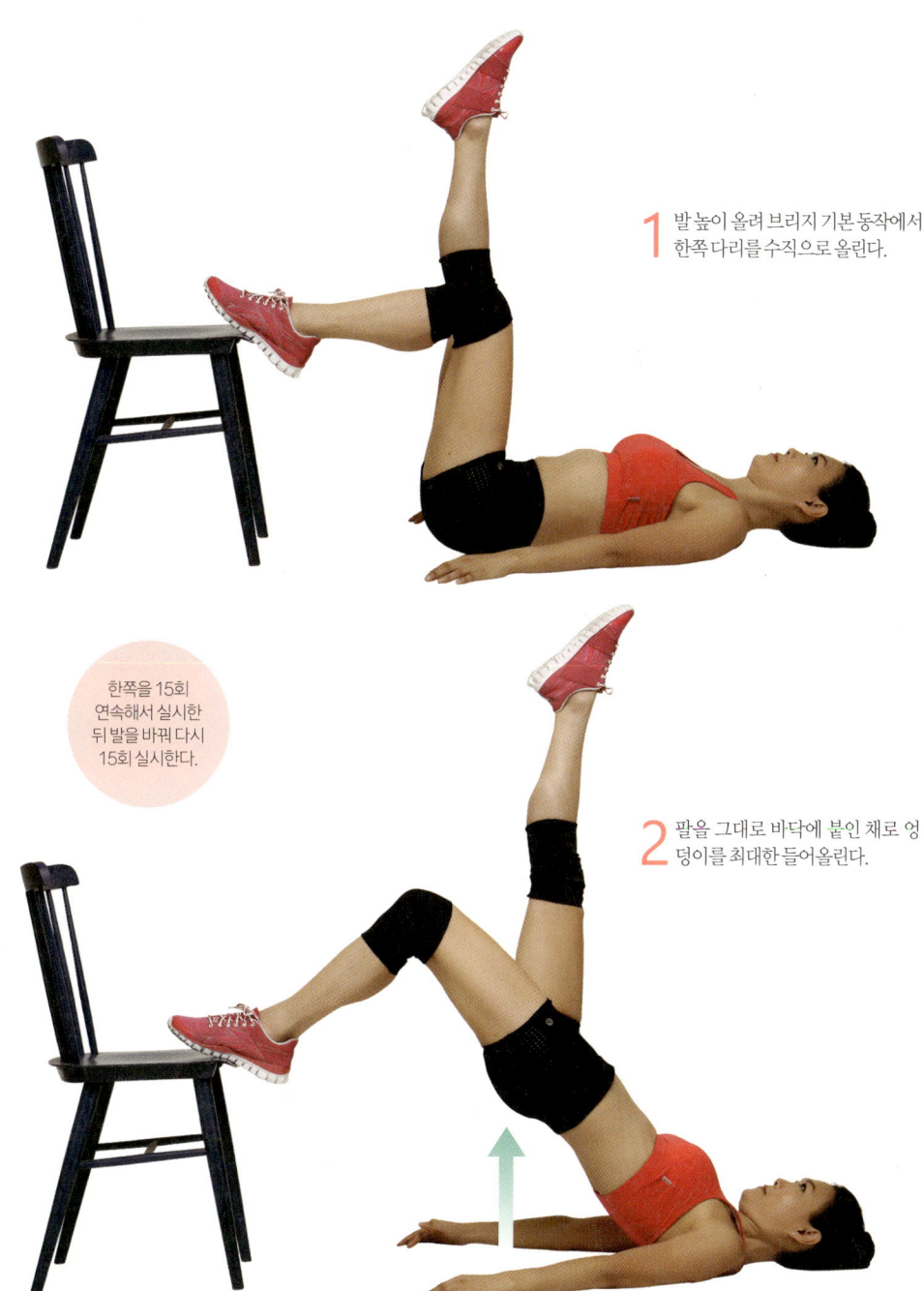

1 발 높이 올려 브리지 기본 동작에서 한쪽 다리를 수직으로 올린다.

2 팔을 그대로 바닥에 붙인 채로 엉덩이를 최대한 들어올린다.

한쪽을 15회 연속해서 실시한 뒤 발을 바꿔 다시 15회 실시한다.

[벽 푸시업]

운동 횟수 20회씩 3세트 **운동 시간** 1세트: 1분 **운동 부위** 어깨, 가슴, 삼두근 **운동 효과** 상체 강화 (가슴근, 복근)

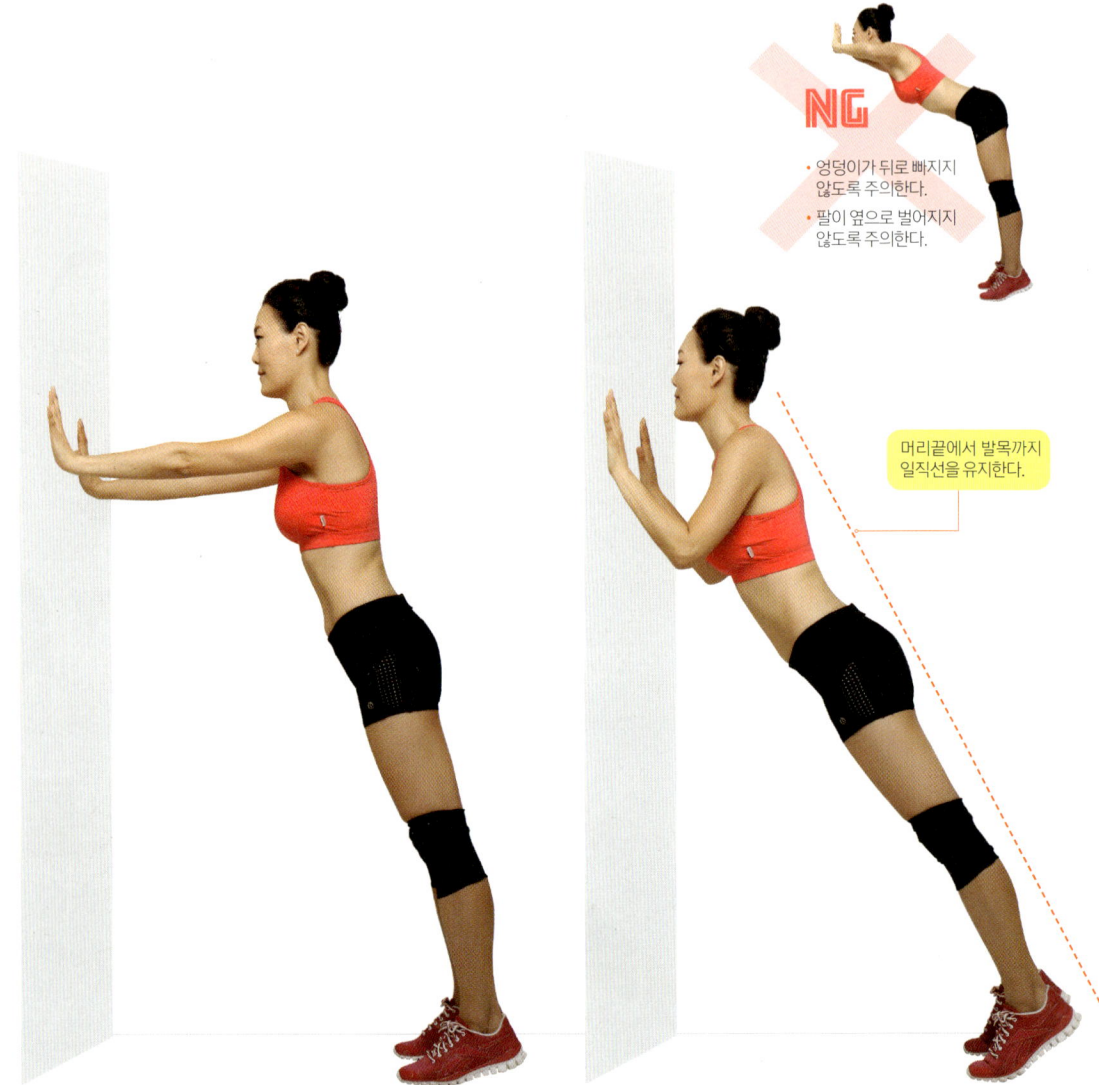

NG
- 엉덩이가 뒤로 빠지지 않도록 주의한다.
- 팔이 옆으로 벌어지지 않도록 주의한다.

머리끝에서 발목까지 일직선을 유지한다.

1 벽으로부터 보폭 정도 떨어진 위치에 서서 가슴 높이로 양팔을 쭉 뻗어 손바닥을 벽에 댄다. 이때 발꿈치는 들어준다.

2 그대로 팔꿈치를 굽혀 가슴을 벽 쪽으로 최대한 낮게 내린 다음 팔꿈치를 가급적이면 겨드랑이 가까이에 붙이고 벽을 밀듯이 올라온다.

테이블 푸시업

운동 횟수	운동 시간	운동 부위	운동 효과
20회씩 3세트	1세트: 1분	어깨, 가슴, 삼두근, 복부	상체 및 코어 강화

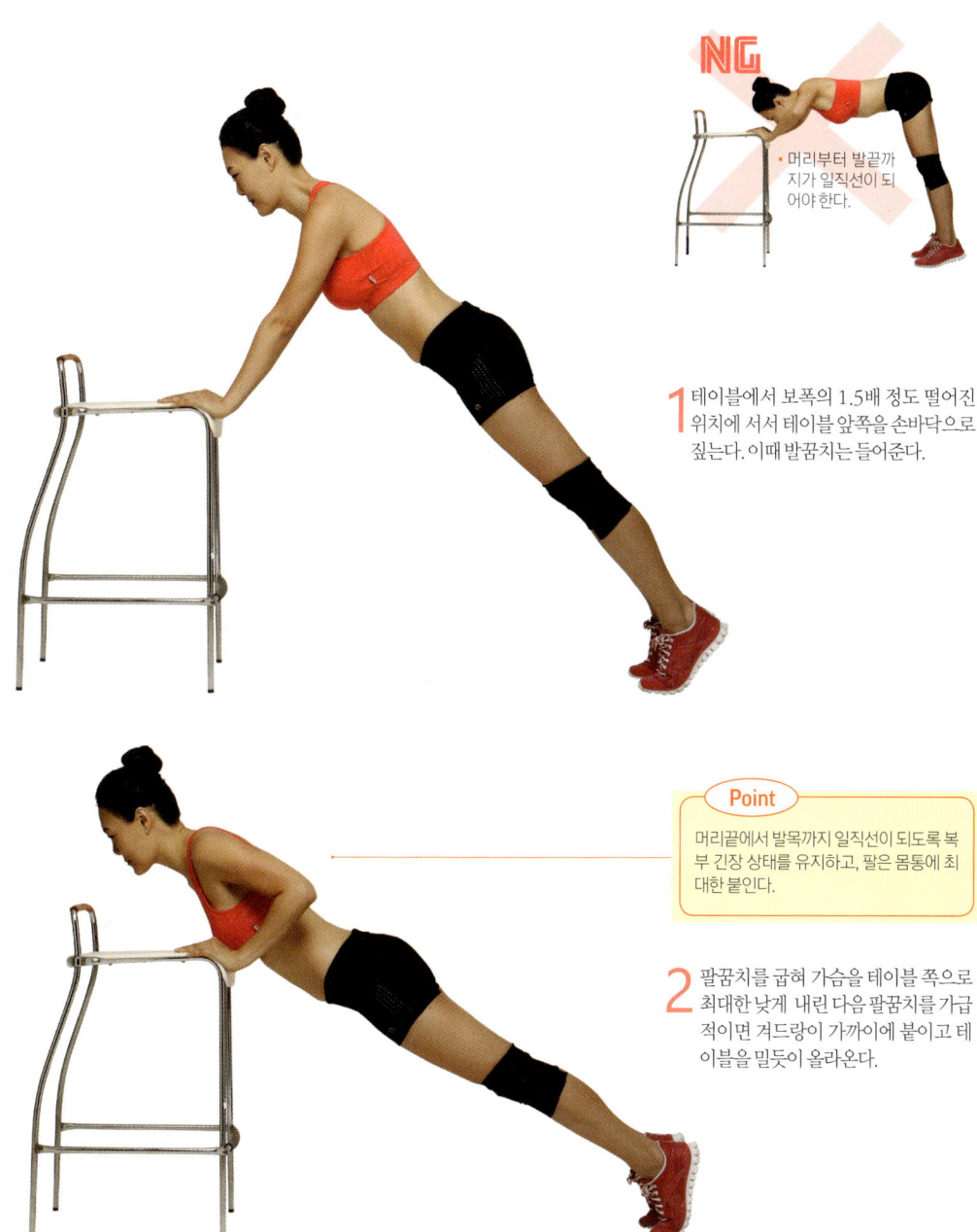

NG · 머리부터 발끝까지가 일직선이 되어야 한다.

1 테이블에서 보폭의 1.5배 정도 떨어진 위치에 서서 테이블 앞쪽을 손바닥으로 짚는다. 이때 발꿈치는 들어준다.

Point
머리끝에서 발목까지 일직선이 되도록 복부 긴장 상태를 유지하고, 팔은 몸통에 최대한 붙인다.

2 팔꿈치를 굽혀 가슴을 테이블 쪽으로 최대한 낮게 내린 다음 팔꿈치를 가급적이면 겨드랑이 가까이에 붙이고 테이블을 밀듯이 올라온다.

의자 푸시업

운동 횟수	운동 시간	운동 부위	운동 효과
20회씩 3세트	1세트: 1분	가슴, 삼두근, 복부	상체 및 복근 강화

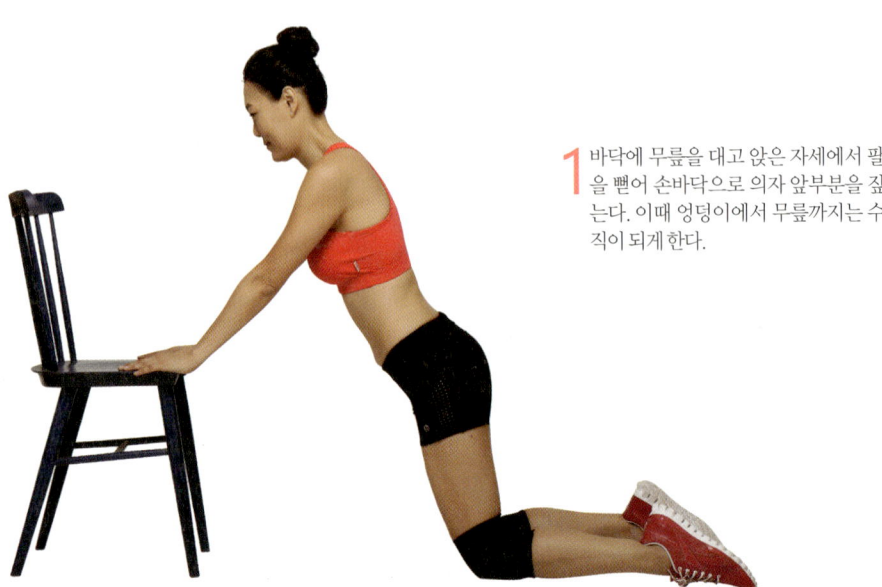

1 바닥에 무릎을 대고 앉은 자세에서 팔을 뻗어 손바닥으로 의자 앞부분을 짚는다. 이때 엉덩이에서 무릎까지는 수직이 되게 한다.

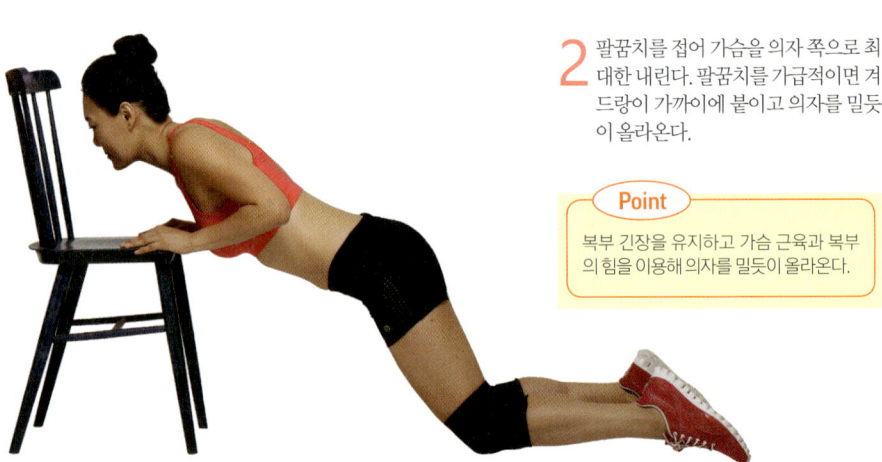

2 팔꿈치를 접어 가슴을 의자 쪽으로 최대한 내린다. 팔꿈치를 가급적이면 겨드랑이 가까이에 붙이고 의자를 밀듯이 올라온다.

Point
복부 긴장을 유지하고 가슴 근육과 복부의 힘을 이용해 의자를 밀듯이 올라온다.

[무릎 대고 푸시업]

운동 횟수 20회씩 3세트 **운동 시간** 1세트: 1분 **운동 부위** 가슴, 삼두근, 복부 **운동 효과** 상체 및 코어 강화

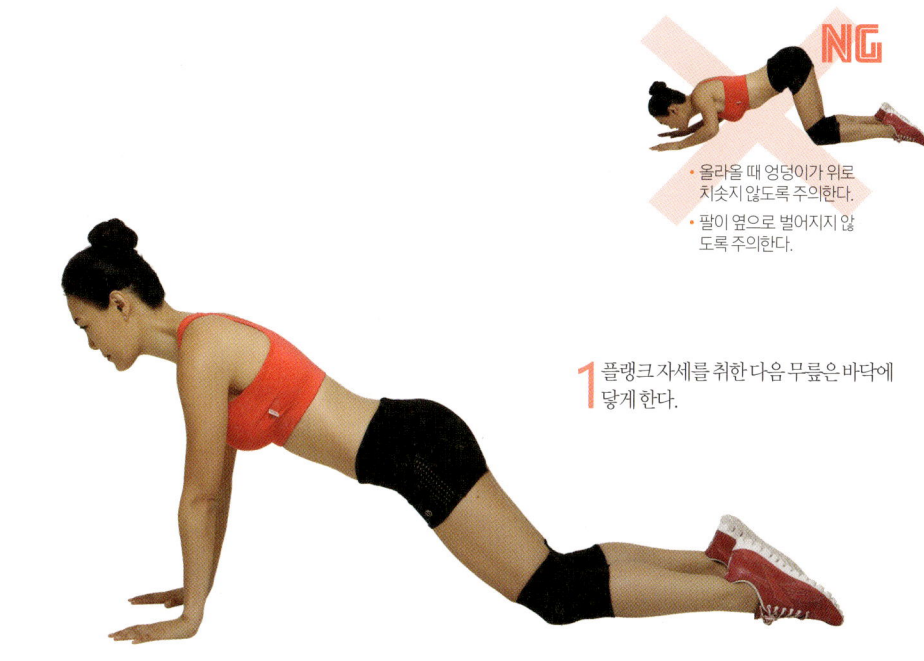

- 올라올 때 엉덩이가 위로 치솟지 않도록 주의한다.
- 팔이 옆으로 벌어지지 않도록 주의한다.

1 플랭크 자세를 취한 다음 무릎은 바닥에 닿게 한다.

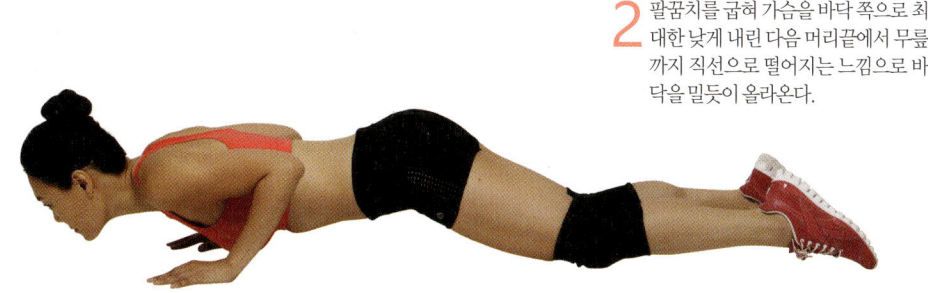

2 팔꿈치를 굽혀 가슴을 바닥 쪽으로 최대한 낮게 내린 다음 머리끝에서 무릎까지 직선으로 떨어지는 느낌으로 바닥을 밀듯이 올라온다.

푸시업 어깨 탭

운동 횟수 20회씩 3세트 **운동 시간** 1세트: 2분 **운동 부위** 가슴, 팔 근육, 복부, 허벅지 앞쪽 **운동 효과** 상체 및 코어 강화

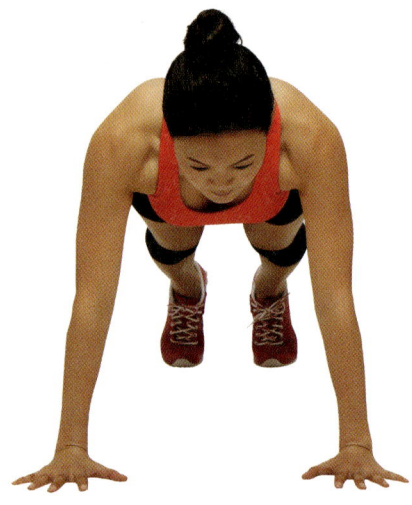

1 푸시업을 한 번 실시한다.

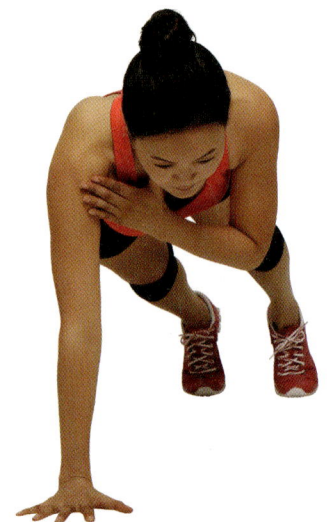

2 복부 긴장 상태를 유지한 채 한쪽 손으로 반대편 어깨를 탭하고, 방향을 바꿔 다른 손으로 또 반대편 어깨를 탭한 후 기본자세로 돌아간다.

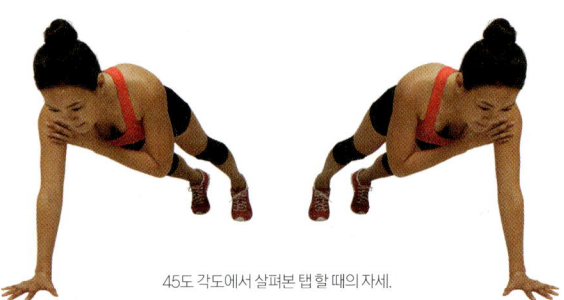

45도 각도에서 살펴본 탭 할 때의 자세.

[푸시업 로]

운동 횟수 20회씩 3세트　**운동 시간** 1세트: 2분　**운동 부위** 가슴, 팔 근육, 복부, 등 근육, 허벅지 앞쪽　**운동 효과** 전신 강화

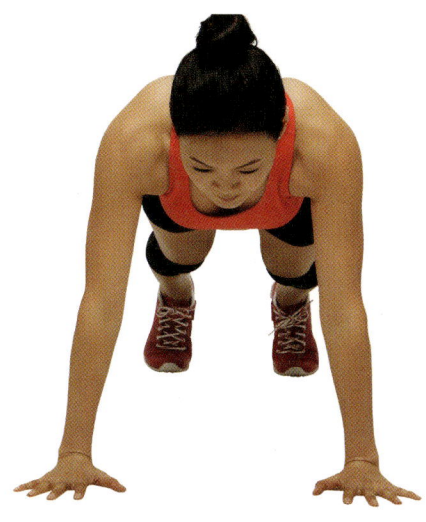

1 푸시업을 한 번 실시한다.

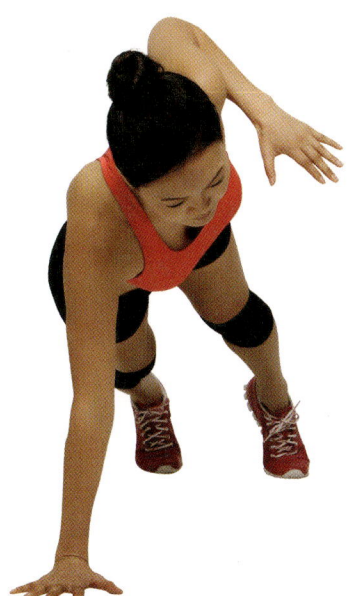

2 한쪽 팔꿈치를 굽혀 등쪽으로 밀면서 어깻죽지 부위를 조인다. 반대쪽도 동일하게 실시한 뒤 기본자세로 돌아간다.

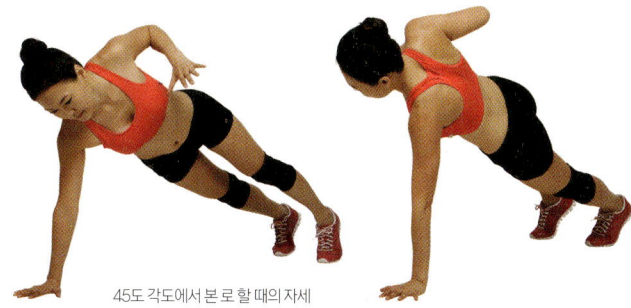

45도 각도에서 본 로 할 때의 자세

다이아몬드 푸시업

운동 횟수	운동 시간	운동 부위	운동 효과
20회씩 3세트	1세트: 1분	가슴, 삼두근, 복부, 허벅지	상체 및 코어 강화

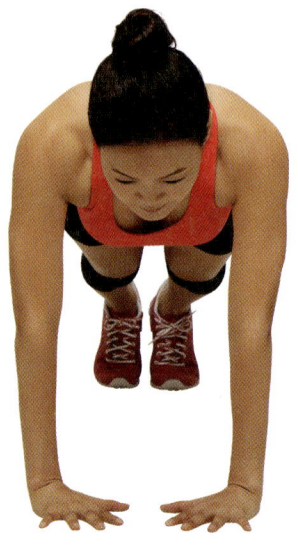

1 푸시업 기본자세에서 양손은 손가락을 벌린 채 안쪽으로 향하게 한다.

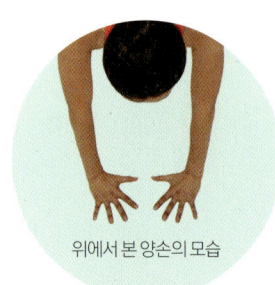

위에서 본 양손의 모습

Point 삼두근에 더 많은 자극을 주는 운동이다.

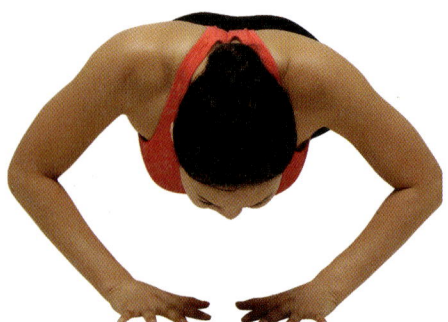

2 양쪽 팔꿈치를 바깥쪽으로 굽혀(다이아몬드 모양으로) 가슴을 바닥 쪽으로 최대한 낮게 내린다.

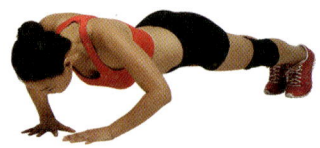

45도 각도에서 본 모습

엎드려 푸시업

운동 횟수 20회씩 3세트　**운동 시간** 1세트: 1분　**운동 부위** 가슴, 삼두근, 복부　**운동 효과** 상체 및 코어 강화

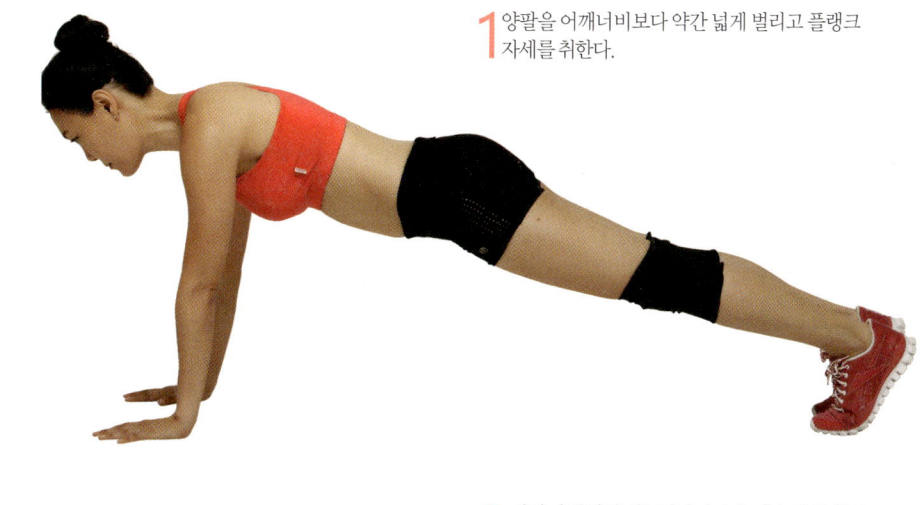

1 양팔을 어깨너비보다 약간 넓게 벌리고 플랭크 자세를 취한다.

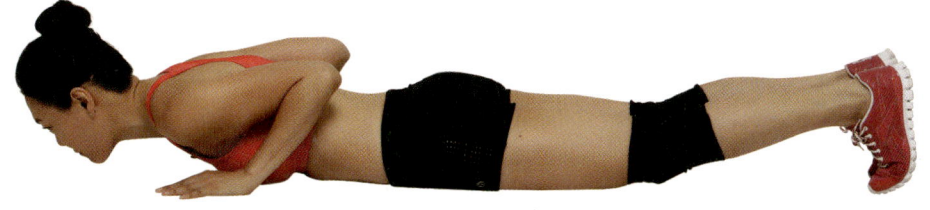

2 바닥에 완전히 엎드렸다가 손을 가슴 옆에 대고 바닥을 밀듯이 플랭크 자세로 올라온다.

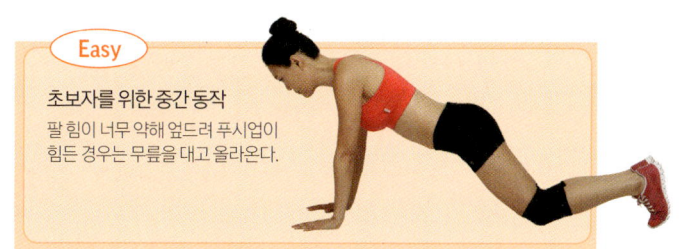

Easy

초보자를 위한 중간 동작
팔 힘이 너무 약해 엎드려 푸시업이 힘든 경우는 무릎을 대고 올라온다.

[푸시업 사이드 플랭크]

운동 횟수 10회씩 3세트 **운동 시간** 1세트: 1분 **운동 부위** 가슴, 복부, 팔 근육, 옆구리 **운동 효과** 상체 및 코어 강화

1 푸시업을 한 번 실시한다.

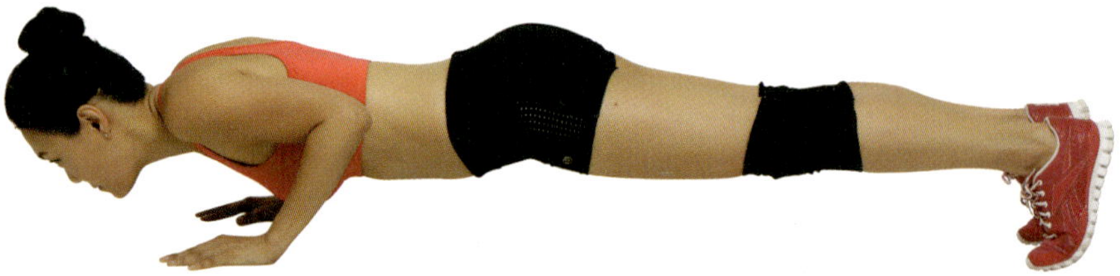

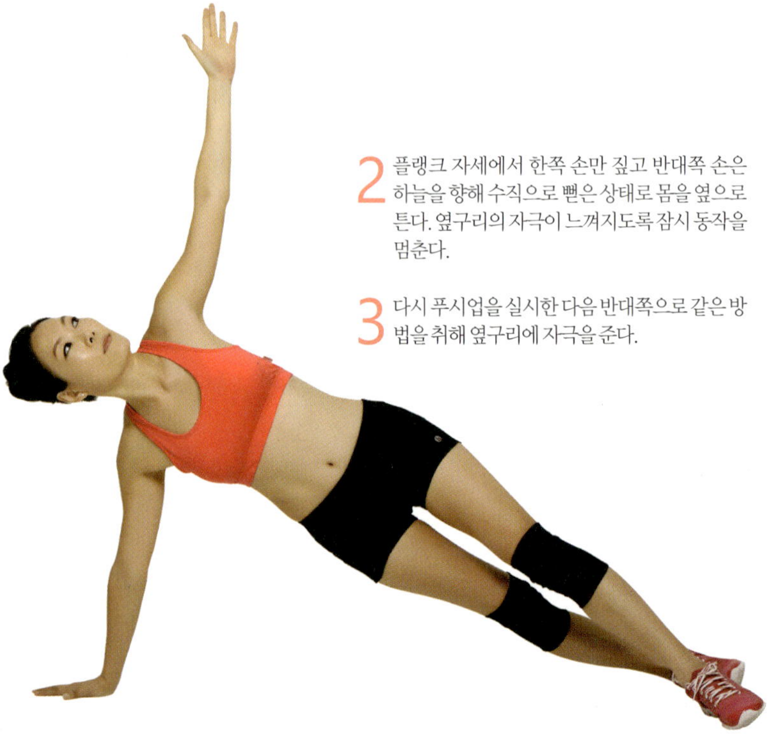

2 플랭크 자세에서 한쪽 손만 짚고 반대쪽 손은 하늘을 향해 수직으로 뻗은 상태로 몸을 옆으로 튼다. 옆구리의 자극이 느껴지도록 잠시 동작을 멈춘다.

3 다시 푸시업을 실시한 다음 반대쪽으로 같은 방법을 취해 옆구리에 자극을 준다.

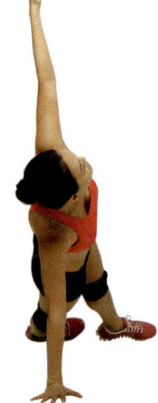

정면에서 본 모습

[한 발 푸시업]

운동 횟수 10회씩 3세트 | **운동 시간** 1세트: 45초 | **운동 부위** 복부, 가슴, 팔 근육 | **운동 효과** 상체 및 코어 강화

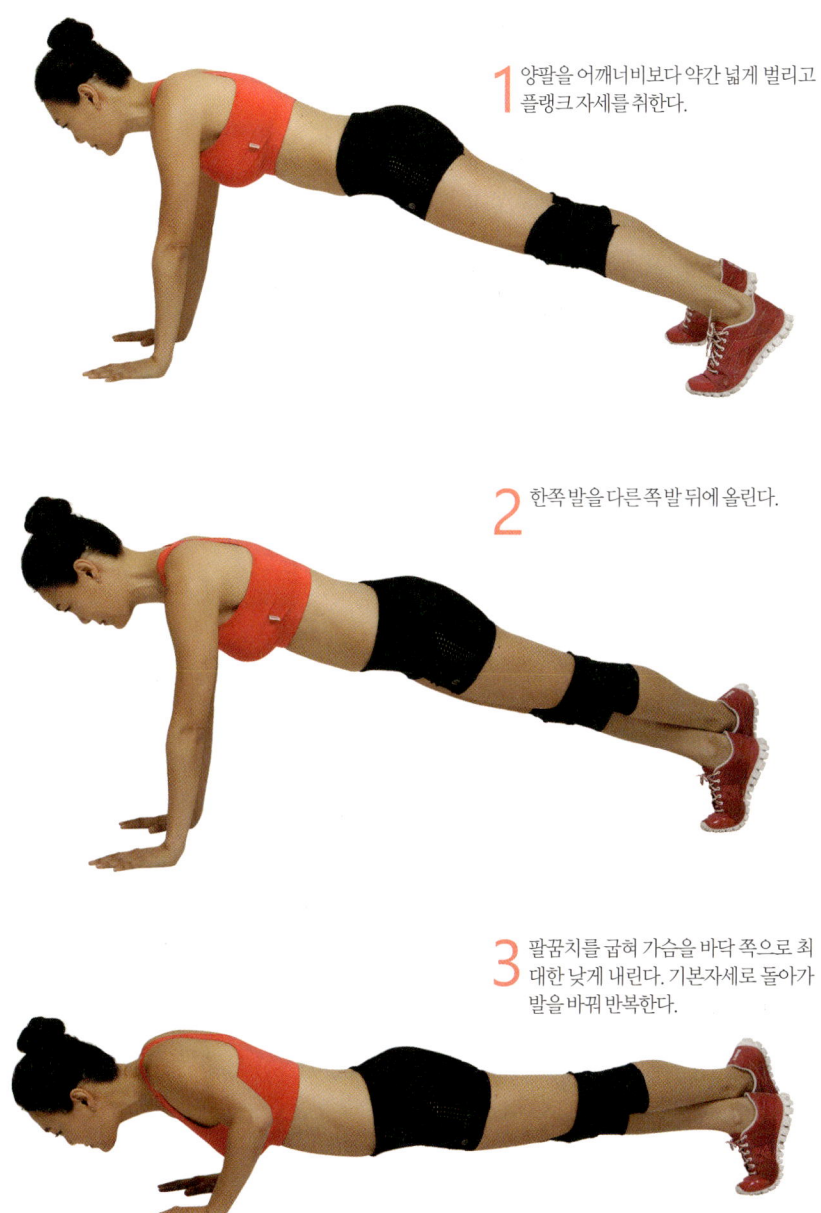

1 양팔을 어깨너비보다 약간 넓게 벌리고 플랭크 자세를 취한다.

2 한쪽 발을 다른 쪽 발 뒤에 올린다.

3 팔꿈치를 굽혀 가슴을 바닥 쪽으로 최대한 낮게 내린다. 기본자세로 돌아가 발을 바꿔 반복한다.

발 높이 올려 푸시업

운동 횟수	운동 시간	운동 부위	운동 효과
10회씩 3세트	1세트: 1분	가슴, 복부 팔 근육, 어깨 근육	상체 및 코어 강화

1 두 발을 뒤로 뻗어 의자에 올린 채 플랭크 자세를 취한다.

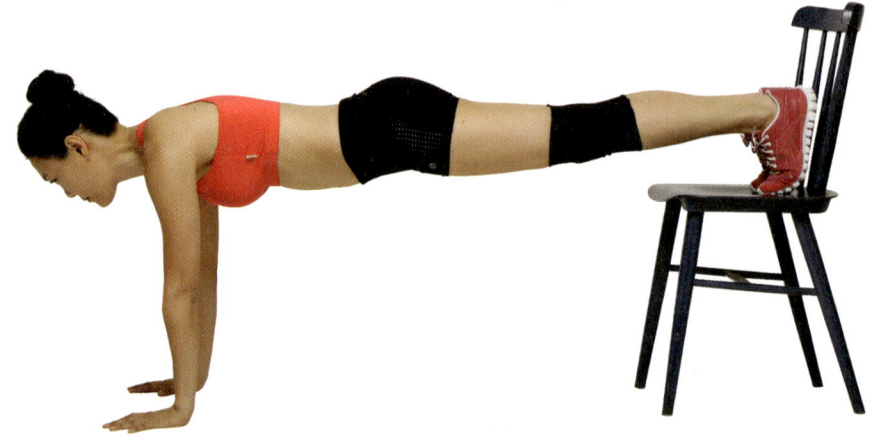

2 팔꿈치를 굽혀 가슴을 바닥 쪽으로 최대한 낮게 내린다.

> **Point**
> 전신이 일직선이 되도록 복부 긴장을 유지한다.

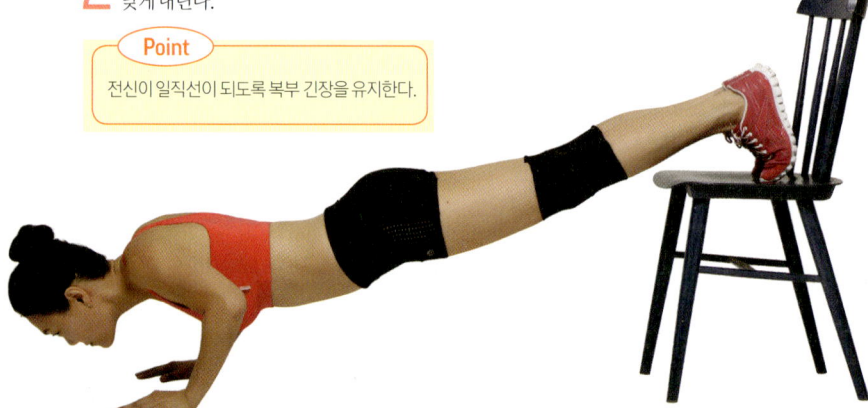

푸시업 버피

운동 횟수 10회씩 3세트　**운동 시간** 1세트: 1분　**운동 부위** 전신　**운동 효과** 심폐 및 전신 근육 강화 유산소 운동

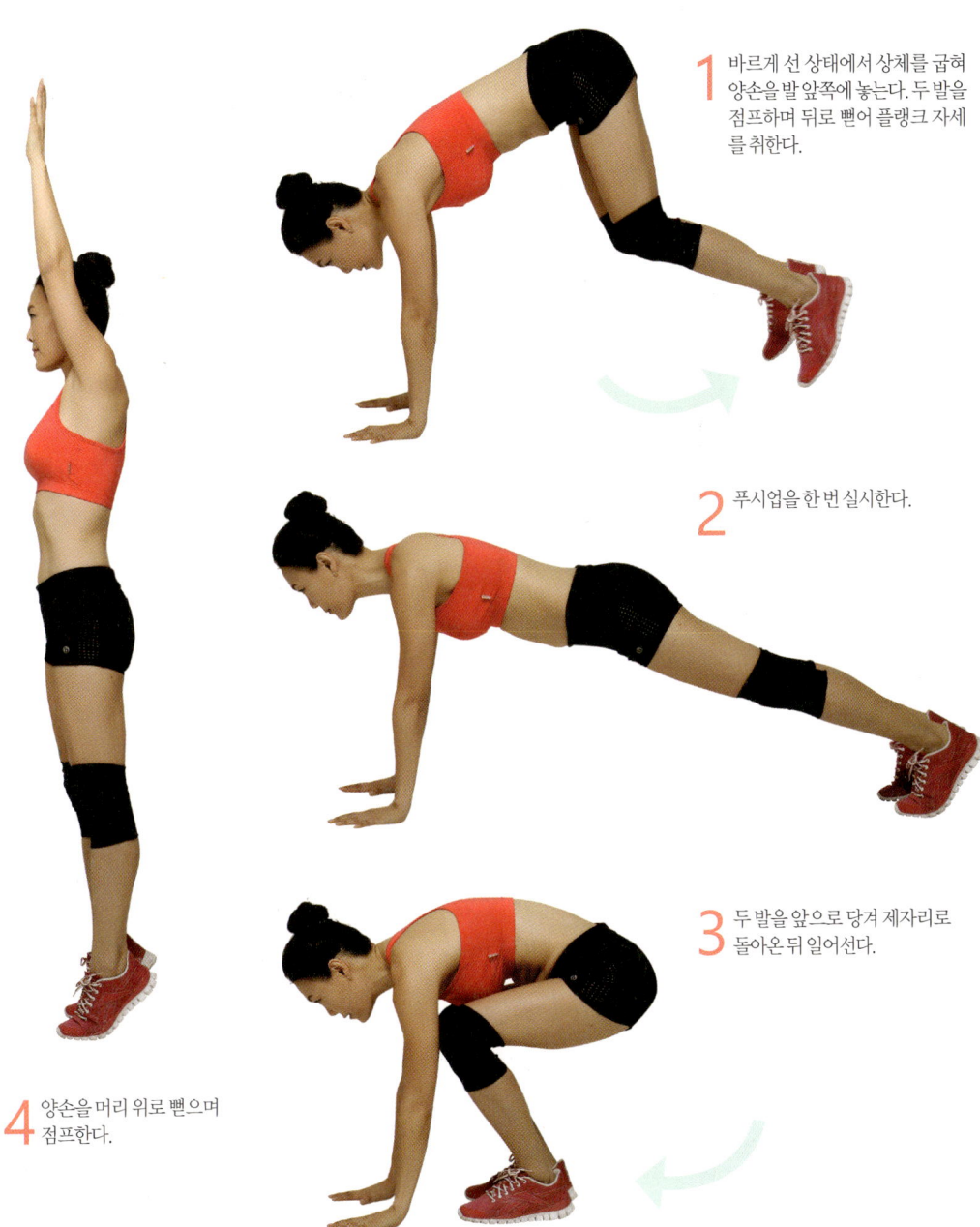

1 바르게 선 상태에서 상체를 굽혀 양손을 발 앞쪽에 놓는다. 두 발을 점프하며 뒤로 뻗어 플랭크 자세를 취한다.

2 푸시업을 한 번 실시한다.

3 두 발을 앞으로 당겨 제자리로 돌아온 뒤 일어선다.

4 양손을 머리 위로 뻗으며 점프한다.

테이블 버피

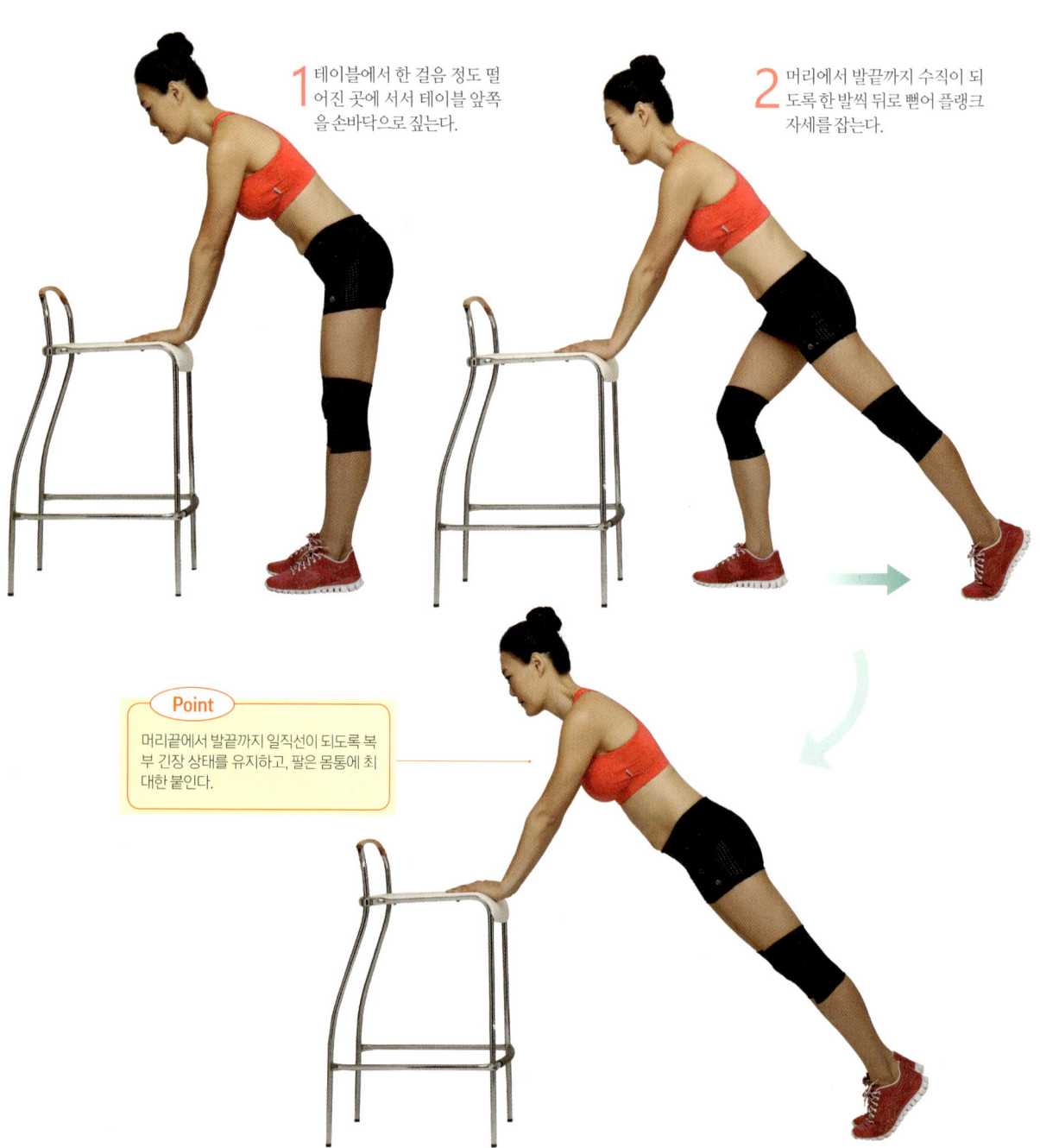

1 테이블에서 한 걸음 정도 떨어진 곳에 서서 테이블 앞쪽을 손바닥으로 짚는다.

2 머리에서 발끝까지 수직이 되도록 한 발씩 뒤로 뻗어 플랭크 자세를 잡는다.

Point
머리끝에서 발끝까지 일직선이 되도록 복부 긴장 상태를 유지하고, 팔은 몸통에 최대한 붙인다.

운동 횟수	운동 시간	운동 부위	운동 효과
20회씩 3세트	1세트: 1분 30초	전신	심폐 강화 유산소 운동

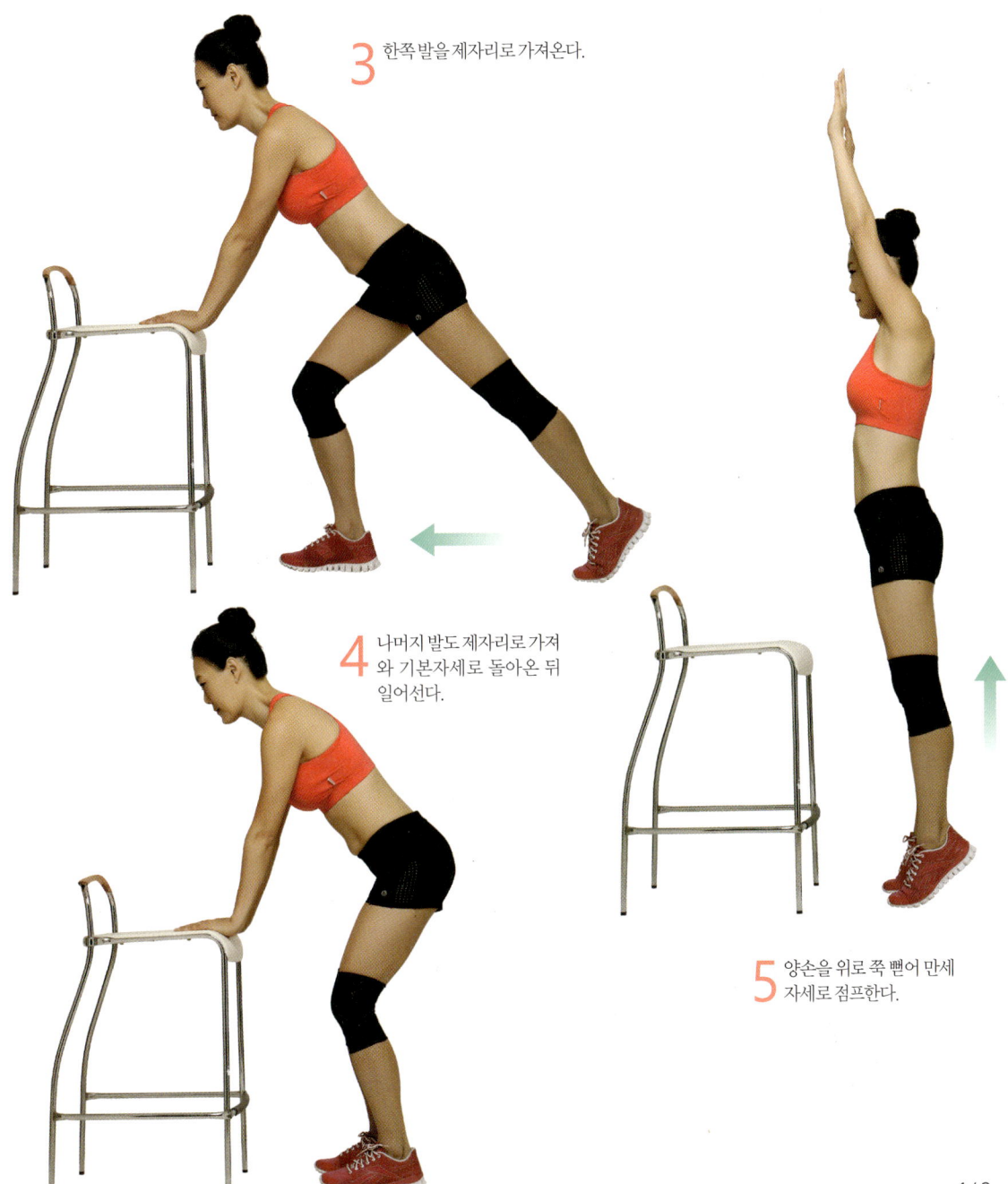

3 한쪽 발을 제자리로 가져온다.

4 나머지 발도 제자리로 가져와 기본자세로 돌아온 뒤 일어선다.

5 양손을 위로 쭉 뻗어 만세 자세로 점프한다.

의자 버피

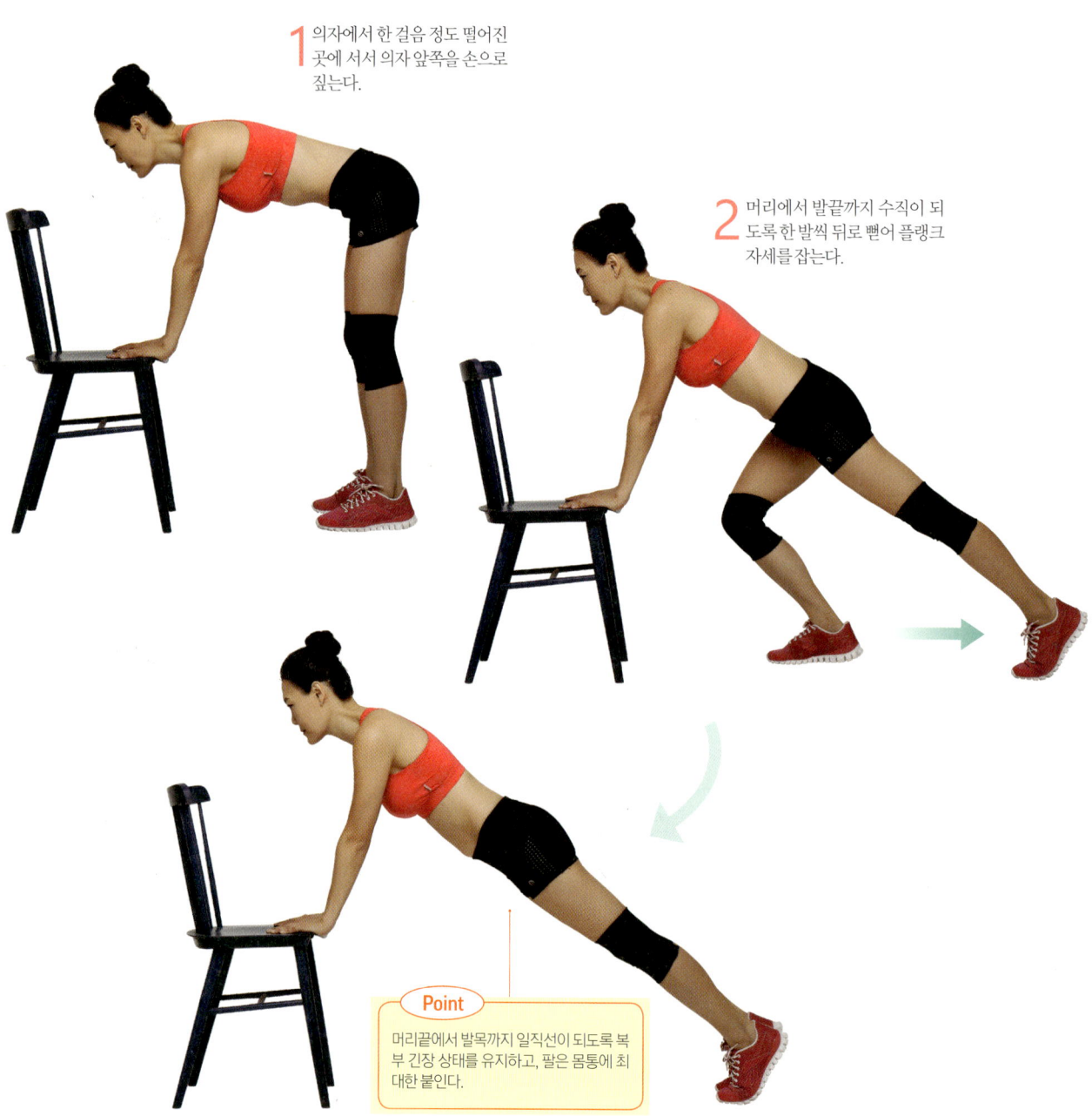

1 의자에서 한 걸음 정도 떨어진 곳에 서서 의자 앞쪽을 손으로 짚는다.

2 머리에서 발끝까지 수직이 되도록 한 발씩 뒤로 뻗어 플랭크 자세를 잡는다.

Point
머리끝에서 발목까지 일직선이 되도록 복부 긴장 상태를 유지하고, 팔은 몸통에 최대한 붙인다.

운동 횟수	운동 시간	운동 부위	운동 효과
20회씩 3세트	1세트: 1분 30초	전신	심폐 및 코어 강화 유산소 운동

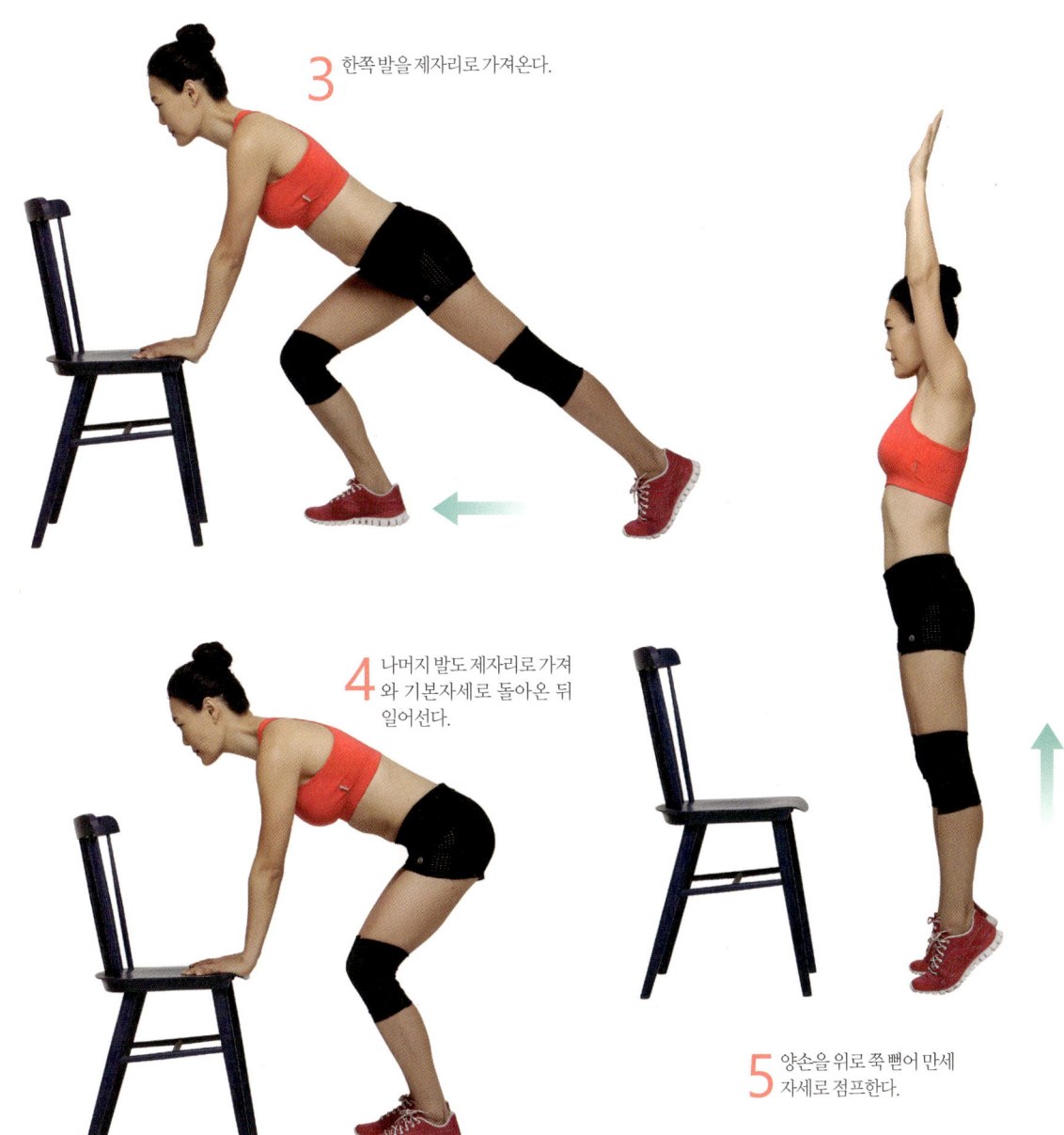

3 한쪽 발을 제자리로 가져온다.

4 나머지 발도 제자리로 가져와 기본자세로 돌아온 뒤 일어선다.

5 양손을 위로 쭉 뻗어 만세 자세로 점프한다.

걷기 버피

1 바르게 선 상태에서 상체를 굽혀 양손을 발 앞쪽에 놓는다.

2 한쪽 다리를 최대한 뒤로 뻗는다.

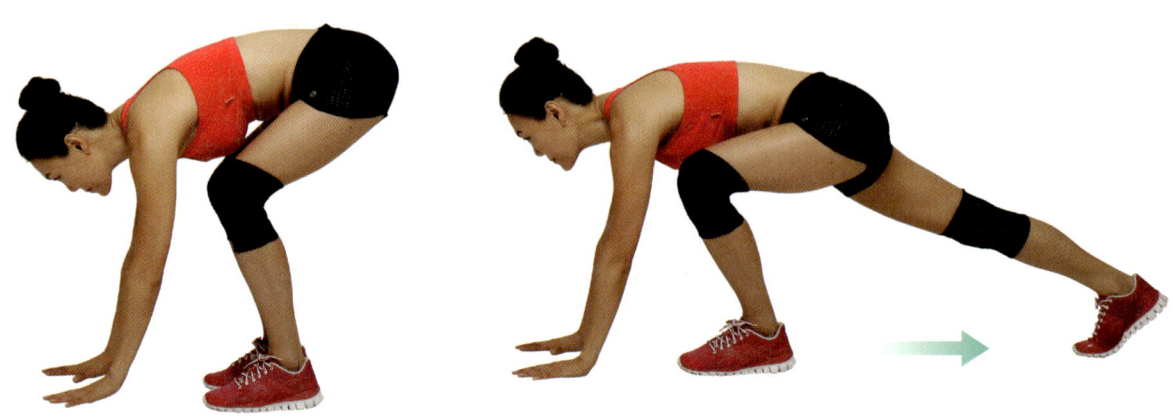

3 나머지 다리도 뒤로 뻗어 플랭크 자세를 잡는다.

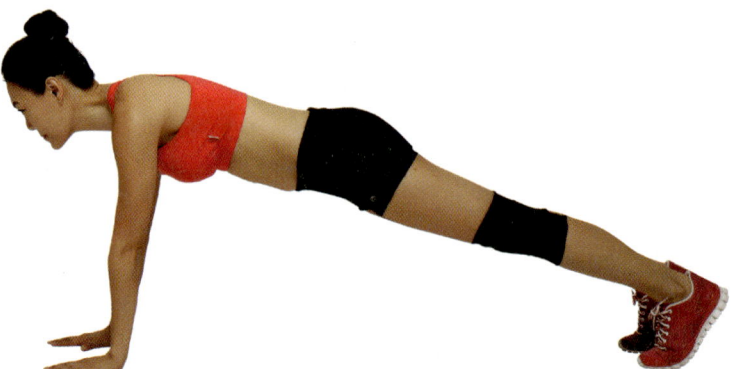

운동 횟수	운동 시간	운동 부위	운동 효과
10회씩 3세트	1세트: 1분	전신	심폐 및 전신 근육 강화 유산소 운동

4 플랭크 자세에서 한 발을 먼저 앞으로 내딛는다.

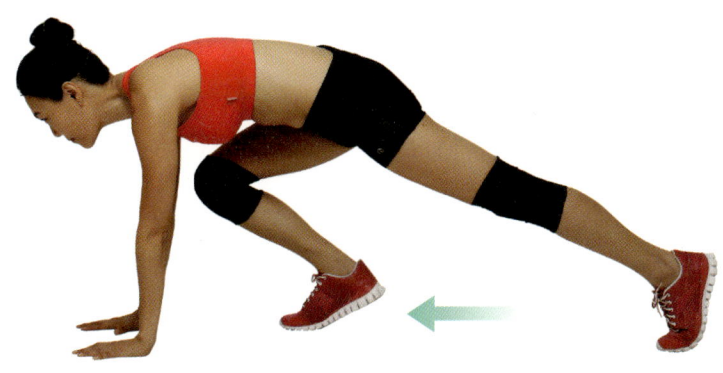

5 나머지 발도 앞으로 내딛어 기본자세로 돌아온 뒤 일어선다.

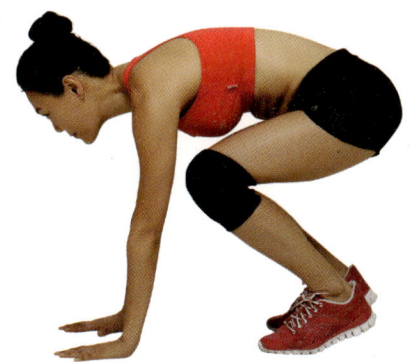

6 양손을 위로 쭉 뻗어 만세 자세로 점프한다.

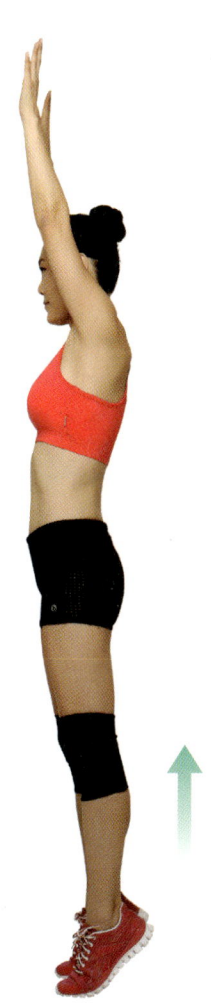

걷고 점프 버피

1 바르게 선 상태에서 상체를 굽혀 양손을 발 앞쪽에 놓는다.

2 한쪽 다리를 최대한 뒤로 뻗는다.

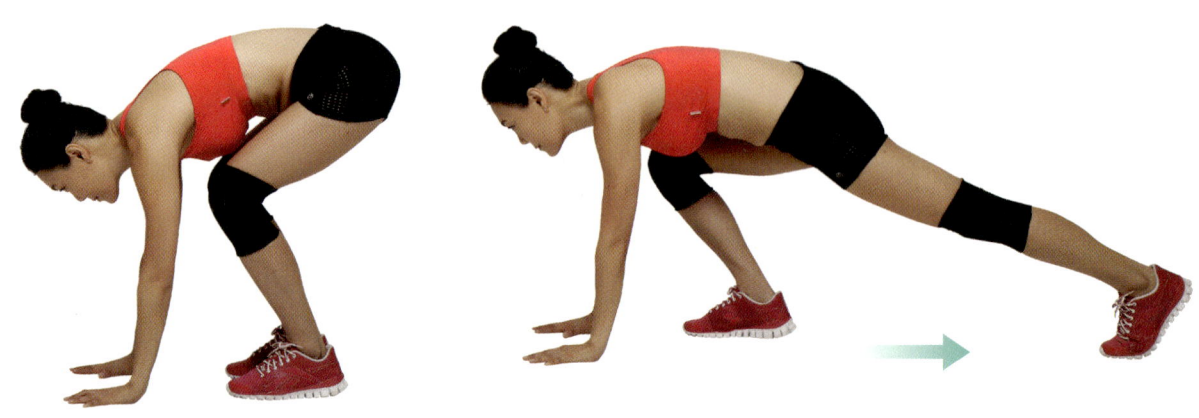

3 나머지 다리도 뒤로 뻗어 플랭크 자세를 잡는다.

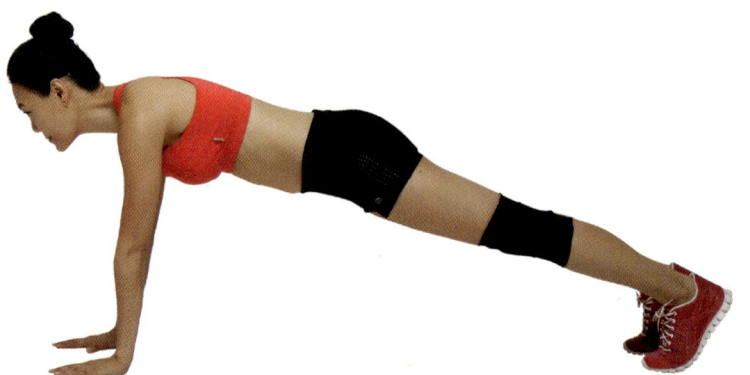

운동 횟수	운동 시간	운동 부위	운동 효과
10회씩 3세트	1세트: 1분	전신	심폐 및 전신 근육 강화 유산소 운동

4 양손은 바닥을 그대로 짚은 채 양발을 앞으로 점프하여 제자리로 돌아온 뒤 일어선다.

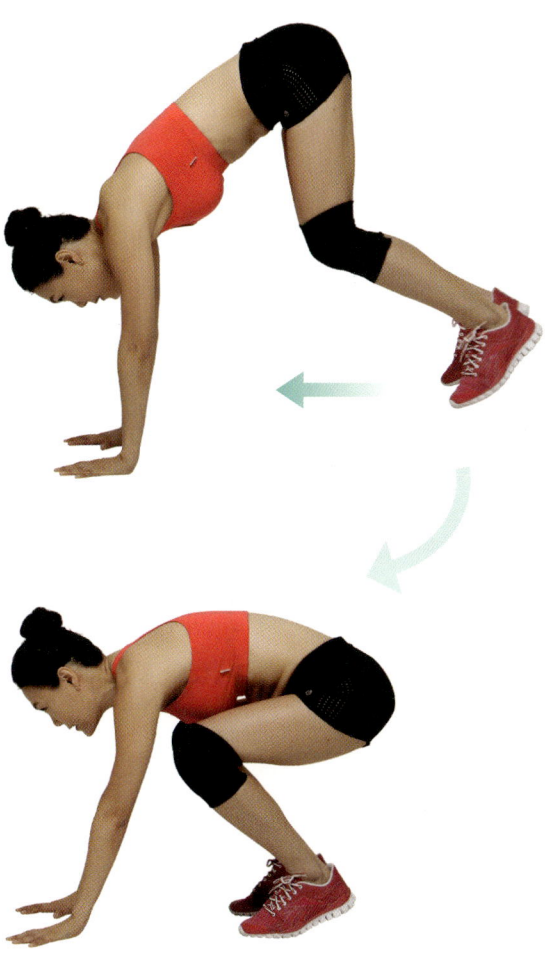

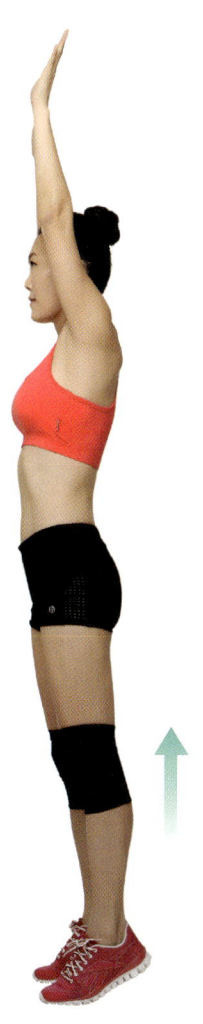

5 양손을 머리 위로 뻗으며 점프한다.

사이드 버피

운동 횟수	운동 시간	운동 부위	운동 효과
좌우 5회씩 3세트	1세트 : 1분	전신	심폐 및 전신 근육 강화 유산소 운동

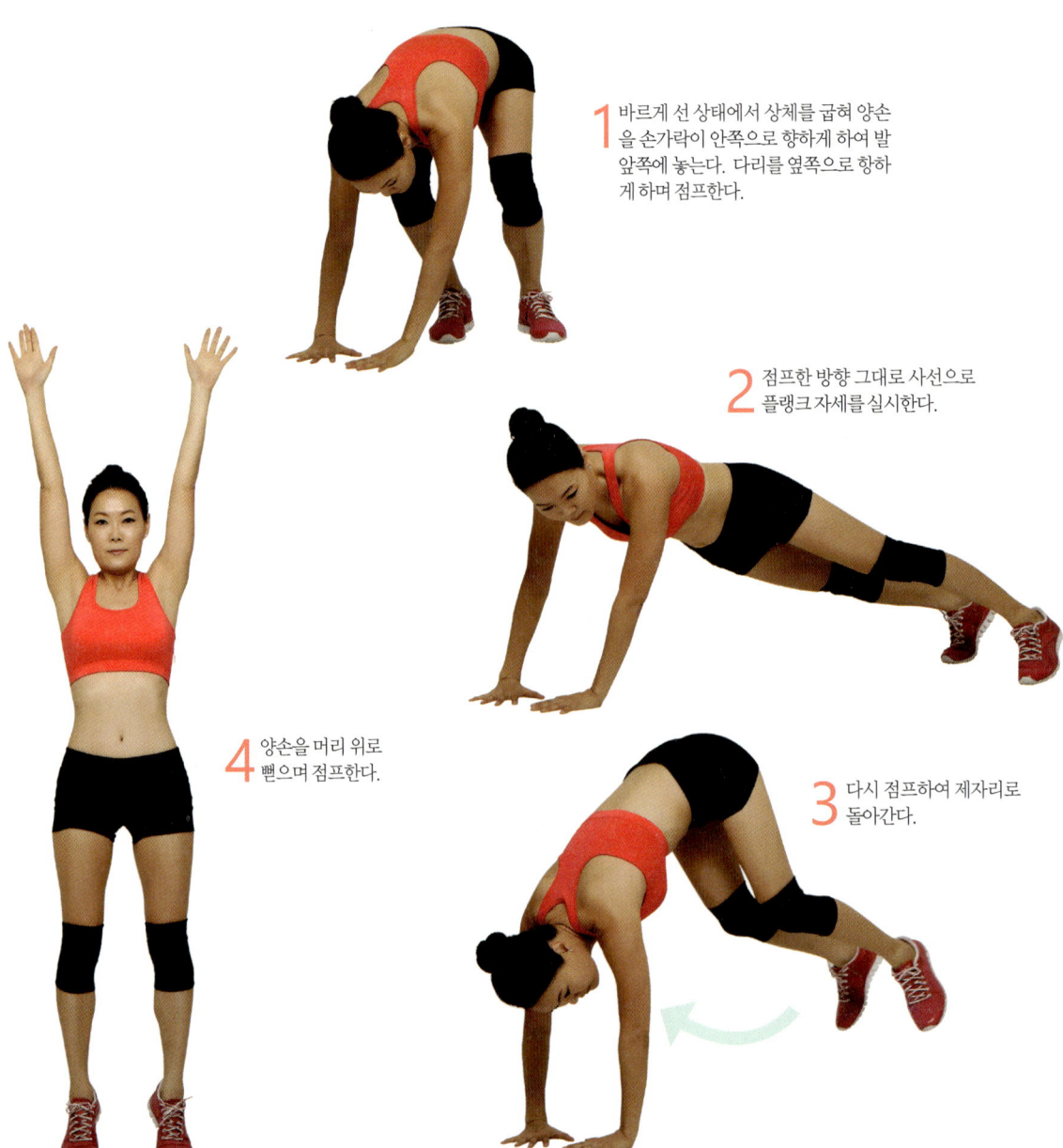

1 바르게 선 상태에서 상체를 굽혀 양손을 손가락이 안쪽으로 향하게 하여 발 앞쪽에 놓는다. 다리를 옆쪽으로 향하게 하며 점프한다.

2 점프한 방향 그대로 사선으로 플랭크 자세를 실시한다.

3 다시 점프하여 제자리로 돌아간다.

4 양손을 머리 위로 뻗으며 점프한다.

[사이드 버피 푸시업]

운동 횟수	운동 시간	운동 부위	운동 효과
좌우 5회씩 3세트	1세트: 1분 30초	전신	심폐 및 코어 강화 전신 근육 강화 유산소 운동

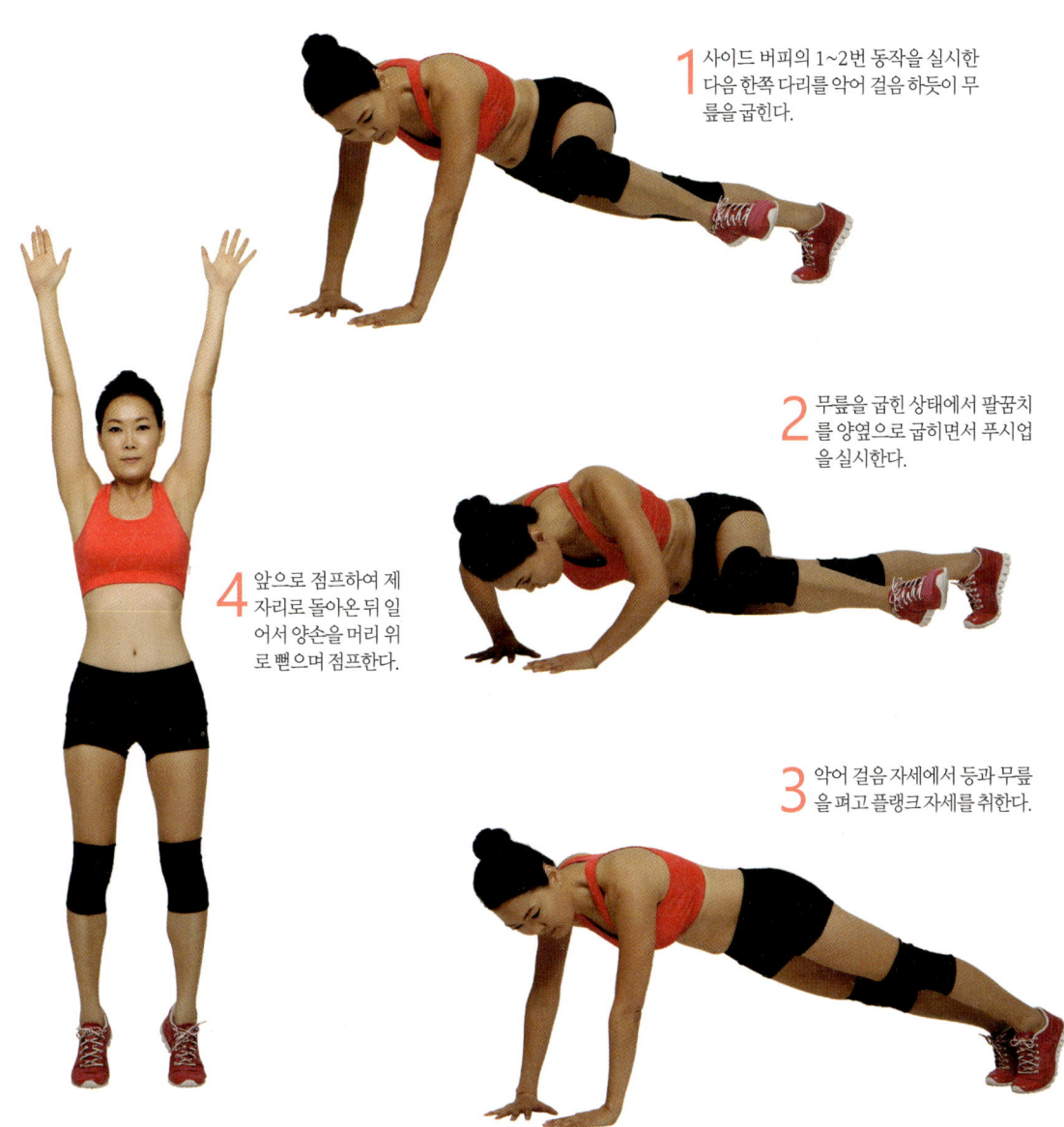

1 사이드 버피의 1~2번 동작을 실시한 다음 한쪽 다리를 악어 걸음 하듯이 무릎을 굽힌다.

2 무릎을 굽힌 상태에서 팔꿈치를 양옆으로 굽히면서 푸시업을 실시한다.

3 악어 걸음 자세에서 등과 무릎을 펴고 플랭크 자세를 취한다.

4 앞으로 점프하여 제자리로 돌아온 뒤 일어서 양손을 머리 위로 뻗으며 점프한다.

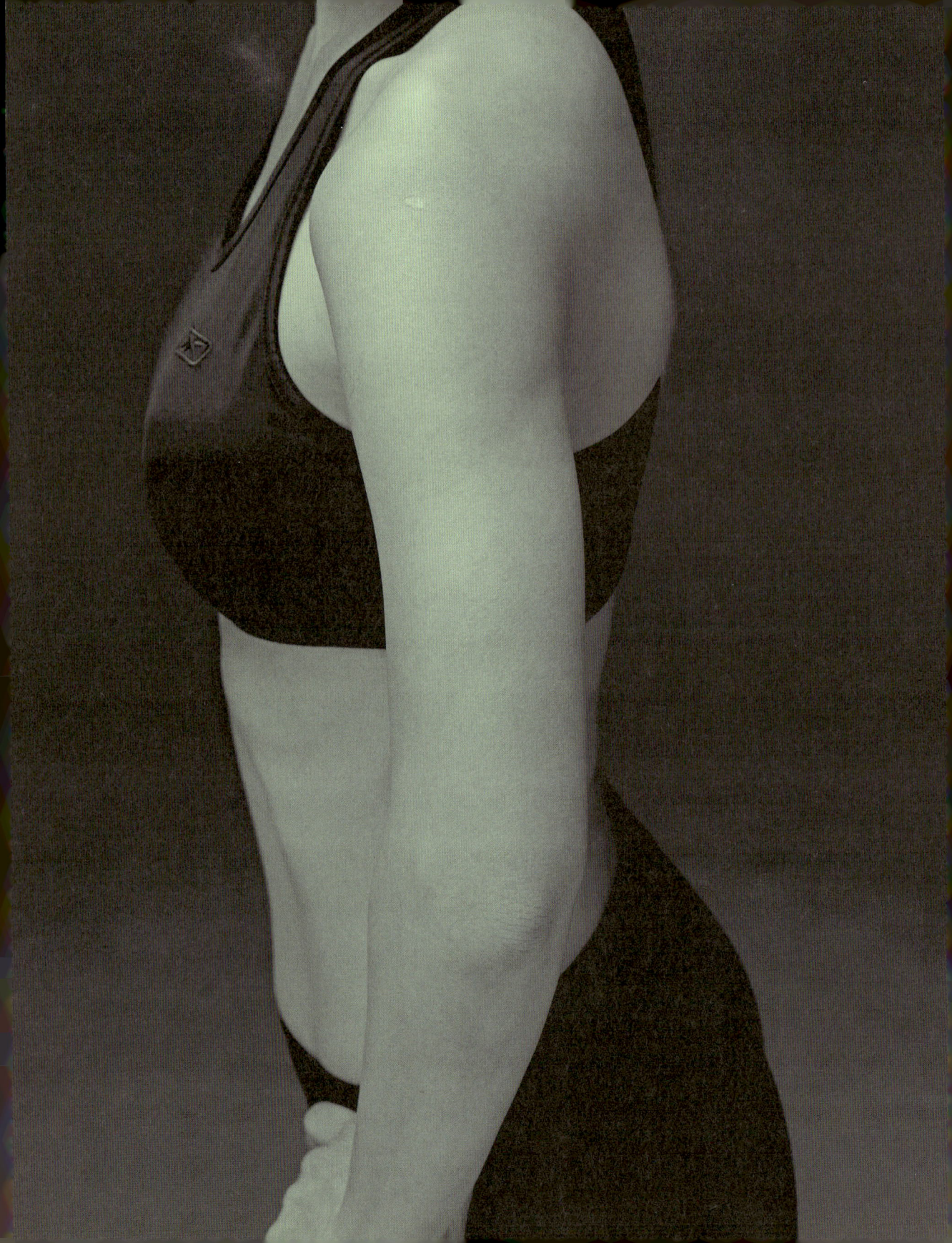

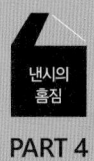

PART 4

시간별·부위별 루틴 운동

운동 루틴

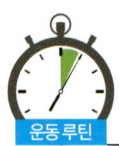

4분 기본 근력 운동

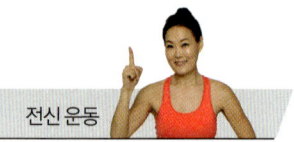

전신 운동

스쿼트 + 플랭크 무릎 차기 : 4세트

1 스쿼트 ★ 74쪽 참고
2 플랭크 무릎 차기 ★ 82쪽 참고

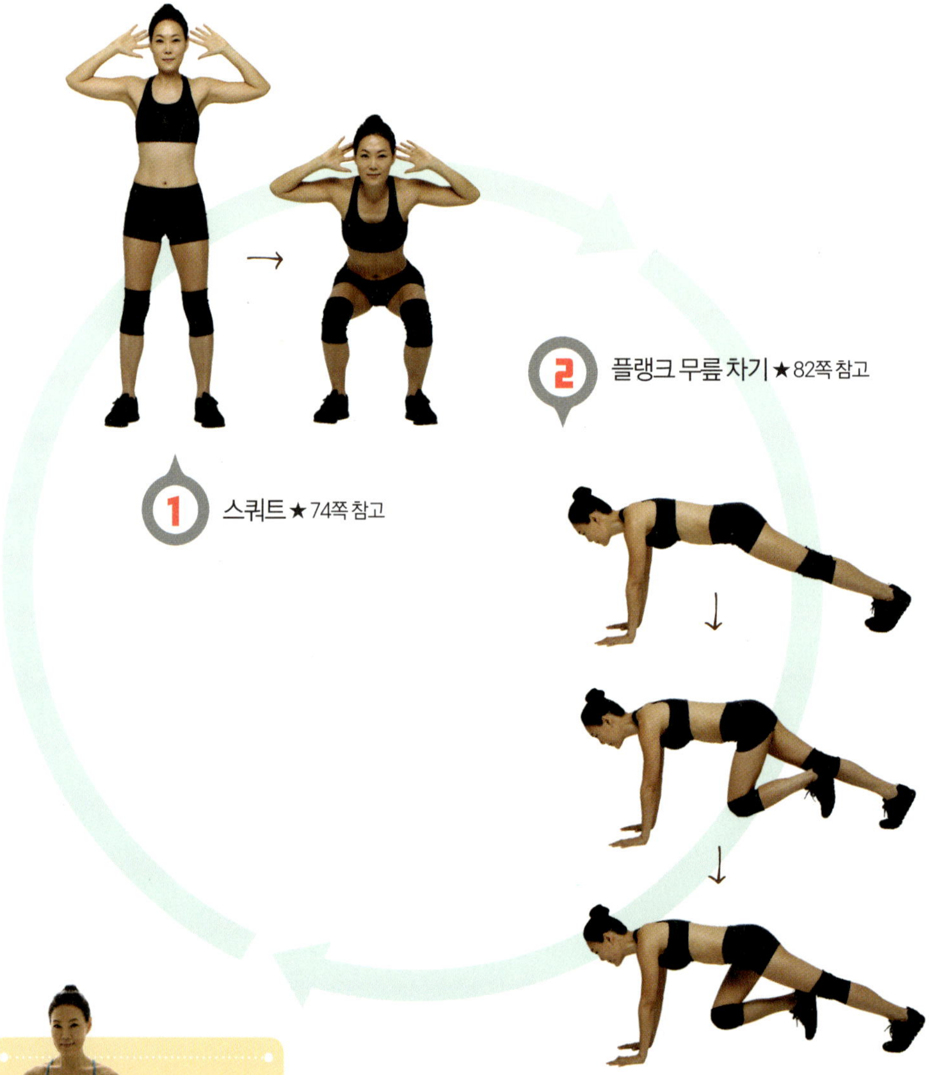

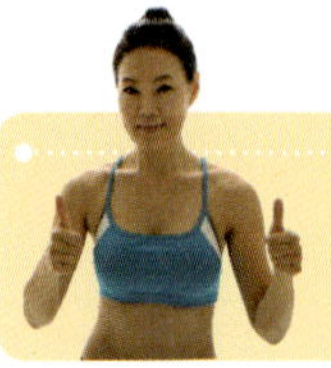

20초 운동
10초 휴식

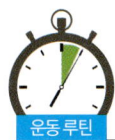 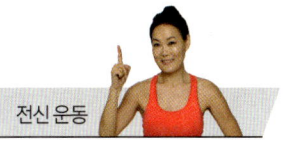

4분 전신 조임 운동

전신 운동

스쿼트 트위스트+푸시업 : 4세트

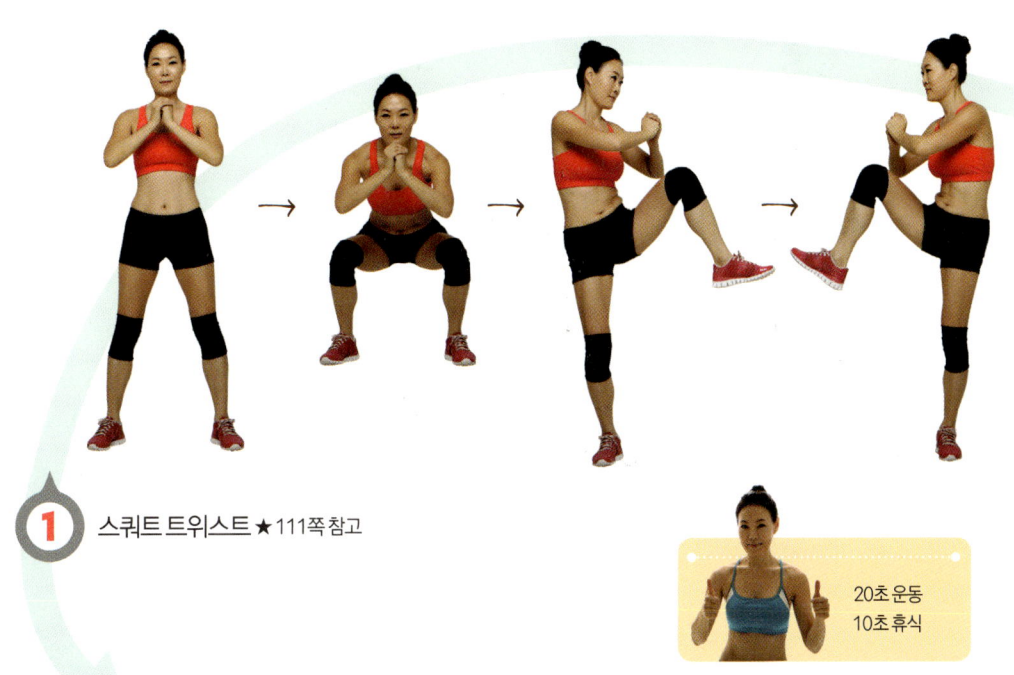

① 스쿼트 트위스트 ★111쪽 참고

20초 운동
10초 휴식

② 푸시업 ★80쪽 참고

푸시업은 벽 푸시업 혹은 의자 푸시업, 무릎 대고 푸시업, 일반 푸시업 등으로 각자의 수준에 맞추어 실시한다.

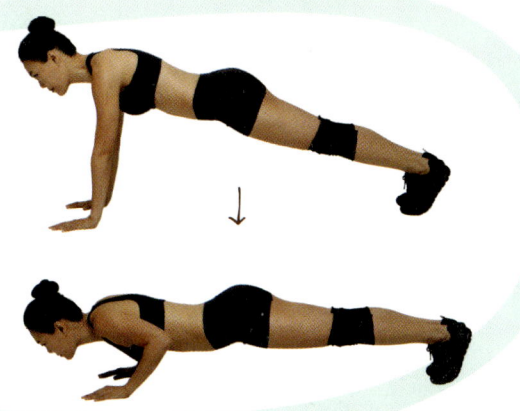

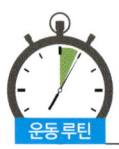

운동 루틴

4분 슬림 레그·슬림 암 운동

전신 운동

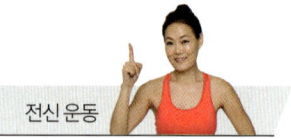

런지(좌) + 딥 + 런지(우) + 딥 : 2세트

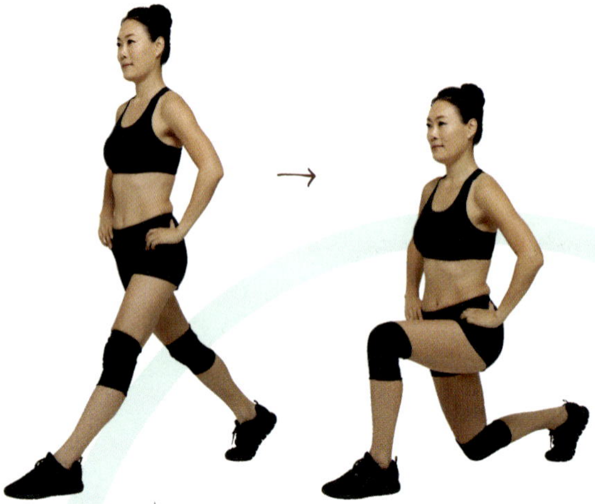

1 런지(좌) ★ 75쪽 참고

2 딥 ★ 92쪽 참고

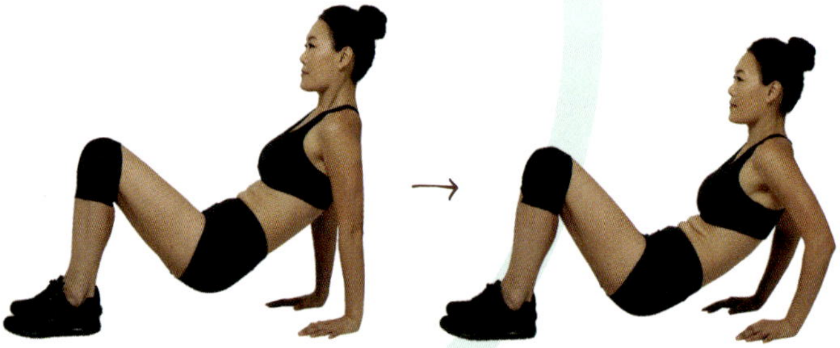

3 런지(우) ★ 75쪽 참고

4 딥 ★ 92쪽 참고

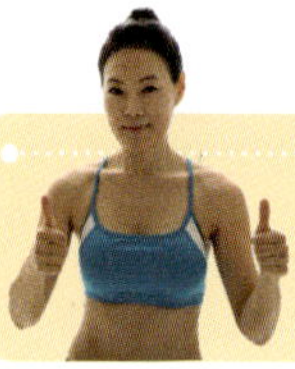

20초 운동
10초 휴식

운동 루틴

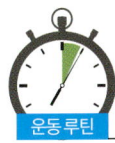

4분 탄탄한 허벅지 운동

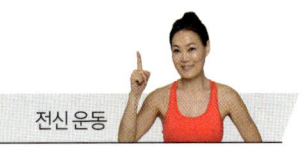

전신 운동

스쿼트 + 백 런지(좌) + 스모 스쿼트 + 백 런지(우) : 2세트

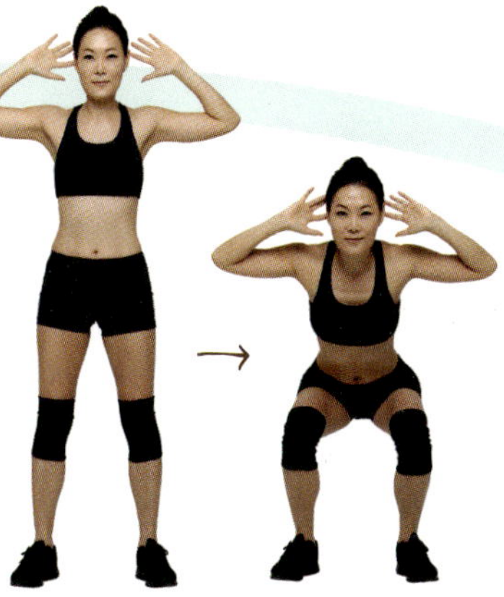

1 스쿼트 ★ 74쪽 참고

2 백 런지(좌) ★ 116쪽 참고

3 스모 스쿼트 ★ 110쪽 참고

20초 운동
10초 휴식

4 백 런지(우) ★ 116쪽 참고

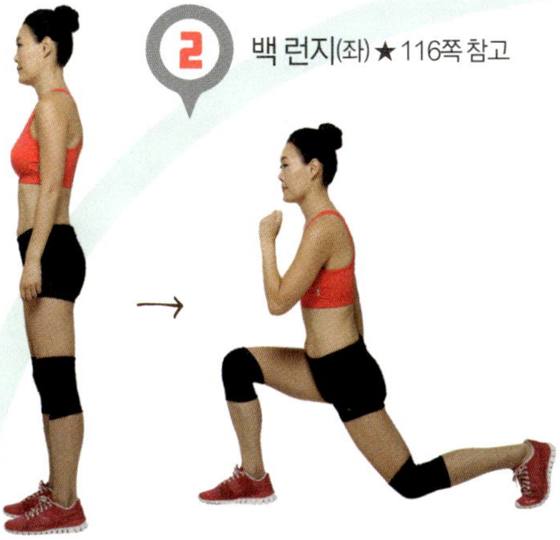

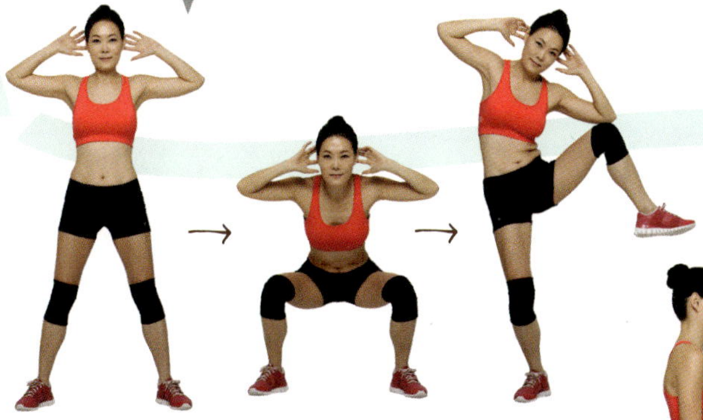

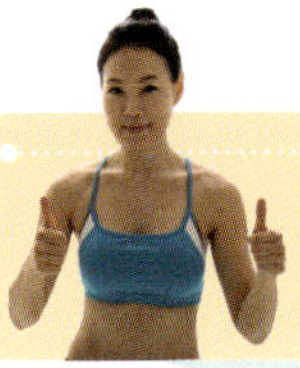

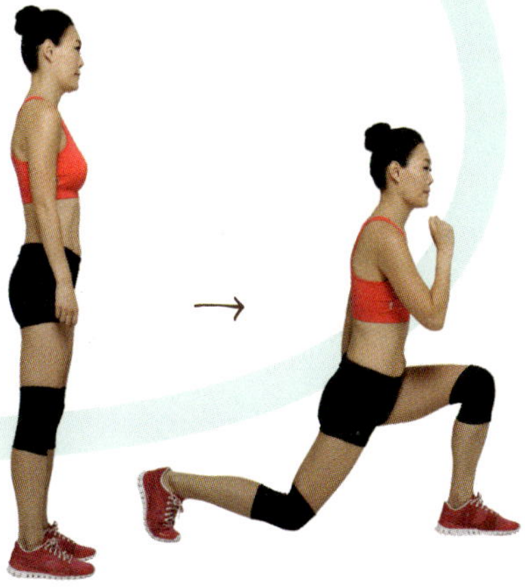

운동 루틴

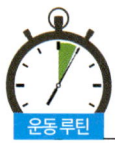

4분 체지방, 내장지방 빼기 운동

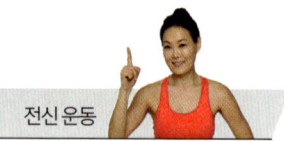

전신 운동

버피 + 플랭크 무릎 차기 + 버피 + 악어 걸음 : 2세트

1 버피 ★ 81쪽 참고

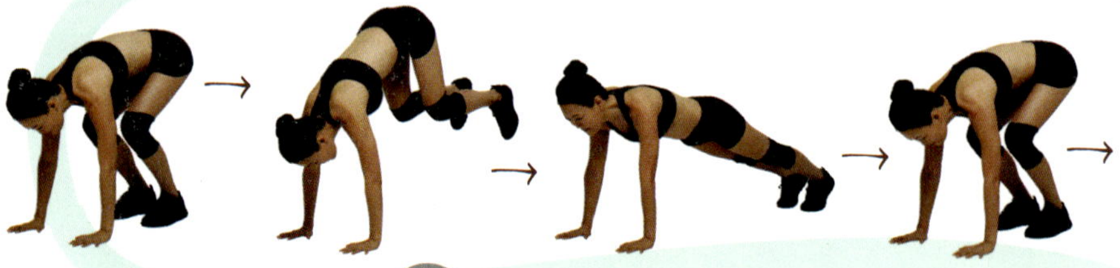

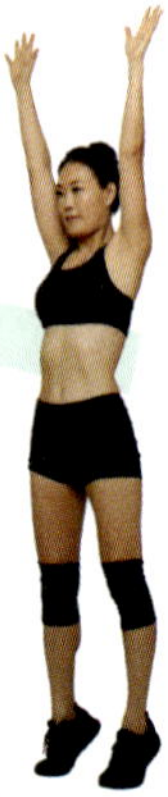

2 플랭크 무릎 차기 ★ 82쪽 참고

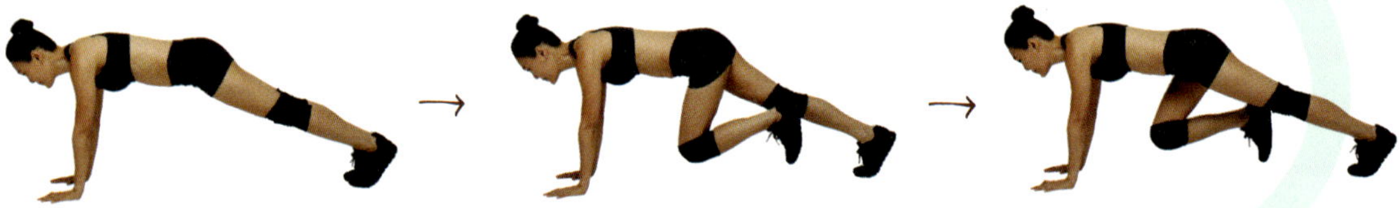

3 버피 ★ 81쪽 참고

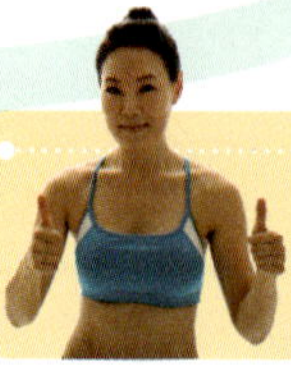

20초 운동
10초 휴식

4 악어 걸음 ★ 83쪽 참고

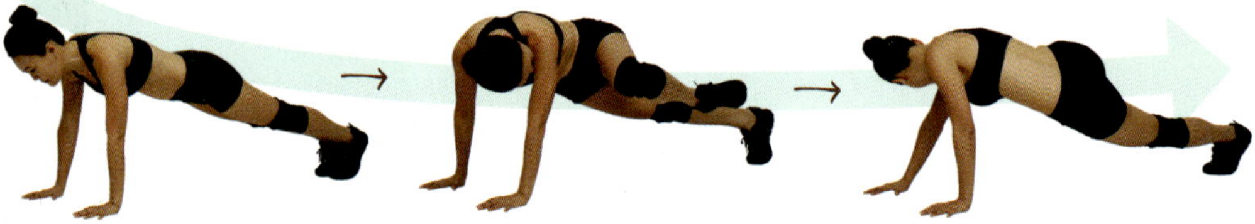

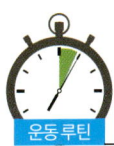

4분 아랫배 조이기 운동

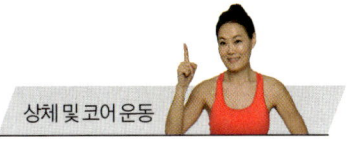

상체 및 코어 운동

플랭크 무릎 차기 + 하늘 자전거 크런치 : 4세트

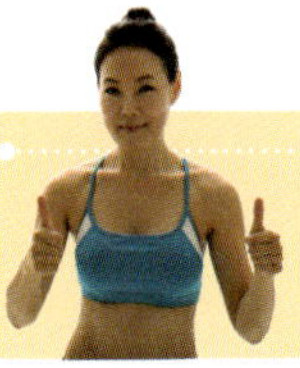

1 플랭크 무릎 차기 ★82쪽 참고

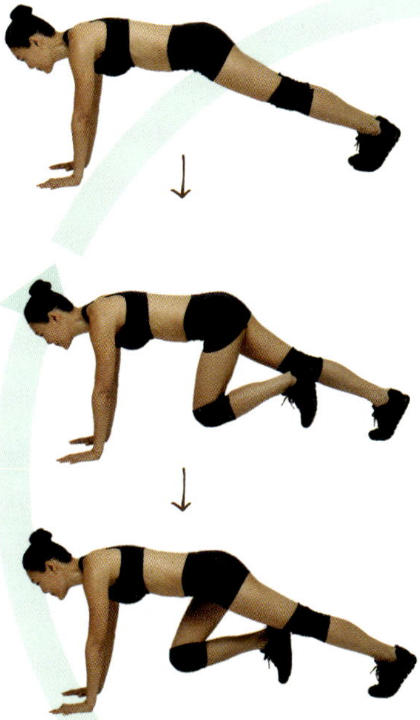

20초 운동
10초 휴식

2 하늘 자전거 크런치 ★95쪽 참고

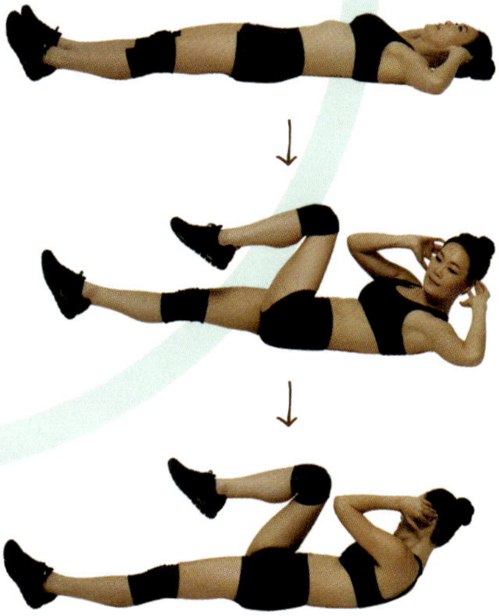

159

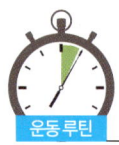 **운동 루틴**

4분 똥뱃살 빼는 운동

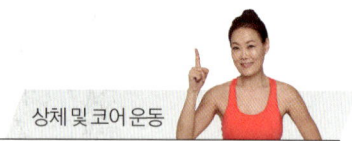
상체 및 코어 운동
무릎 올려 뛰기 + 마운튼 클라임 : 4세트

① 무릎 올려 뛰기 ★94쪽 참고

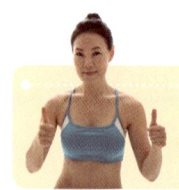
20초 운동
10초 휴식

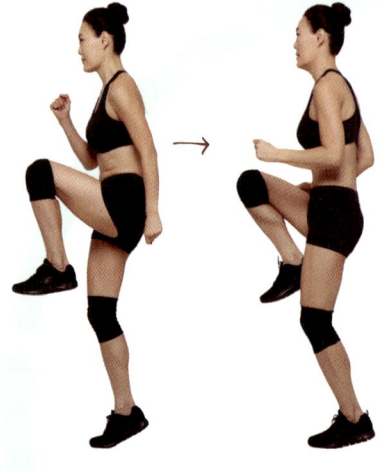

② 마운튼 클라임 ★84쪽 참고

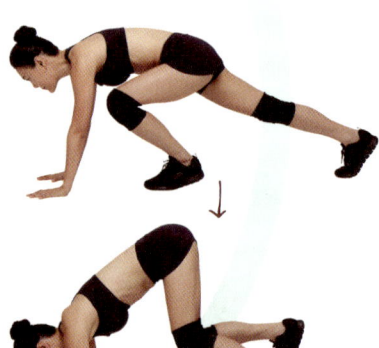

③ 무릎 올려 뛰기 ★94쪽 참고

④ 마운튼 클라임 ★84쪽 참고

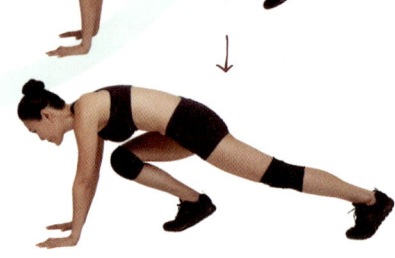

운동 루틴

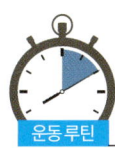

10분 마스터 전신 운동

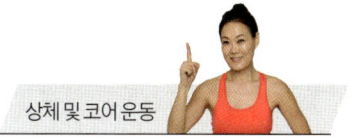

상체 및 코어 운동

[푸시업 버피×3]+[앞으로 런지(좌우)×10]

1 푸시업 버피 3회 ★ 141쪽 참고

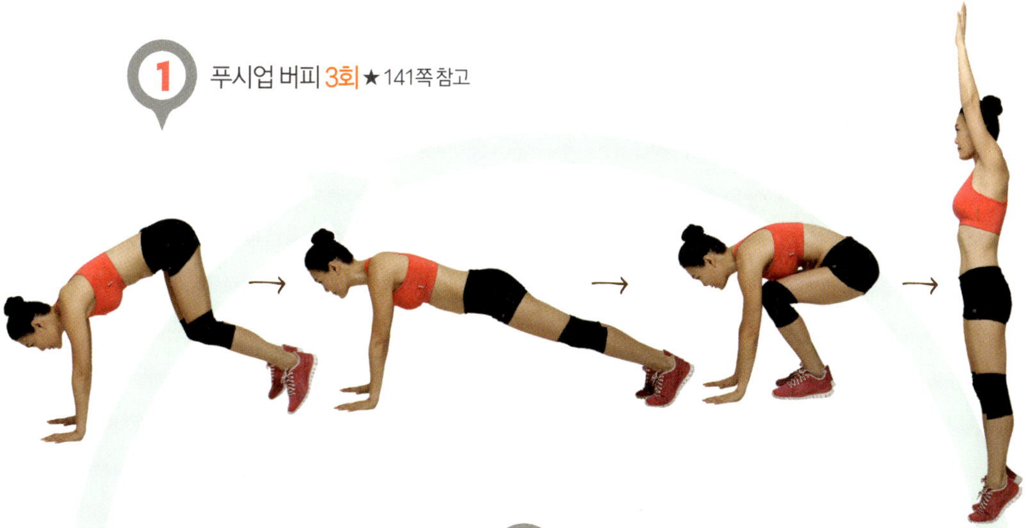

2 앞으로 런지(좌우) 10회 ★ 120쪽 참고

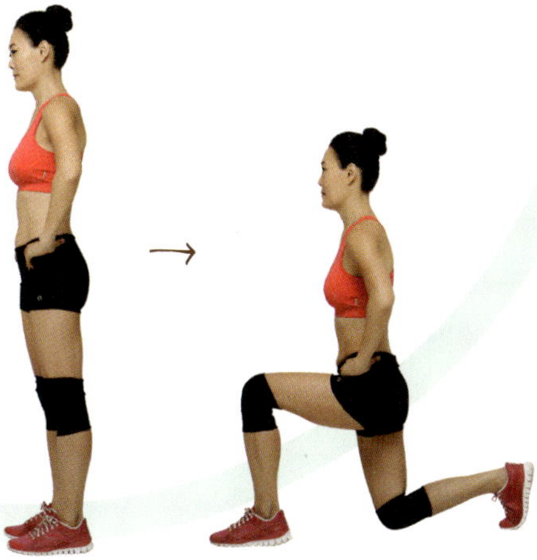

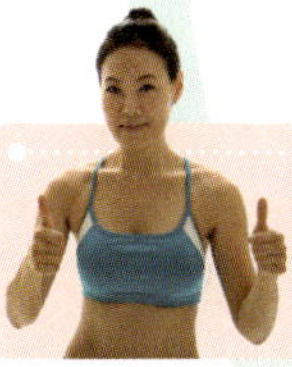

10분 동안 해당 운동 세트를 최대한 빠른 속도로 반복한다.

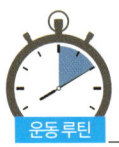

10분 슬림 비키니 바디 운동

1 스텝 업 20회
★ 77쪽 참고

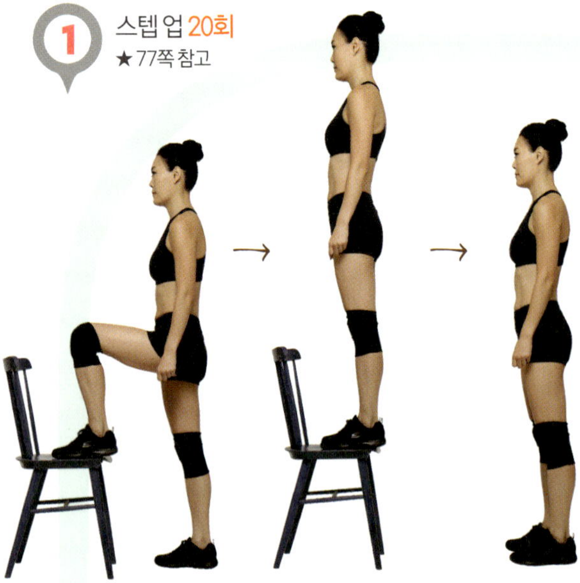

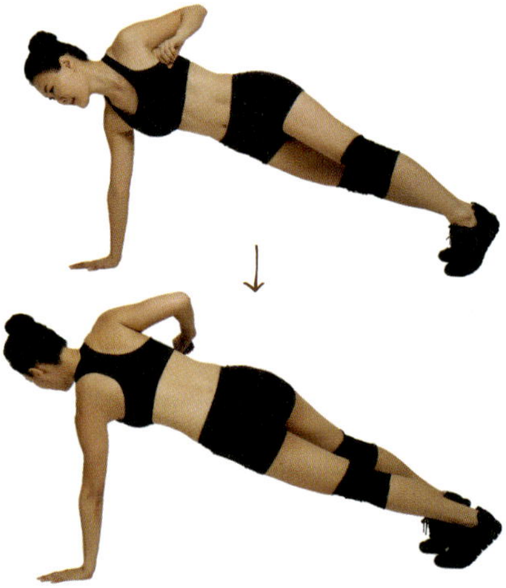

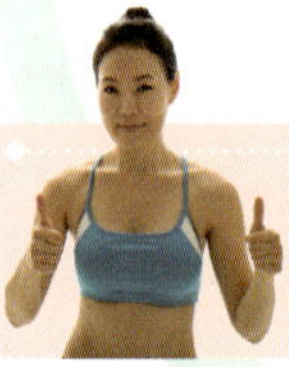

10분 동안 해당 운동 세트를 최대한 빠른 속도로 반복한다.

2 플랭크 로 20회 ★ 88쪽 참고

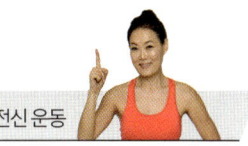
전신 운동

[스텝 업×20] + [플랭크 로×20] + [런지(좌)×10] + [런지(우)×10] + [슈퍼맨×20]

4 슈퍼맨 **20회** ★ 90쪽 참고

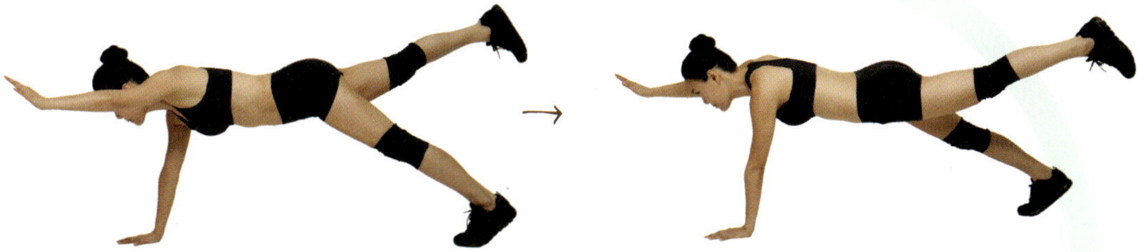

3 런지(좌우) **각 10회** ★ 75쪽 참고

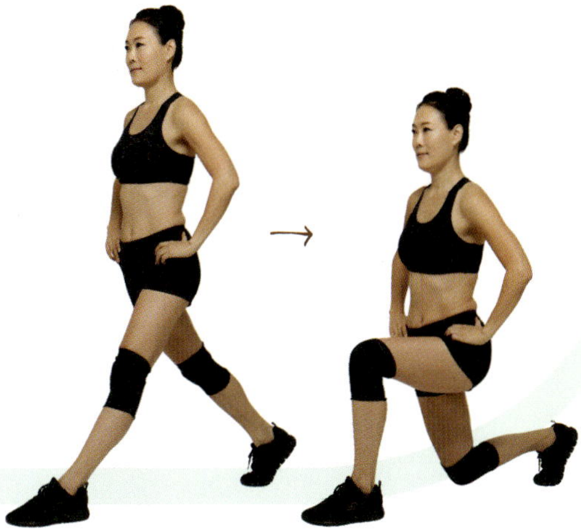

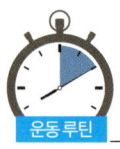

운동 루틴

10분 칼로리 소모 폭탄 운동

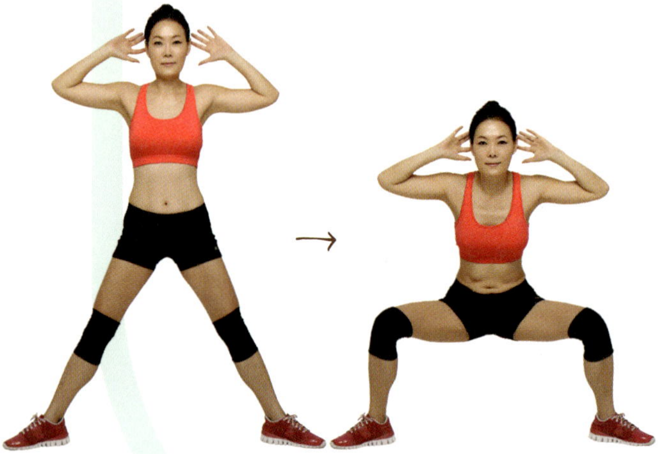

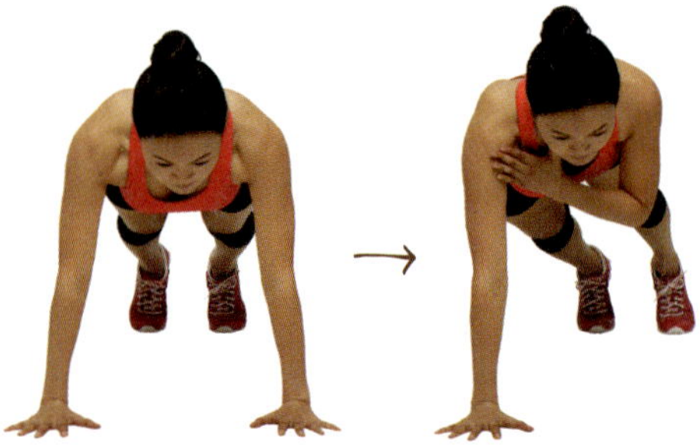

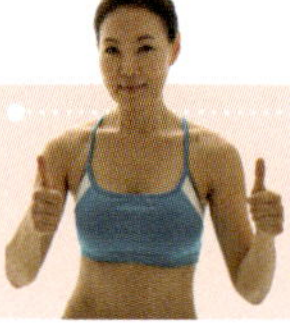

1 와이드 스쿼트 20회
★ 109쪽 참고

2 푸시업 어깨 탭 10회 ★ 134쪽 참고

10분 동안 해당 운동 세트를 최대한 빠른 속도로 반복한다.

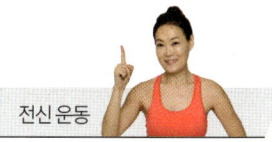
전신 운동

[와이드 스쿼트×20] + [푸시업 어깨 탭×10] + [버피×5] + [브리지×20]

3 버피 5회 ★81쪽 참고

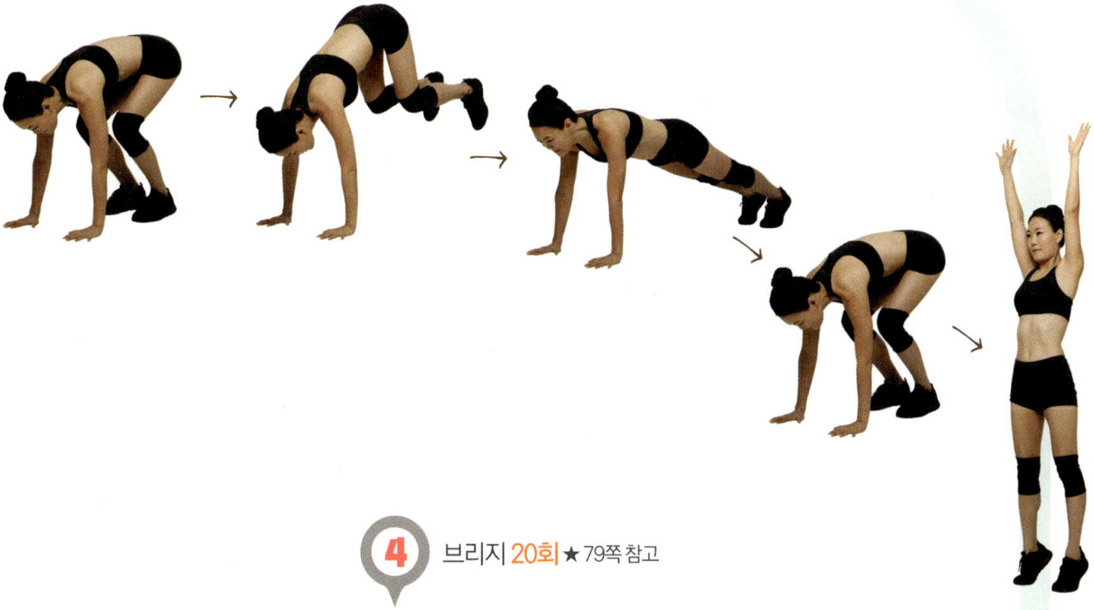

4 브리지 20회 ★79쪽 참고

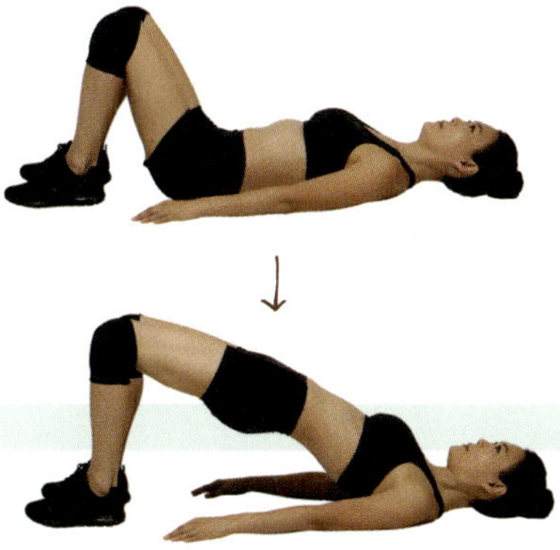

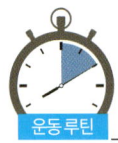

10분 뱃살 빼는 운동

 백 런지 무릎 올리기(좌우) **각 10회** ★ 117쪽 참고

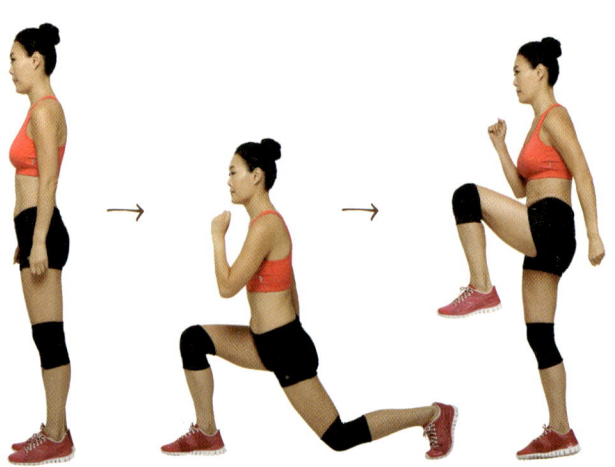

2 암 워킹 **5회** ★ 102쪽 참고

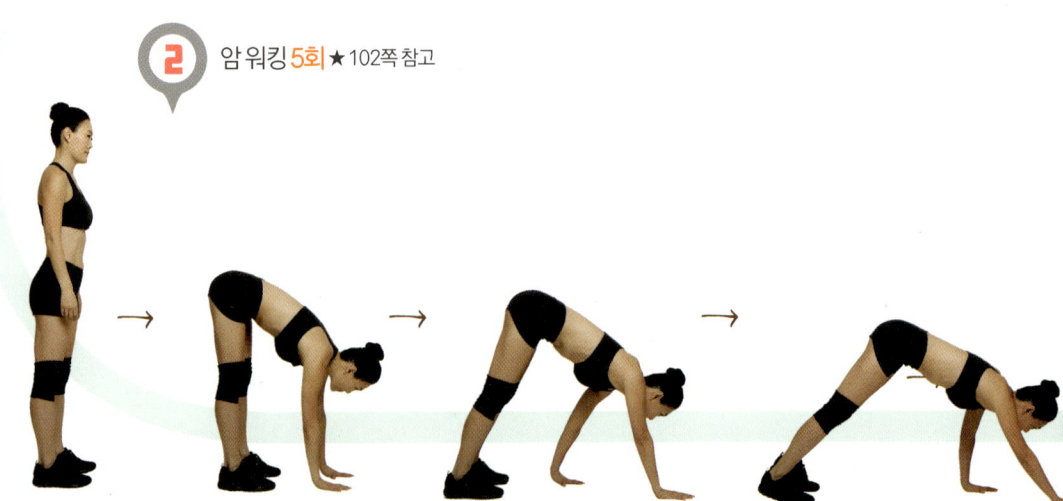

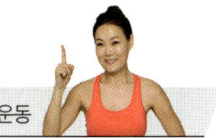

전신 운동

[백 런지 무릎 올리기×10] + [암 워킹×5] + [점핑 잭×20]

3 점핑 잭 20회 ★ 104쪽 참고

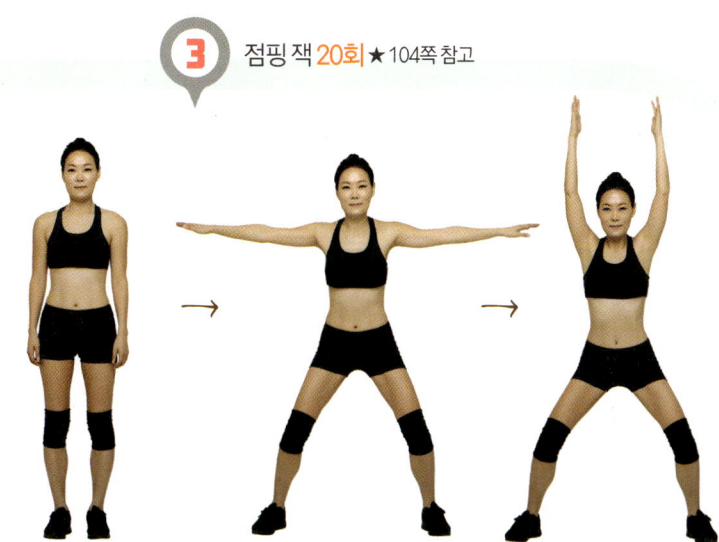

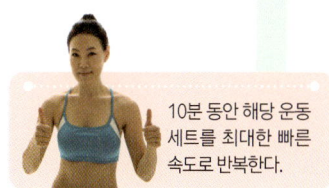

10분 동안 해당 운동 세트를 최대한 빠른 속도로 반복한다.

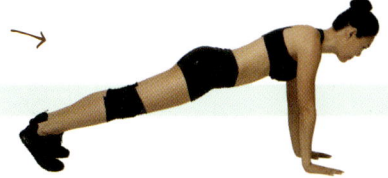

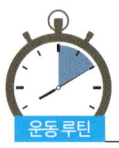

운동 루틴

10분 전신 다이어트 운동

50초 운동
10초 휴식

1 버피 ★ 81쪽 참고

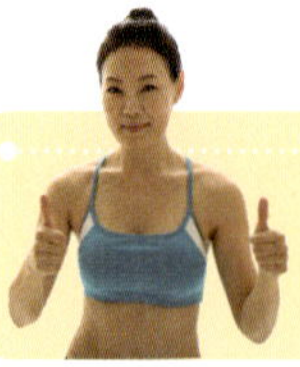

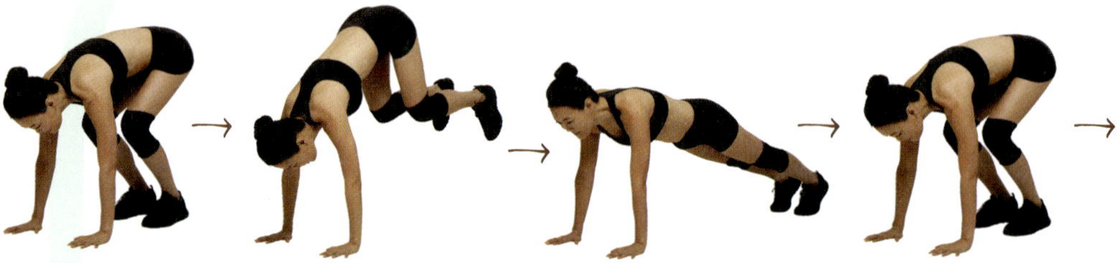

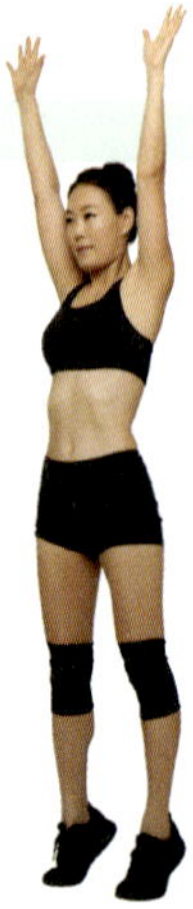

2 스쿼트 옆차기 ★ 112쪽 참고

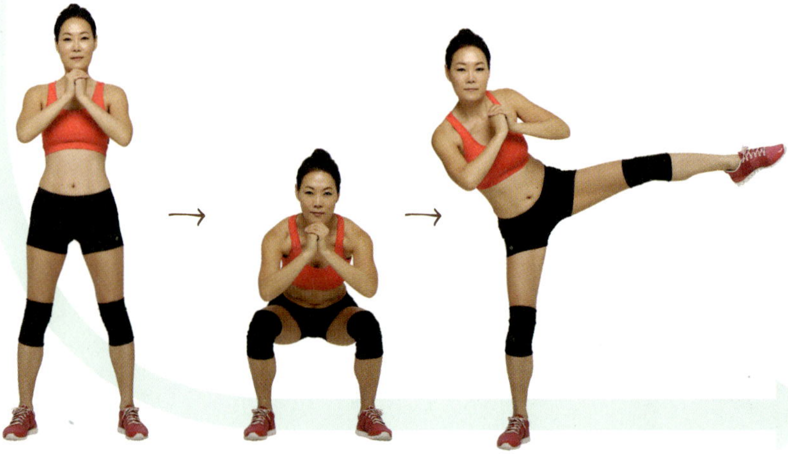

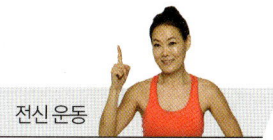
전신 운동

버피 + 스쿼트 옆차기 + [푸시업 + (플랭크 무릎 차기 × 2)] + 백 런지 무릎 올리기 + 하늘 자전거 크런치 : 2세트

5 하늘 자전거 크런치
★ 95쪽 참고

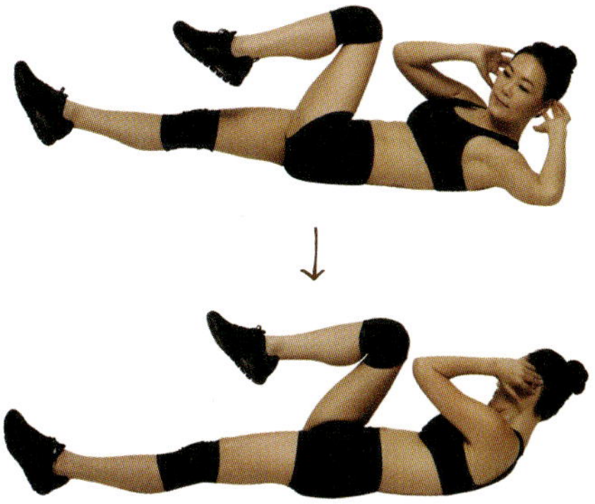

4 백 런지 무릎 올리기
★ 117쪽 참고

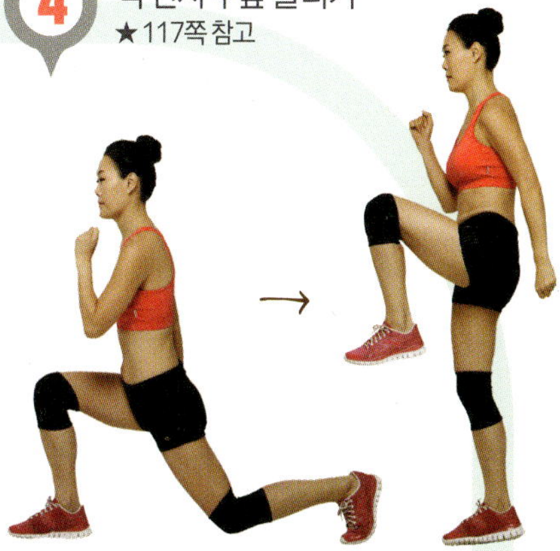

3 푸시업 + (플랭크 무릎 차기 2회)
★ 80쪽, 82쪽 참고

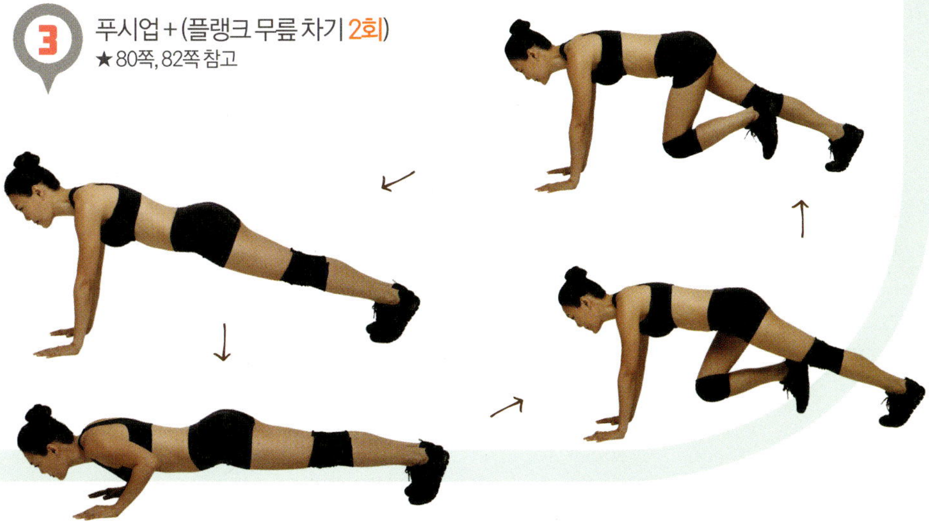

운동 루틴

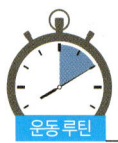

10분 뱃살, 팔 살, 허벅지 살 빼는 운동

1 스쿼트 앞차기 ★ 113쪽 참고

2 엎드려 푸시업 ★ 137쪽 참고

40초 운동
10초 휴식

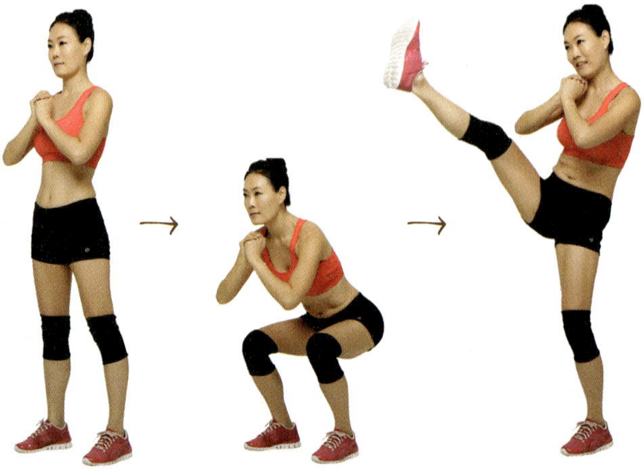

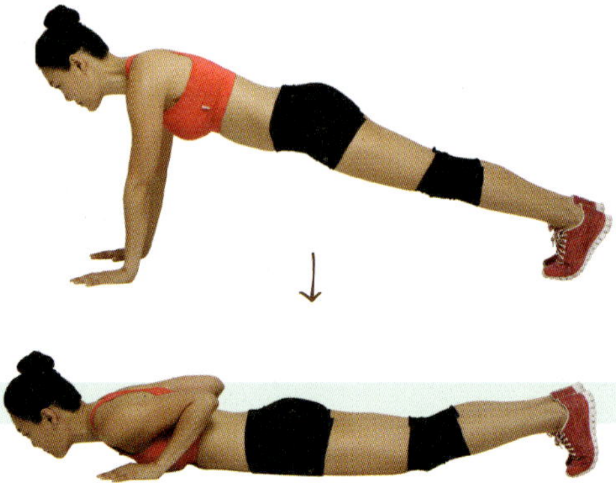

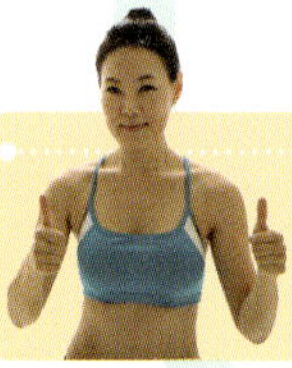

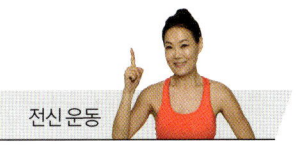

전신 운동

스쿼트 앞차기 + 엎드려 푸시업 + 스쿼트 + 악어 걸음 : 3세트

4 악어 걸음 ★ 83쪽 참고

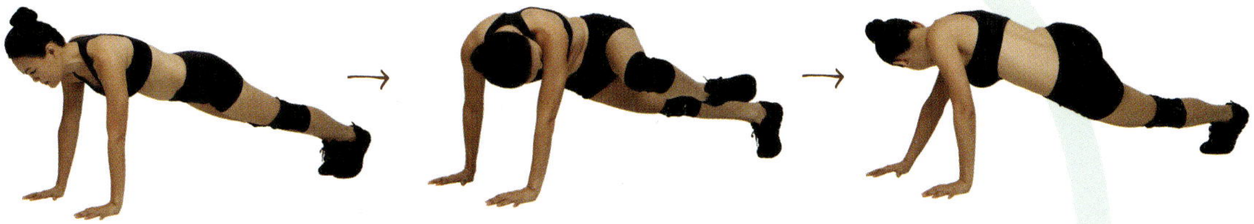

3 스쿼트 ★ 74쪽 참고

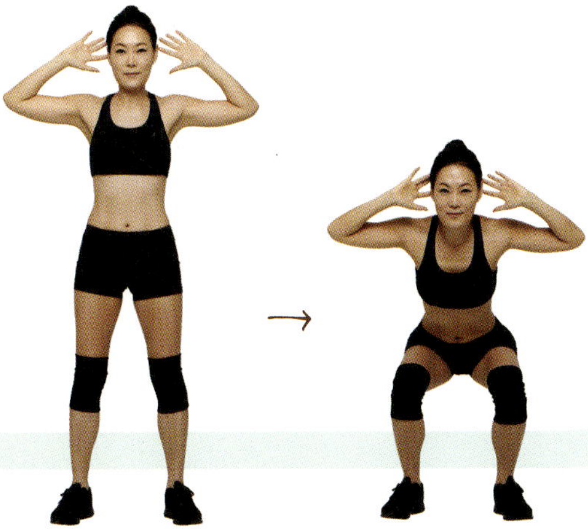

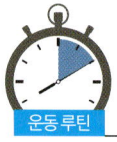

10분 날씬해지는 운동

1 사이드 런지(좌) ★ 76쪽 참고

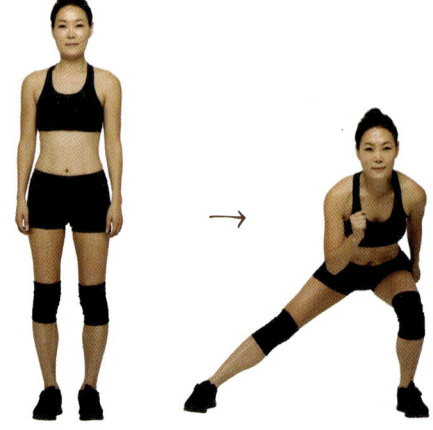

2 사이드 런지(우) ★ 76쪽 참고

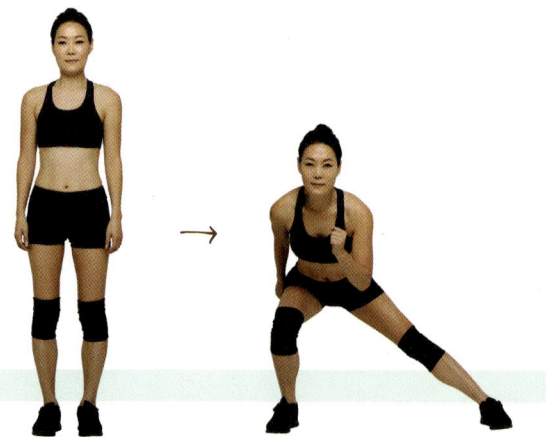

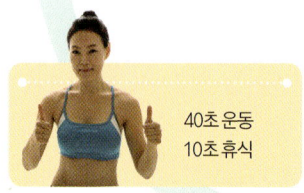

40초 운동
10초 휴식

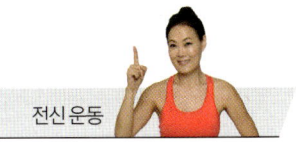
전신 운동

사이드 런지(좌) + 사이드 런지(우) + 버피 + 토 터치 크런치 : 3세트

4 토 터치 크런치 ★ 105쪽 참고

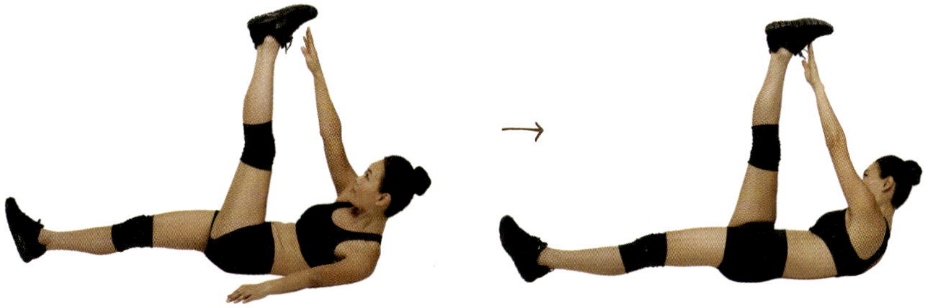

3 버피 ★ 81쪽 참고

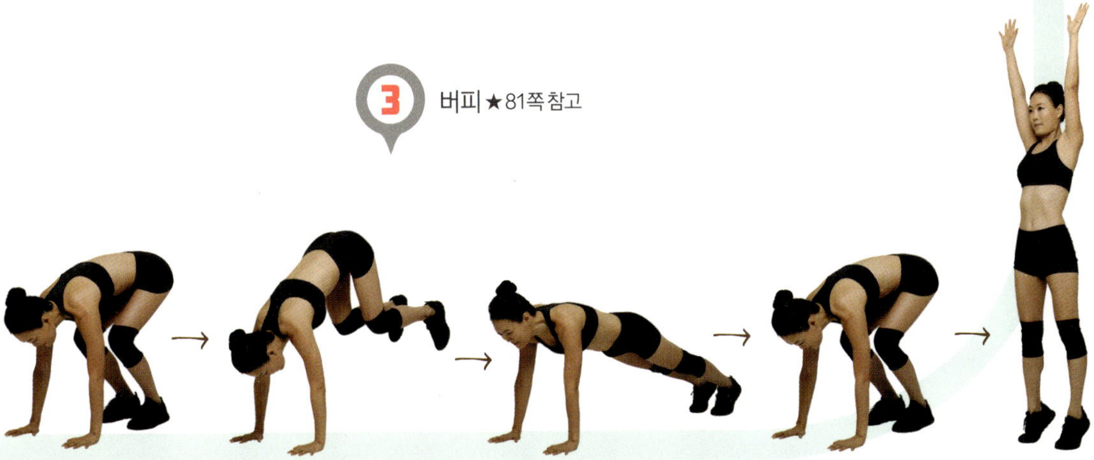

운동 루틴

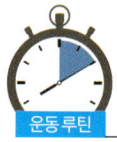

10분 엉뽕, 허벅지가 탄탄해지는 운동

1 좁게 스쿼트 10회★ 108쪽 참고

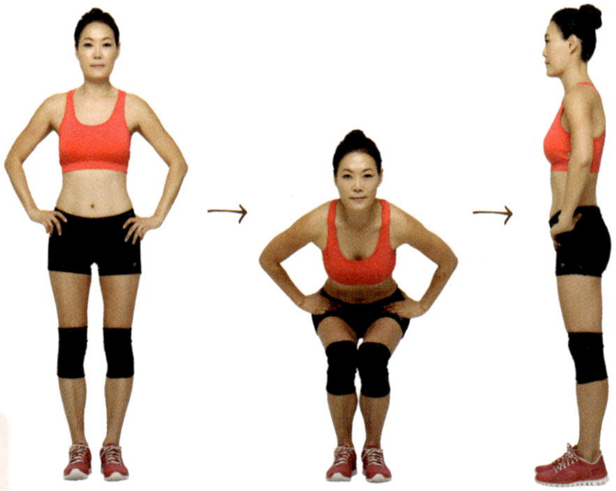

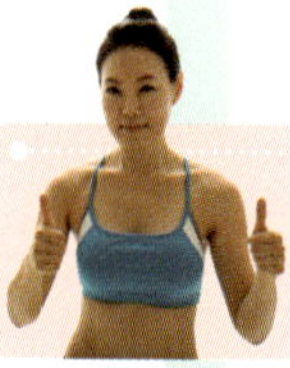

10분 동안 해당 운동 세트를 최대한 빠른 속도로 반복한다.

2 스쿼트 10회★ 74쪽 참고

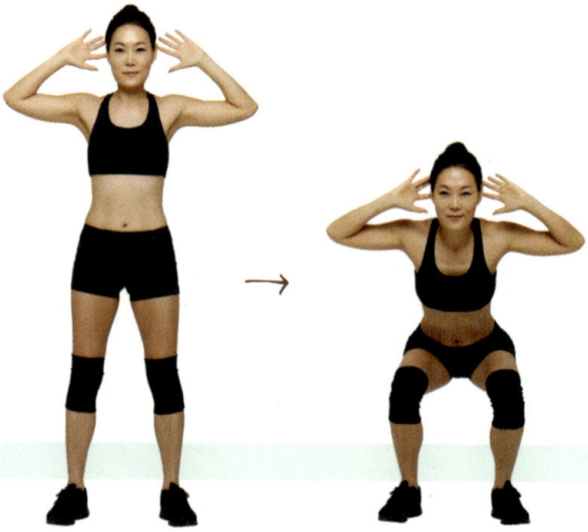

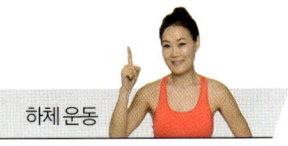 하체 운동

[좁게 스쿼트×10] + [스쿼트×10] + [와이드 스쿼트×10] + [다이내믹 스쿼트×10]

4 다이내믹 스쿼트 **10회** ★114쪽 참고

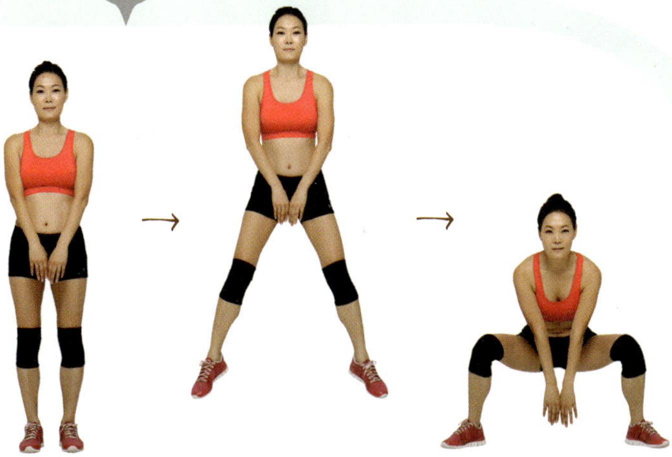

3 와이드 스쿼트 **10회** ★109쪽 참고

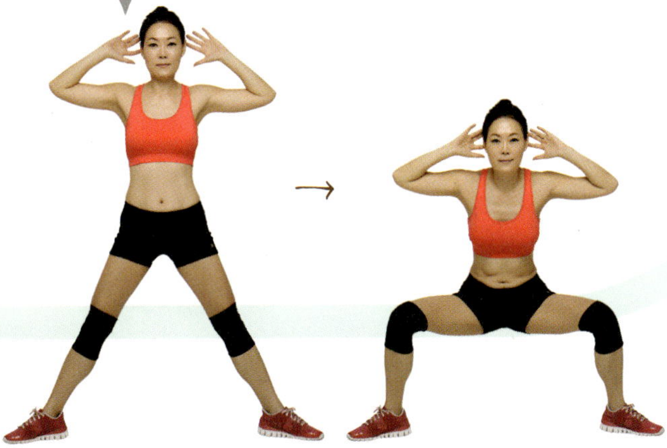

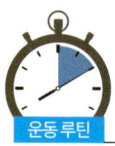 # 10분 11자 복근 만들기 운동

1 무릎 올려 뛰기 **10회**
★94쪽 참고

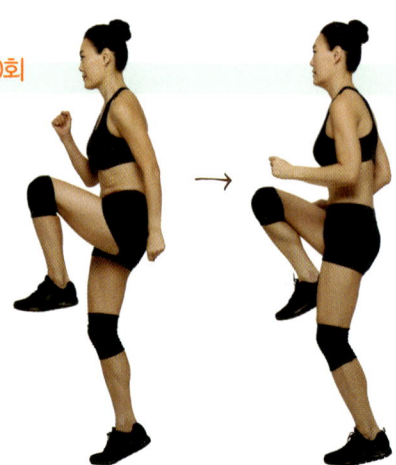

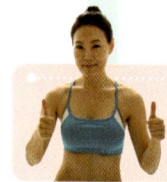
10분 동안 해당 운동 세트를 최대한 빠른 속도로 반복한다.

2 플랭크 무릎 차기 **10회**
★82쪽 참고

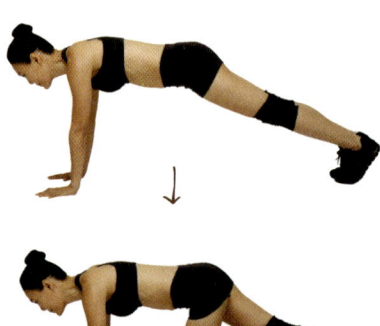

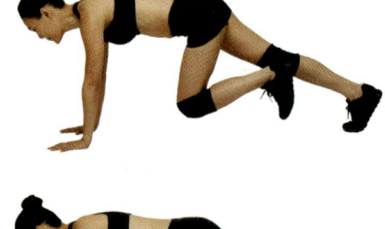

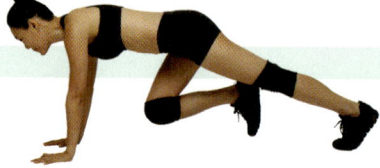

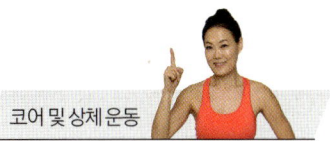
코어 및 상체 운동

[무릎 올려 뛰기×10] + [플랭크 무릎 차기×10] + [엎드려 푸시업×10] + [악어 걸음×10]

4 악어 걸음 **10회** ★ 83쪽 참고

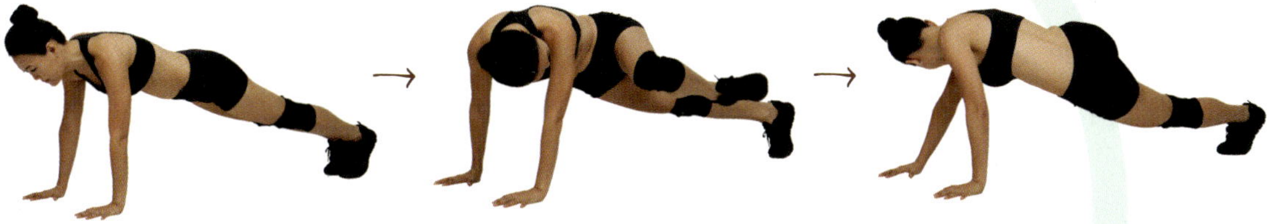

3 엎드려 푸시업 **10회** ★ 137쪽 참고

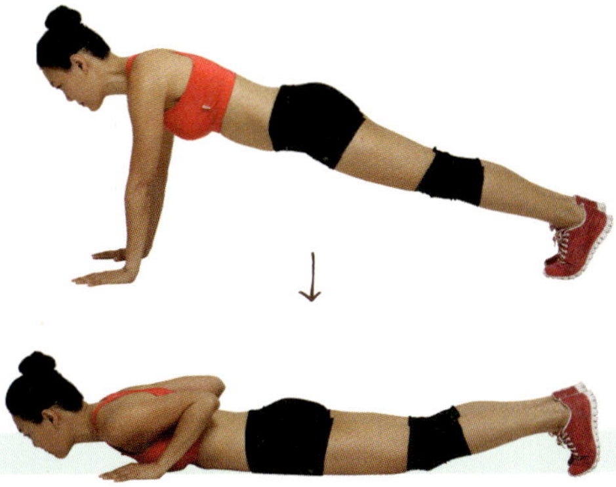

운동 루틴

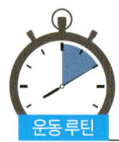

10분 상체 비만 타파 운동

1 마운튼 클라임 달리기
★ 85쪽 참고

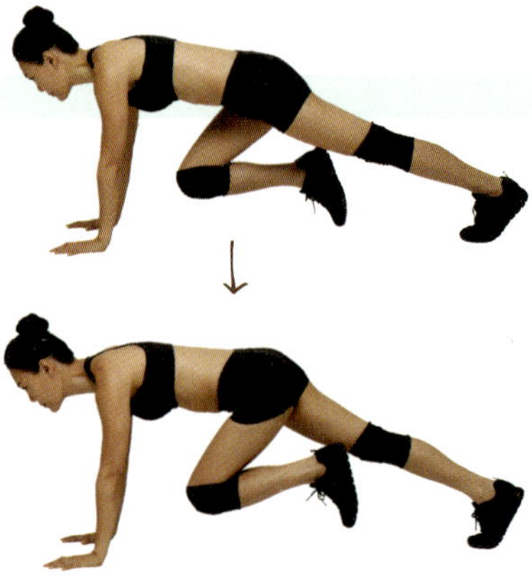

2 스타 크런치
★ 99쪽 참고

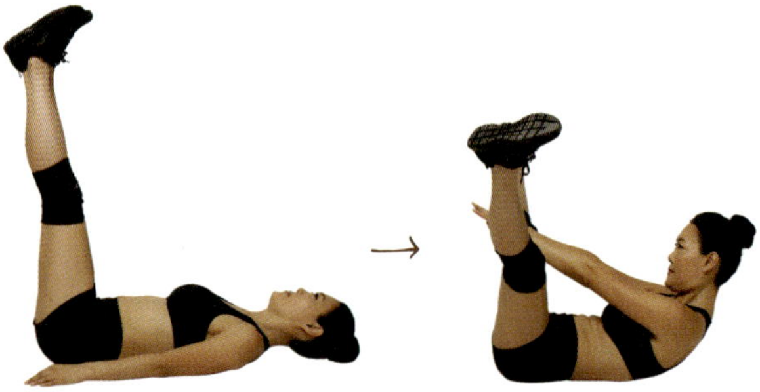

3 플랭크 점프 ★ 86쪽 참고

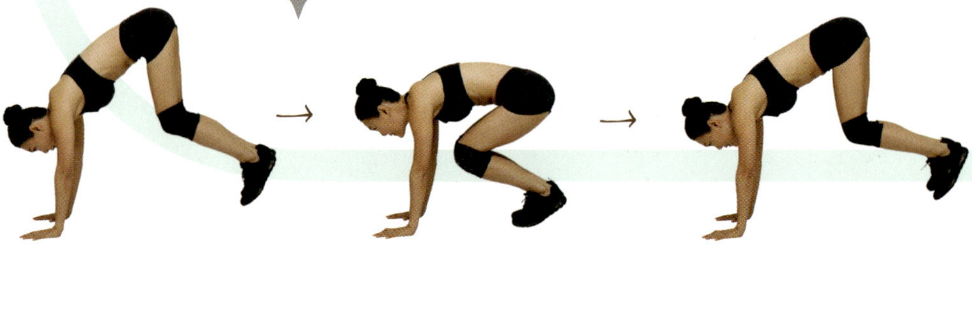

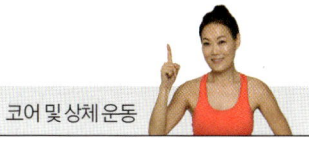
코어 및 상체 운동

마운튼 클라임 달리기 + 스타 크런치 + 플랭크 점프 + 악어 걸음 + 게 자세 발차기 : 4세트

5 게 자세 발차기 ★89쪽 참고

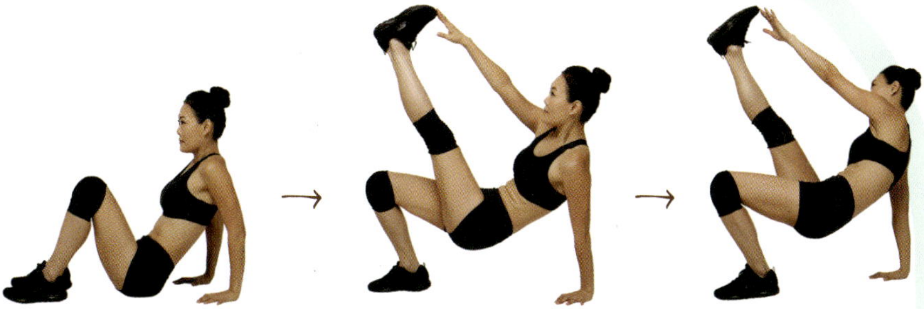

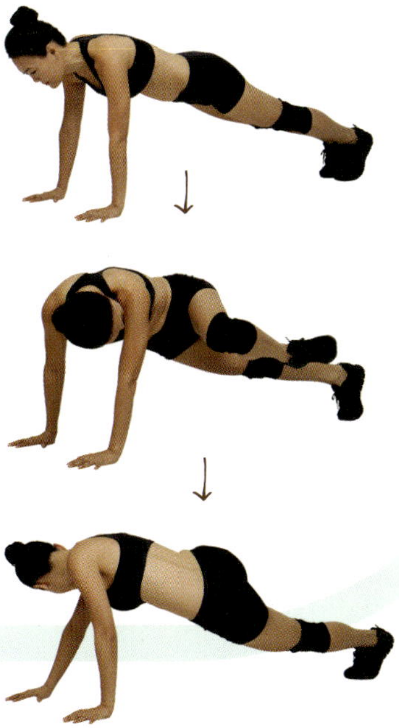

4 악어 걸음
★83쪽 참고

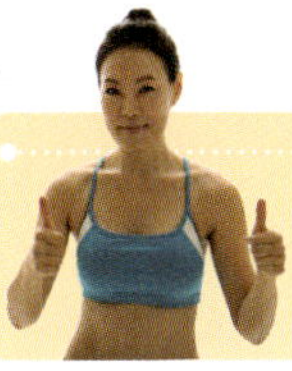

20초 운동
10초 휴식

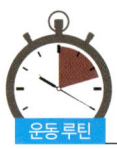

운동 루틴

12분 옆구리 살 빠지는 전신 운동

50초 운동
10초 휴식

1 스텝 업
★77쪽 참고

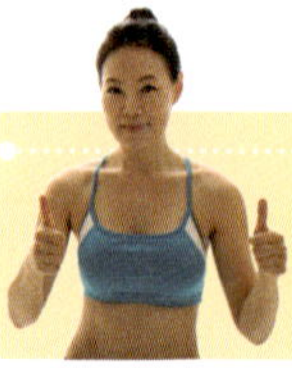

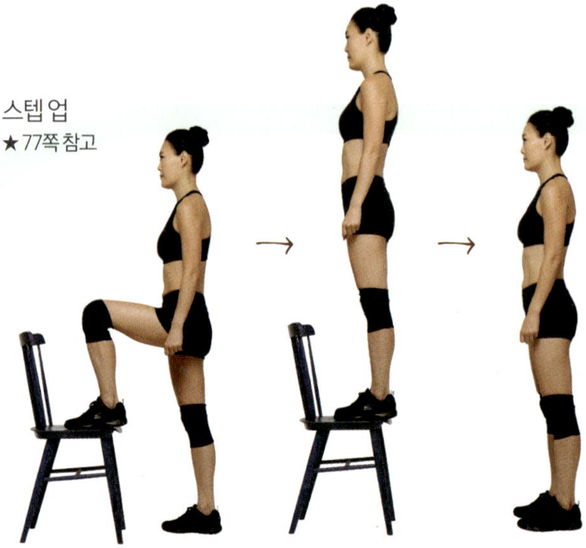

2 푸시업 버피
★141쪽 참고

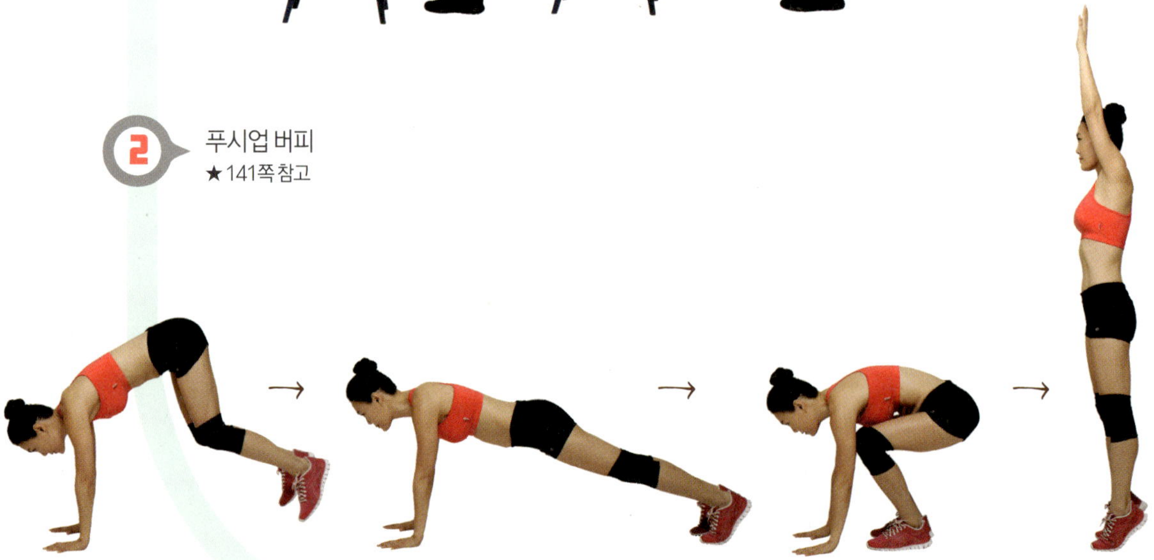

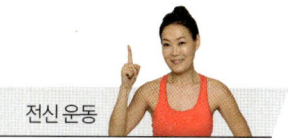
전신 운동

스텝 업 + 푸시업 버피 + 백 런지 옆차기 + 푸시업 사이트 플랭크 : 3세트

④ 푸시업 사이드 플랭크 ★138쪽 참고

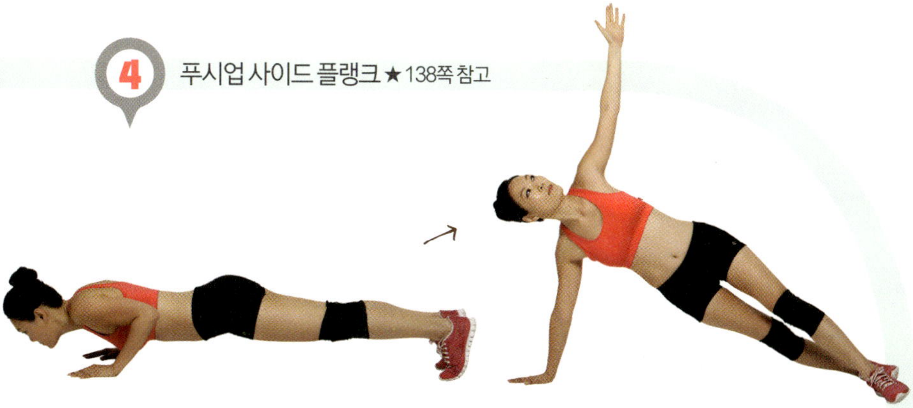

③ 백 런지 옆차기 ★119쪽 참고

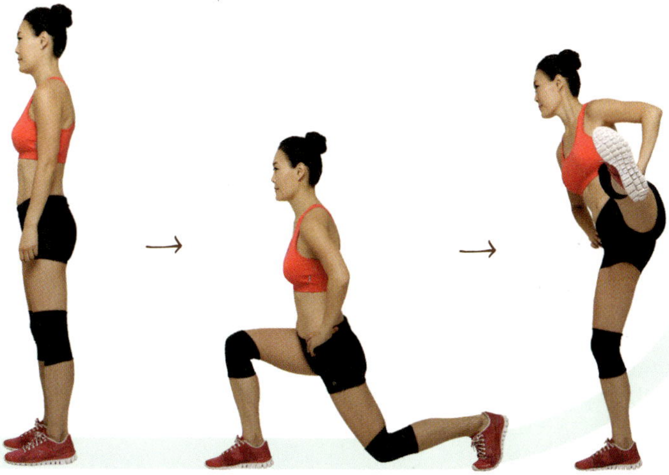

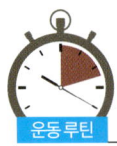
12분 짧고 굵게 하는 전신 운동

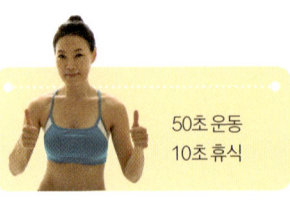
50초 운동
10초 휴식

1 백 런지 발차기(좌) ★ 118쪽 참고

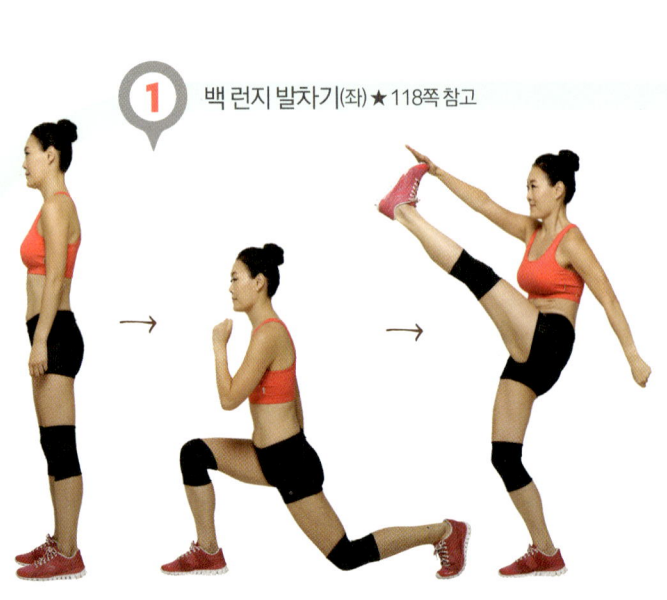

2 푸시업 로 ★ 135쪽 참고

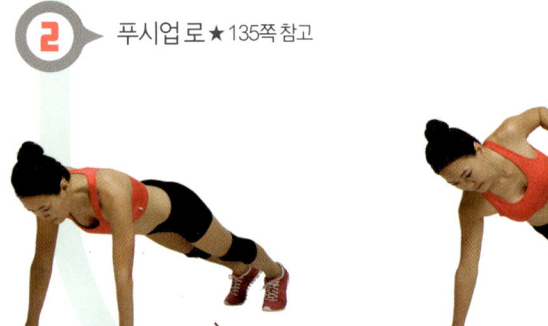
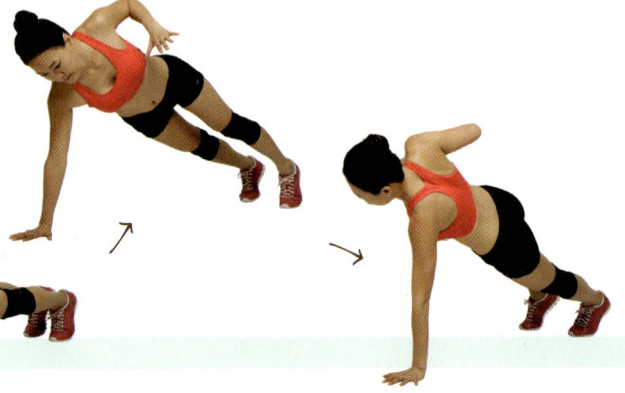

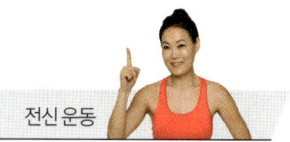

백 런지 발차기(좌) + 푸시업 로 + 백 런지 발차기(우) + [플랭크 무릎 차기×2 + 악어 걸음×2] : 3세트

4 플랭크 무릎 차기 **2회** + 악어 걸음 **2회**
★ 82쪽, 83쪽 참고

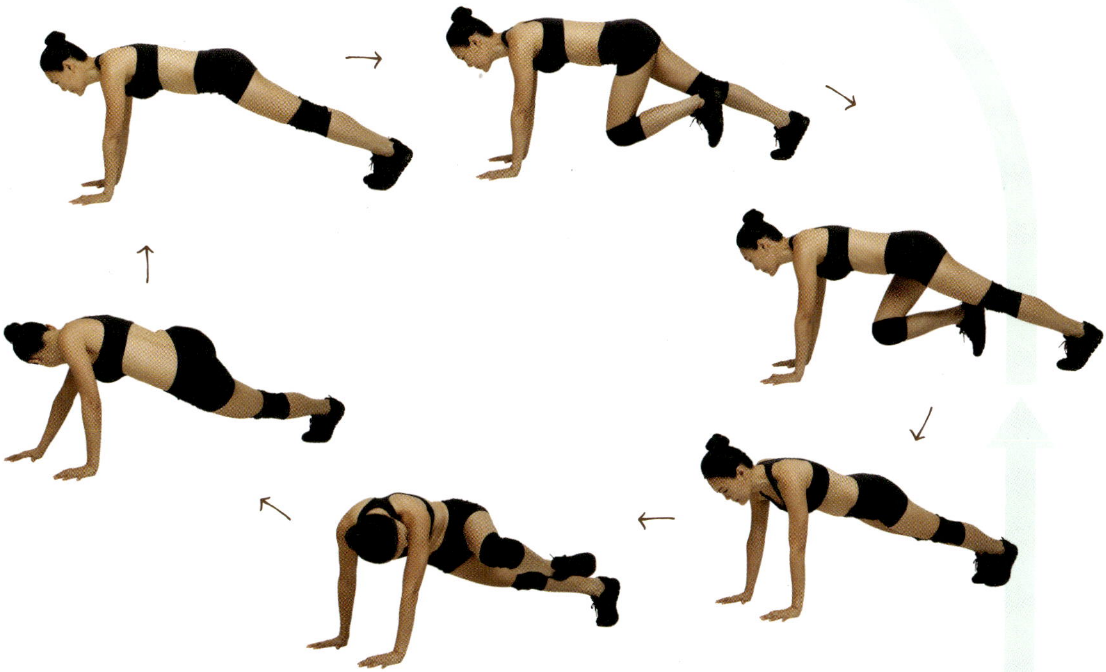

3 백 런지 발차기(우) ★ 118쪽 참고

운동 루틴

12분 뱃살 빼는 최고 조합 운동

1 버피 ★81쪽 참고

2 스쿼트 트위스트 ★111쪽 참고

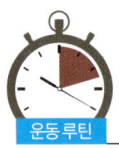

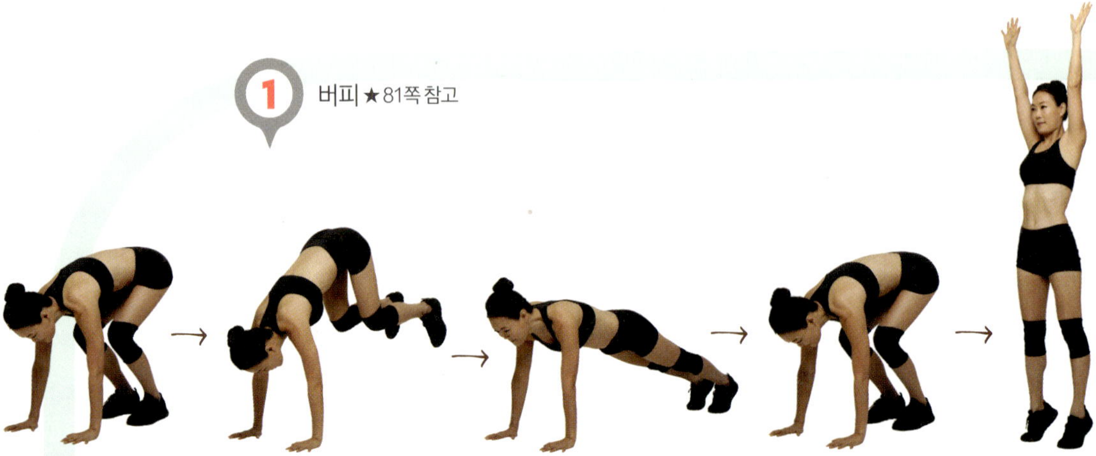

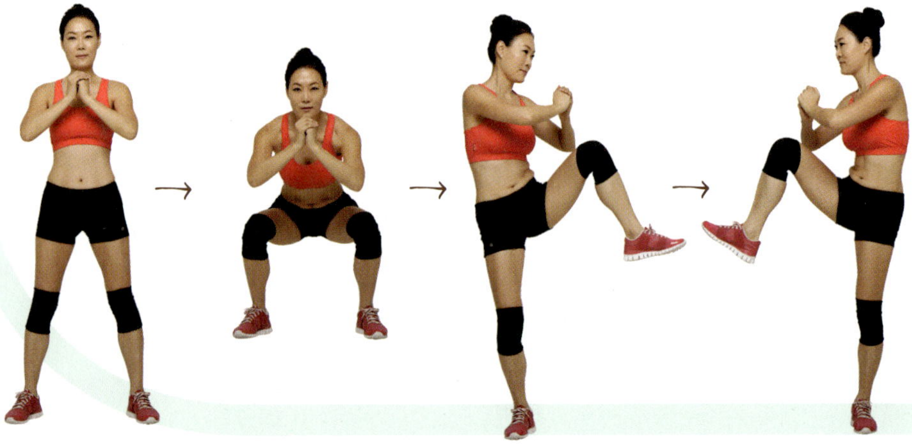

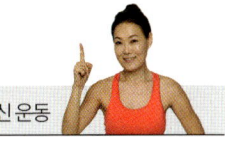

전신 운동

버피 + 스쿼트 트위스트 + [플랭크 워크 + 푸시업] : 4세트

3 플랭크 워크 + 푸시업 ★ 103쪽 참고, 80쪽 참고

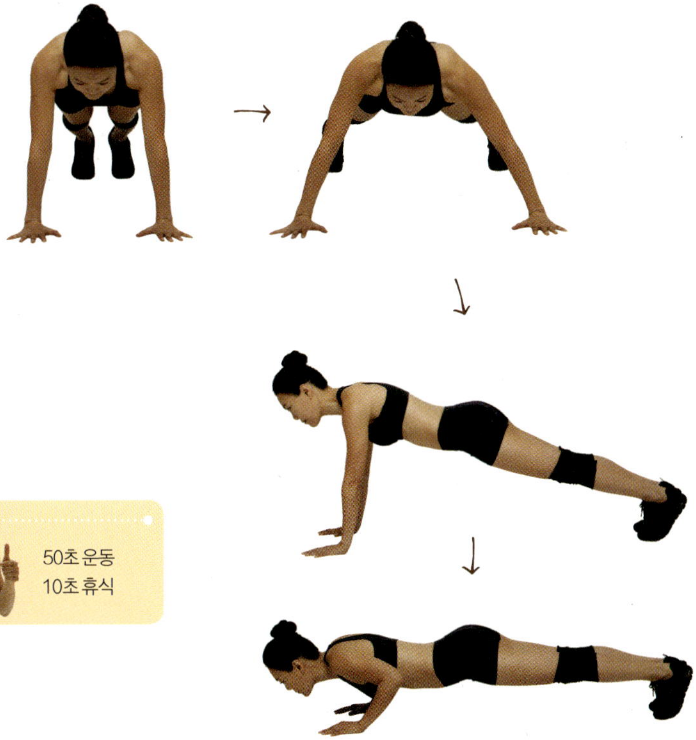

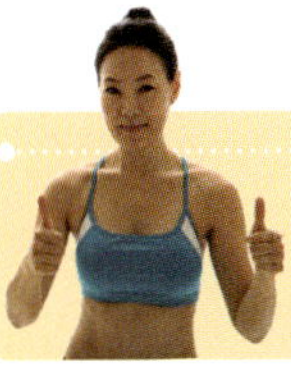

50초 운동
10초 휴식

운동 루틴

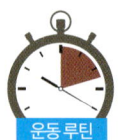

12분 칼로리 소모 전신 운동

1 스텝 업 무릎 올리기(좌) ★ 78쪽 참고

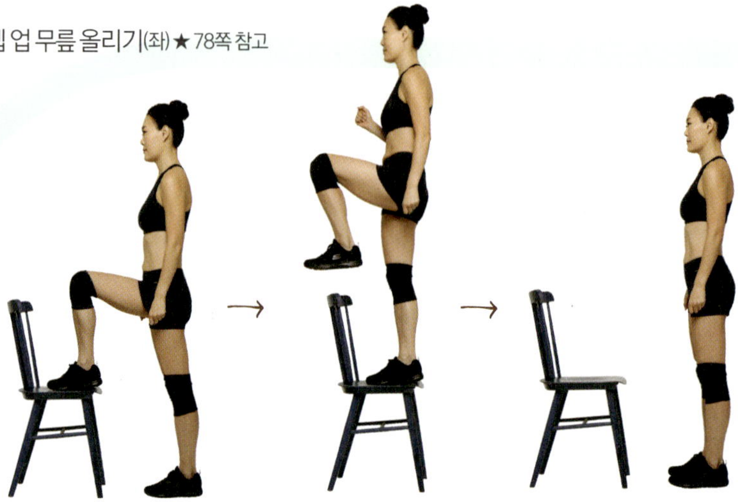

2 스텝 업 무릎 올리기(우) ★ 78쪽 참고

3 브리지 ★79쪽 참고

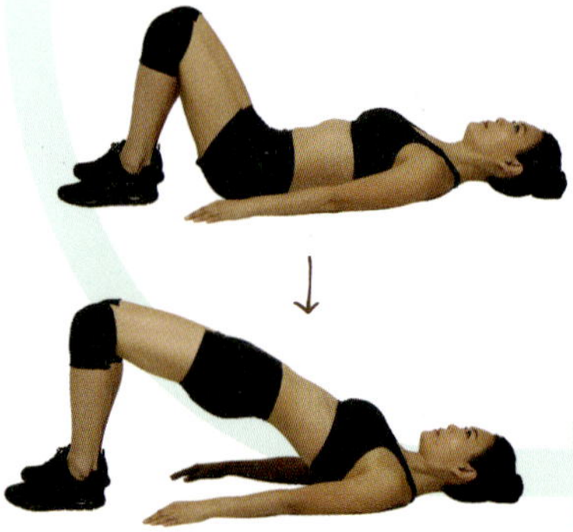

4 슈퍼맨 ★ 90쪽 참고

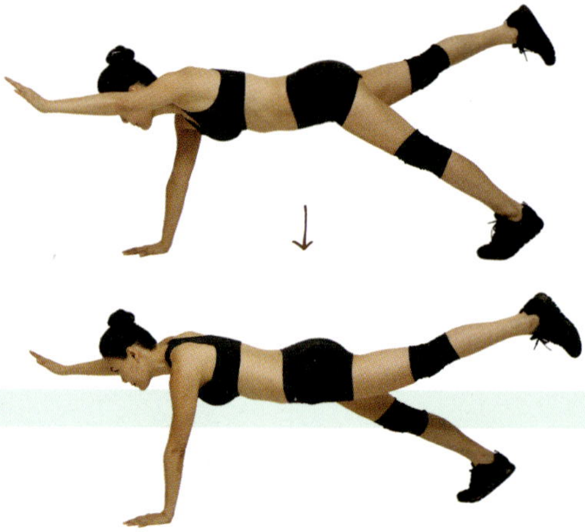

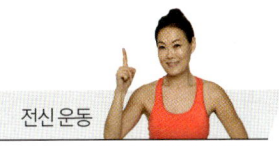 전신 운동

스텝 업 무릎 올리기(좌) + 스텝 업 무릎 올리기(우) + 브리지 + 슈퍼맨 + 버피 + 플랭크 무릎 차기 : 3세트

⑥ 플랭크 무릎 차기 ★82쪽 참고

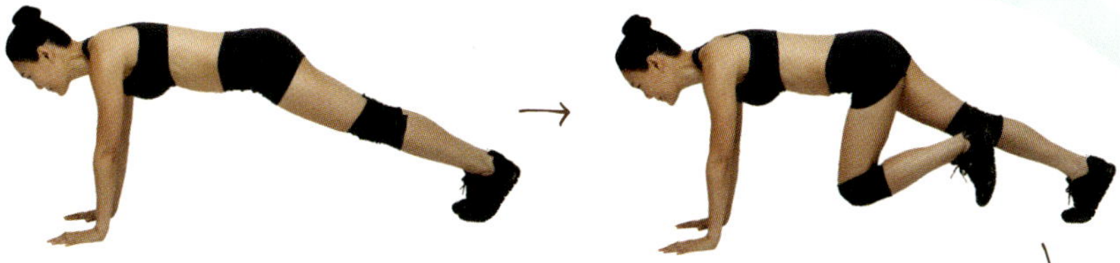

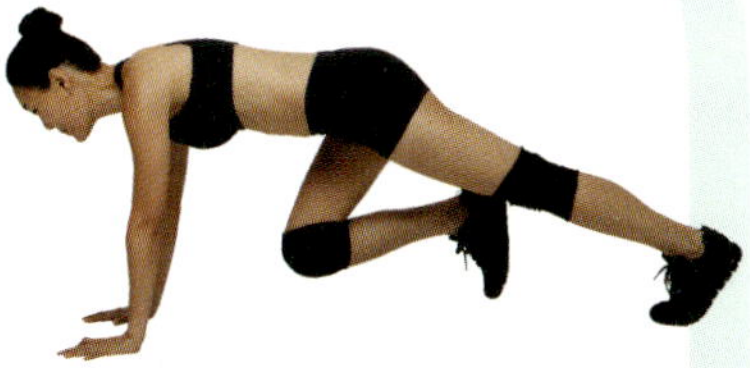

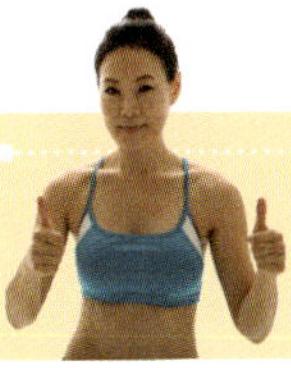

30초 운동
10초 휴식

⑤ 버피 ★81쪽 참고

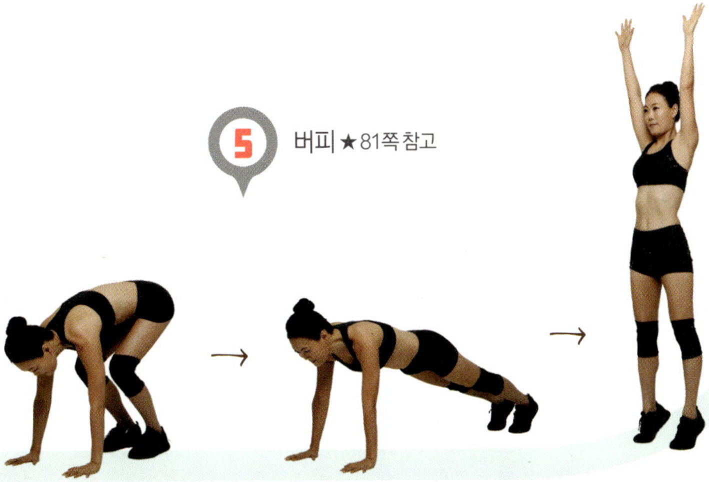

운동 루틴

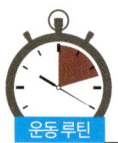

12분 몸짱·근육짱 운동

1 스쿼트 옆차기 ★ 112쪽 참고

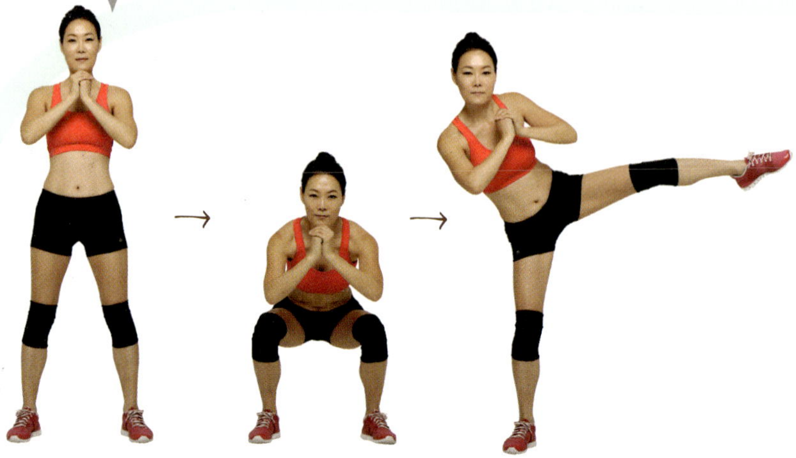

2 푸시업 어깨 탭 ★ 134쪽 참고

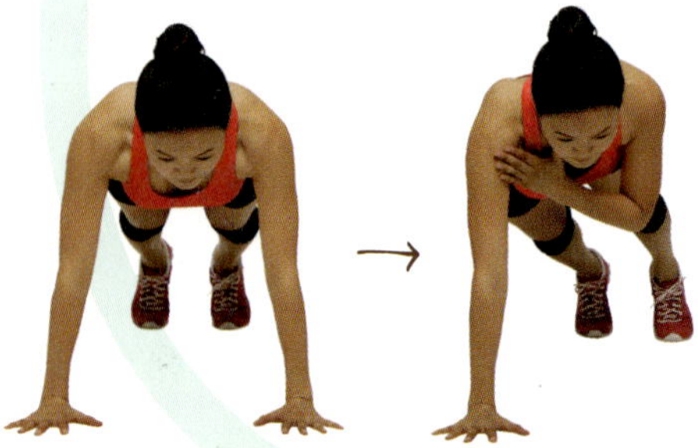

3 사이드 런지(좌) ★ 76쪽 참고

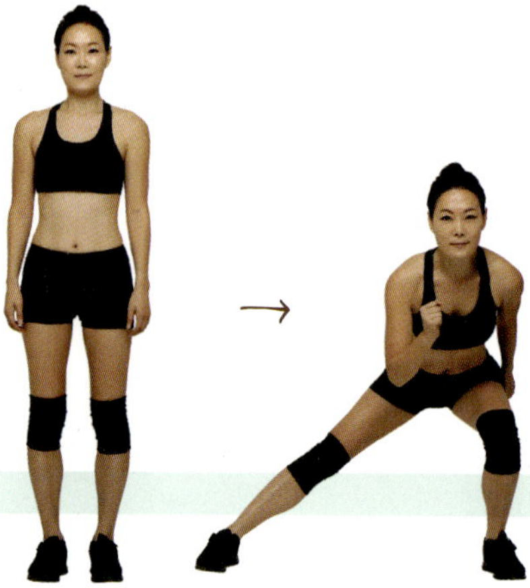

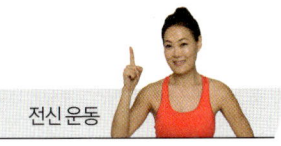

전신 운동

스쿼트 옆차기 + 푸시업 어깨 탭 + 사이드 런지(좌) + 사이드 런지(우) + 무릎 올려 뛰기 + 스타 크런치 : 3세트

6 스타 크런치
★ 99쪽 참고

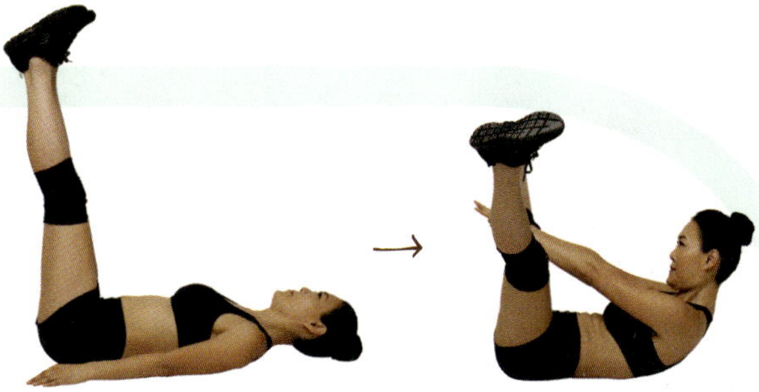

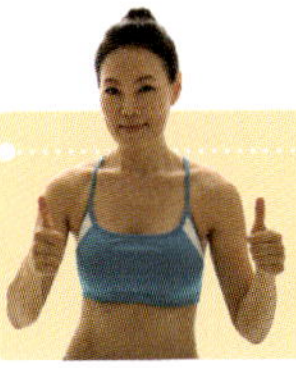

30초 운동
10초 휴식

5 무릎 올려 뛰기 ★ 94쪽 참고

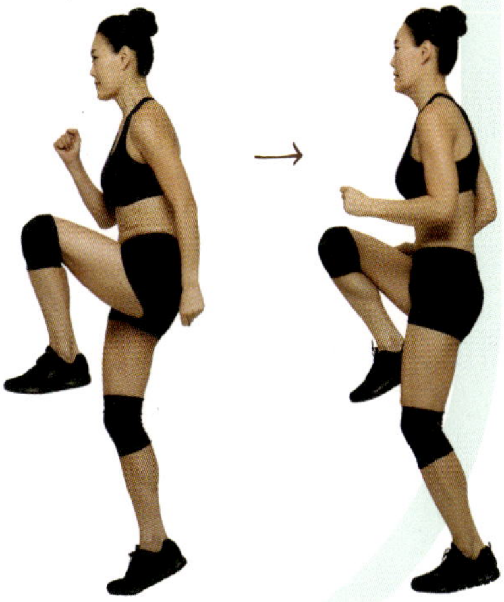

4 사이드 런지(우) ★ 76쪽 참고

189

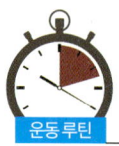

운동 루틴

12분 뱃살, 허벅지 살 빼는 운동

30초 운동
10초 휴식

1 점핑 잭 ★ 104쪽 참고

2 스쿼트 트위스트 ★ 111쪽 참고

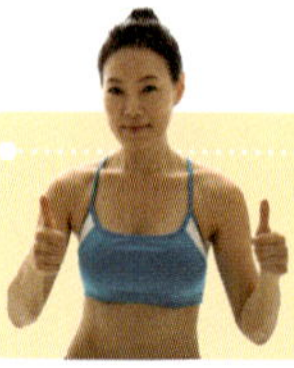

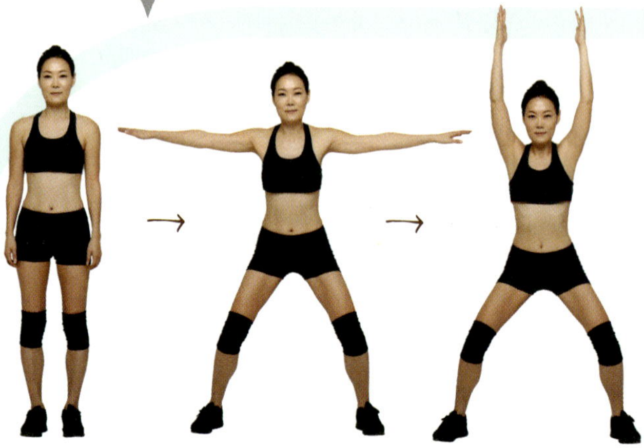

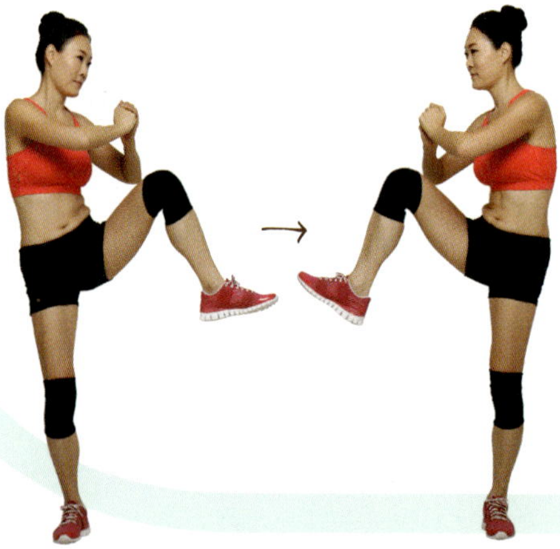

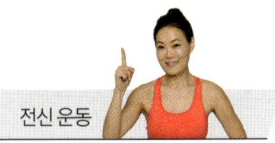

전신 운동

점핑 잭 + 스쿼트 트위스트 + 무릎 올려 뛰기 + 사이드 크런치(좌) + 사이드 크런치(우) + 의자 딥 : 3세트

6 의자 딥 ★93쪽 참고

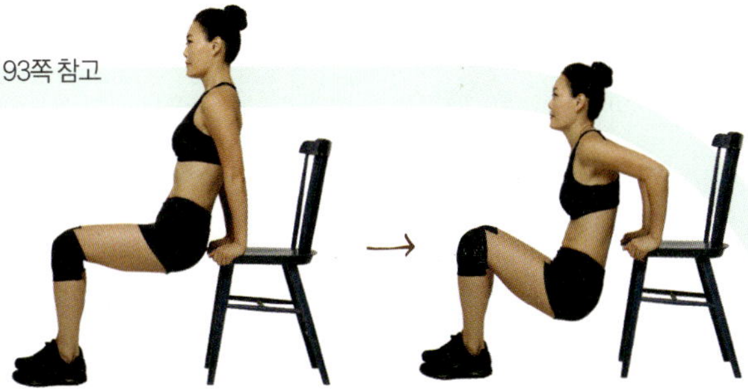

5 사이드 크런치(우) ★98쪽 참고

3 무릎 올려 뛰기 ★94쪽 참고

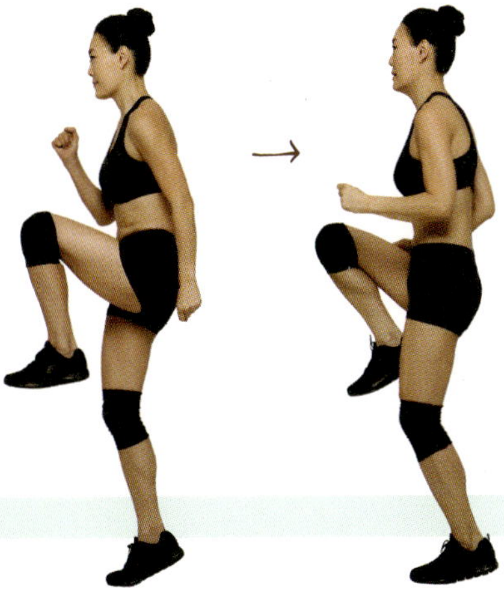

4 사이드 크런치(좌) ★98쪽 참고

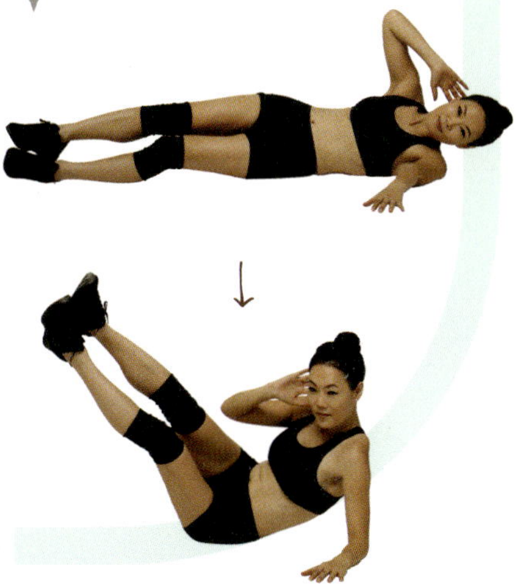

운동 루틴

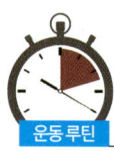

12분 기본 근력 운동

전신 운동

[스쿼트×15]+[푸시업×10]

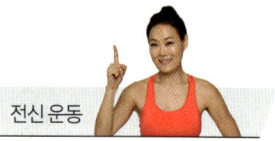

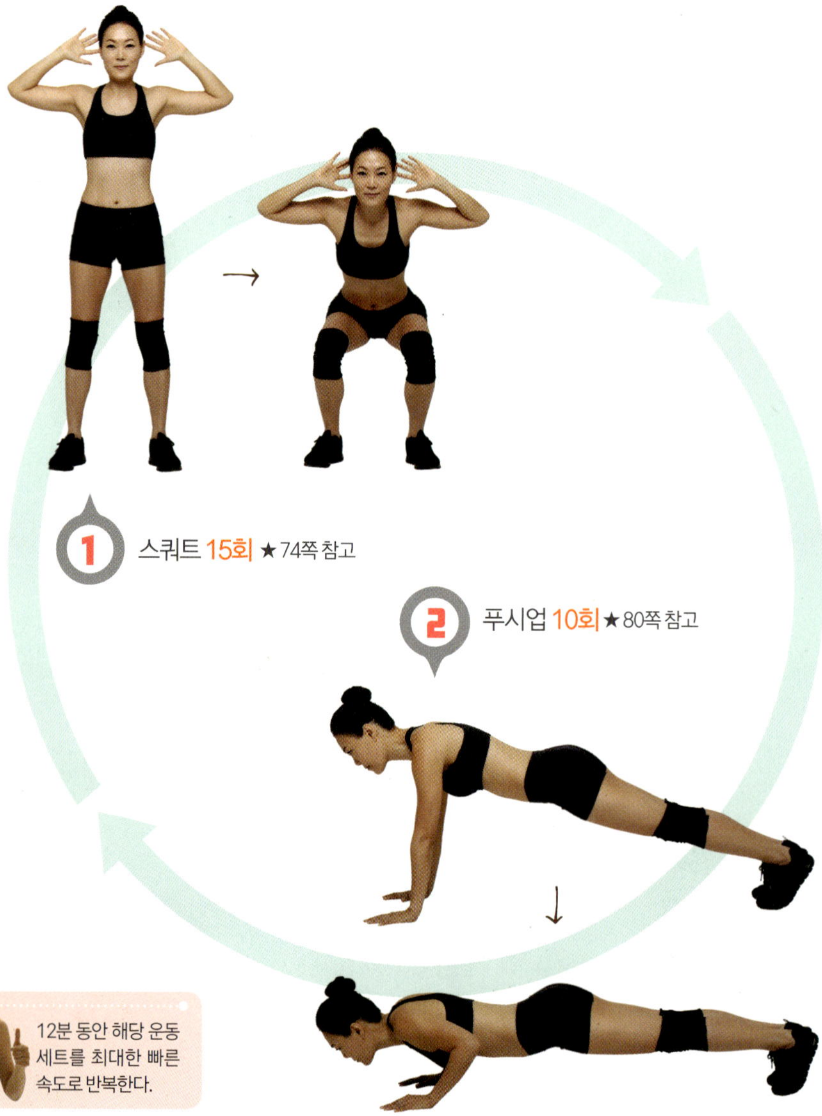

1 스쿼트 15회 ★74쪽 참고
2 푸시업 10회 ★80쪽 참고

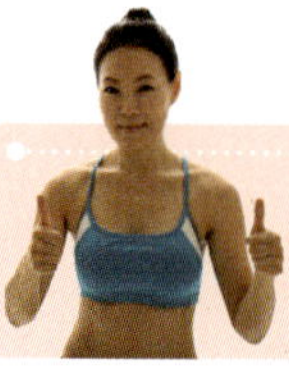

12분 동안 해당 운동 세트를 최대한 빠른 속도로 반복한다.

 **운동 루틴**

12분 엉뽕·납작배 운동

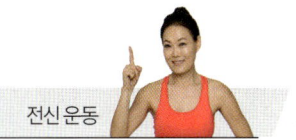 전신 운동

[사이드 런지 점프×20] + [플랭크 무릎 차기×20]

1 사이드 런지 점프 **20회**
★ 126쪽 참고

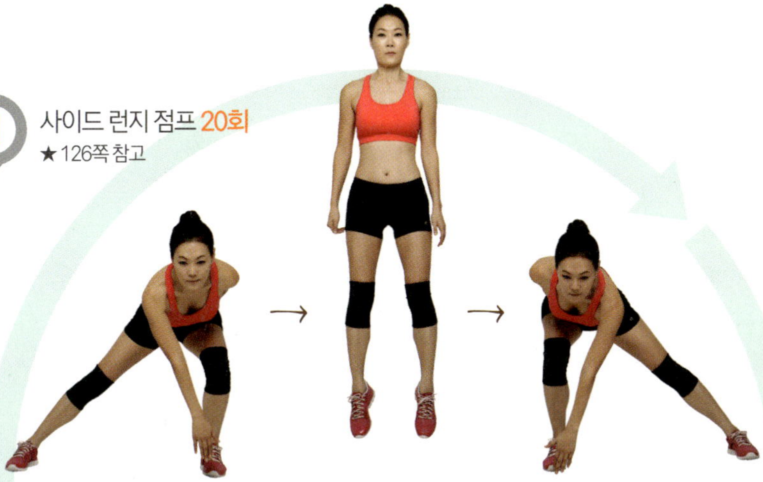

2 플랭크 무릎 차기 **20회**
★ 82쪽 참고

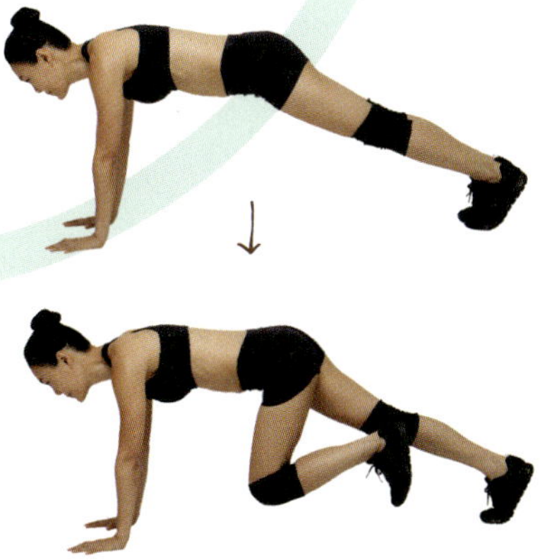

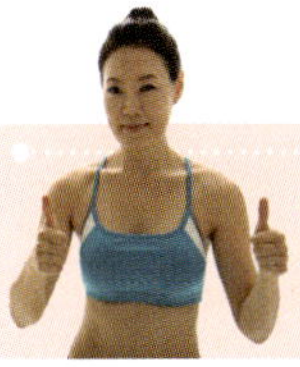

12분 동안 해당 운동 세트를 최대한 빠른 속도로 반복한다.

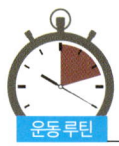

운동 루틴

12분 힙업 및 허벅지 살 빼는 운동

30초 운동
10초 휴식

1 백 런지 발차기(좌) ★ 118쪽 참고

2 백 런지 발차기(우) ★ 118쪽 참고

3 좁게 스쿼트 ★ 108쪽 참고

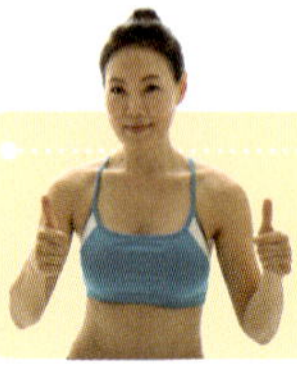

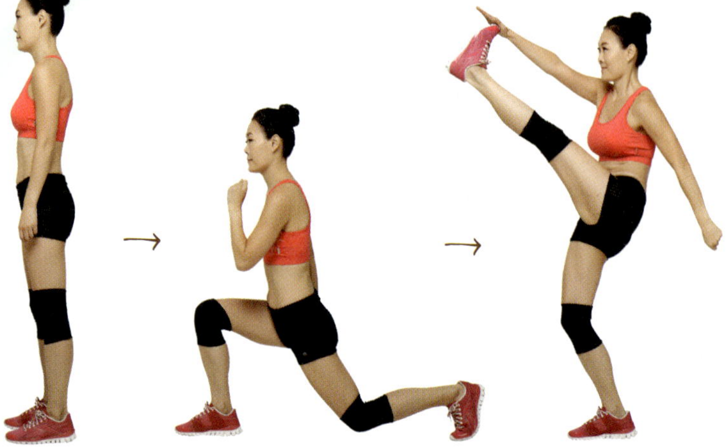

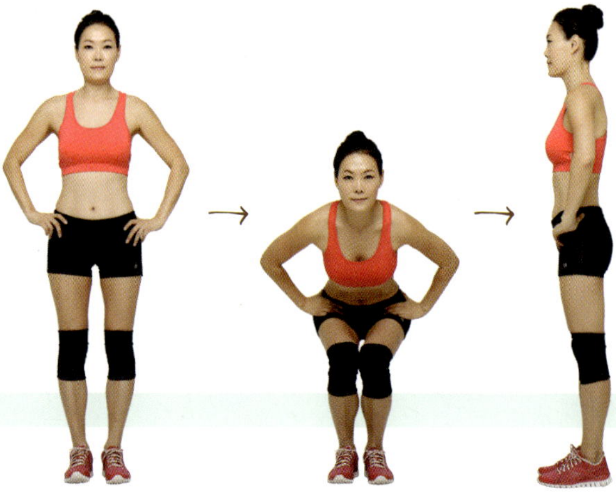

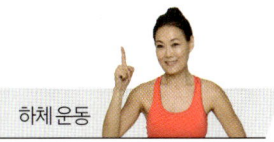 하체운동

백 런지 발차기(좌) + 백 런지 발차기(우) + 좁게 스쿼트 + 와이드 스쿼트 + 사이드 런지 무릎 올리기(좌) + 사이드 런지 무릎 올리기(우) : 3세트

6 사이드 런지 무릎 올리기(우)
★ 125쪽 참고

5 사이드 런지 무릎 올리기(좌)
★ 125쪽 참고

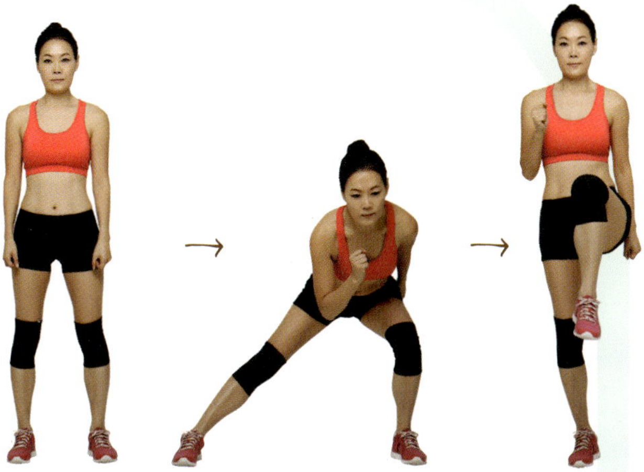

4 와이드 스쿼트 ★ 109쪽 참고

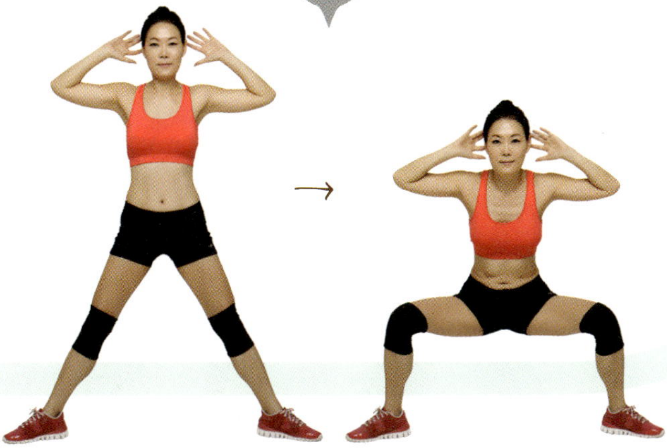

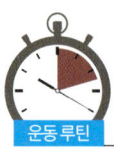

12분 날렵한 상체를 만들어 주는 운동

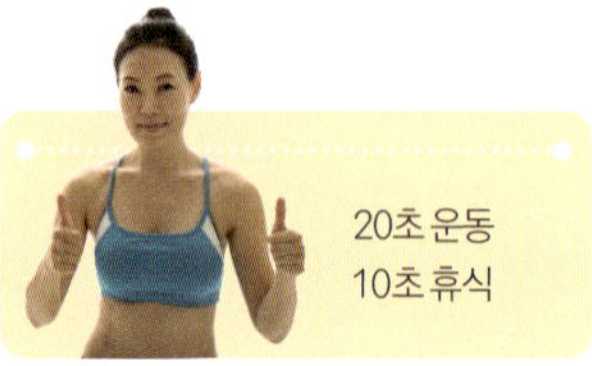

20초 운동
10초 휴식

① 마운틴 클라임 달리기
★85쪽 참고

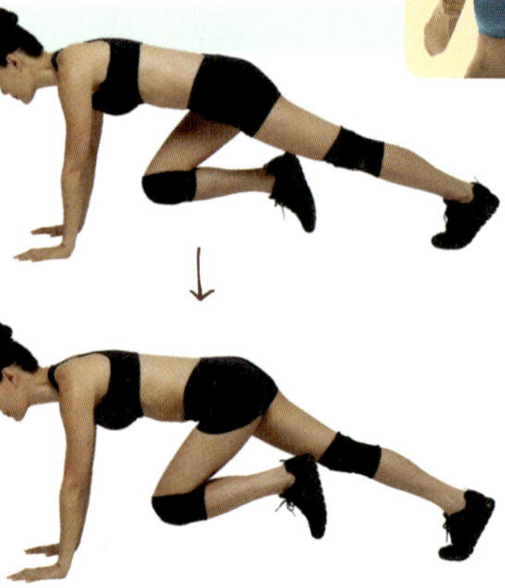

② 나는 슈퍼맨 ★91쪽 참고

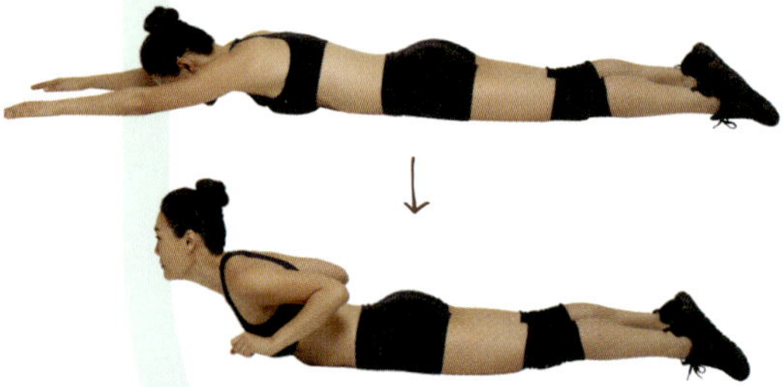

③ 시계추 운동 ★100쪽 참고

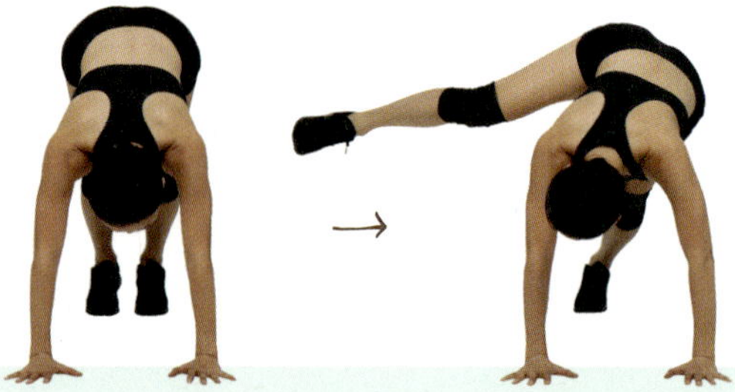

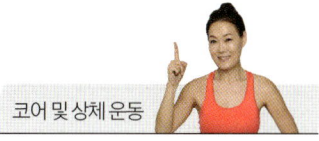
코어 및 상체 운동

마운튼 클라임 달리기 + 나는 슈퍼맨 + 시계추 운동 + 하늘 자전거 크런치 + 플랭크 점프 + 스타 크런치 : 4세트

6 스타 크런치
★99쪽 참고

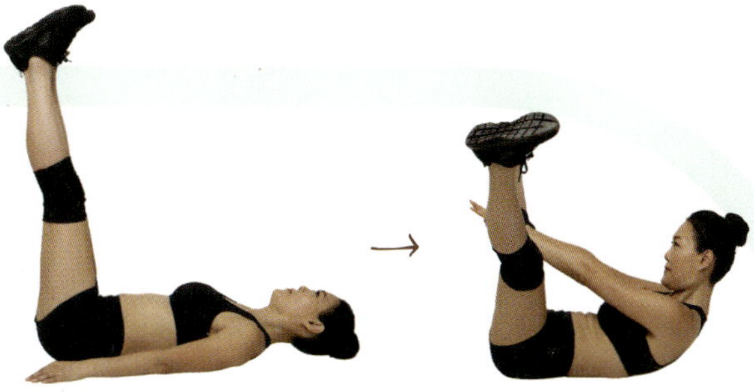

5 플랭크 점프 ★86쪽 참고

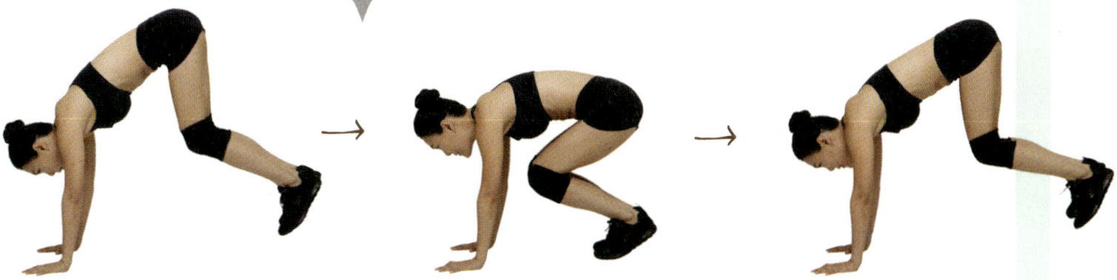

4 하늘 자전거 크런치
★95쪽 참고

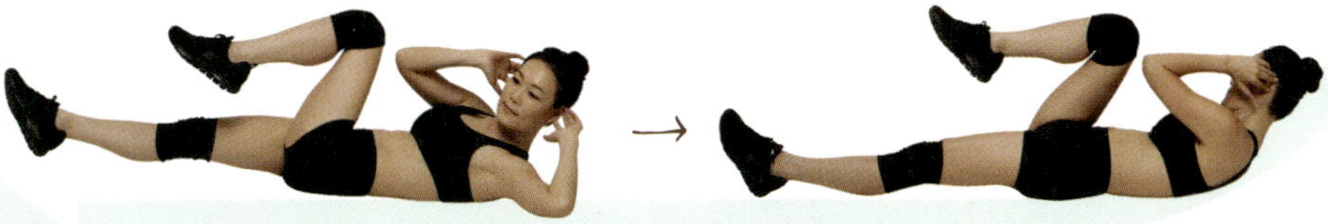

운동루틴

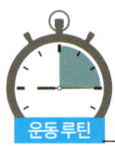

15분 뱃살이 쭉쭉 빠지는 운동

1 무릎 올려 뛰기 10회 + 마운튼 클라임 10회
★94쪽, 84쪽 참고

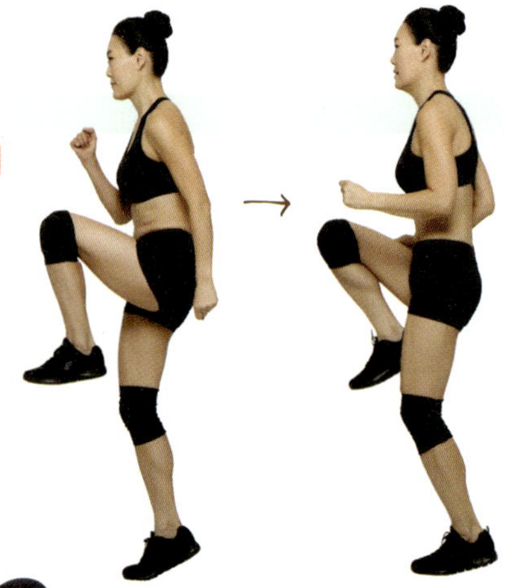

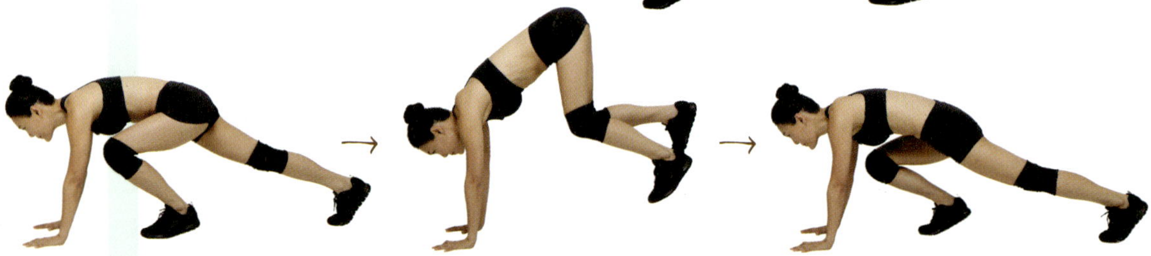

2 푸시업 로 ★135쪽 참고

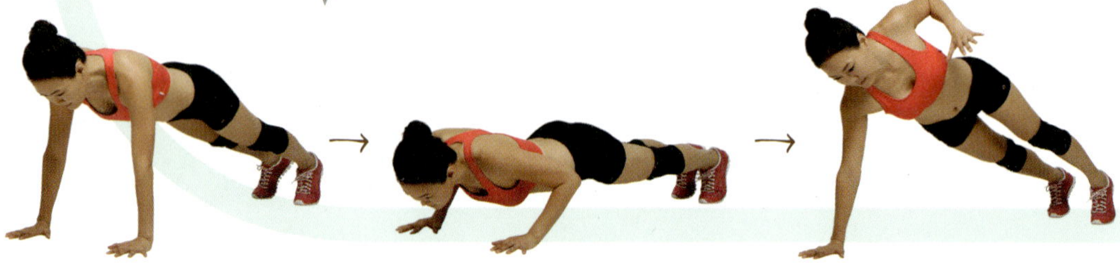

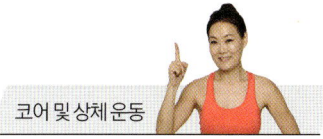
코어 및 상체 운동

[(무릎 올려 뛰기×10) + (마운튼 클라임×10)] + 푸시업 로 + 백 런지 발차기(좌) + 백 런지 발차기(우) + 스타 크런치 : 3세트

5 스타 크런치
★ 99쪽 참고

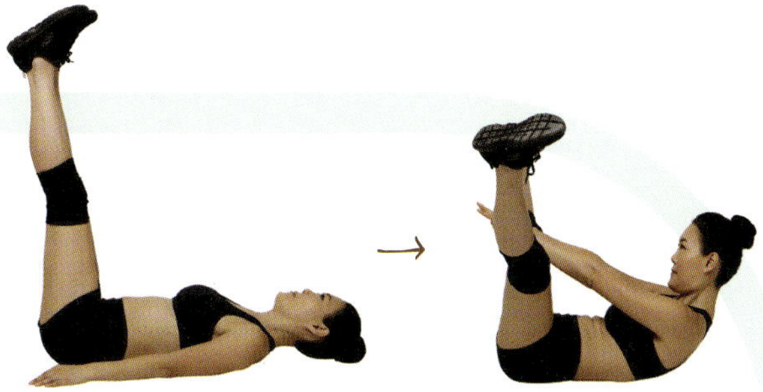

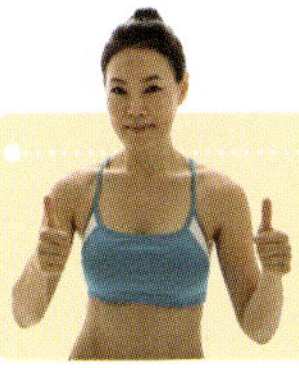

50초 운동
10초 휴식

4 백 런지 발차기(우) ★ 118쪽 참고

3 백 런지 발차기(좌) ★ 118쪽 참고

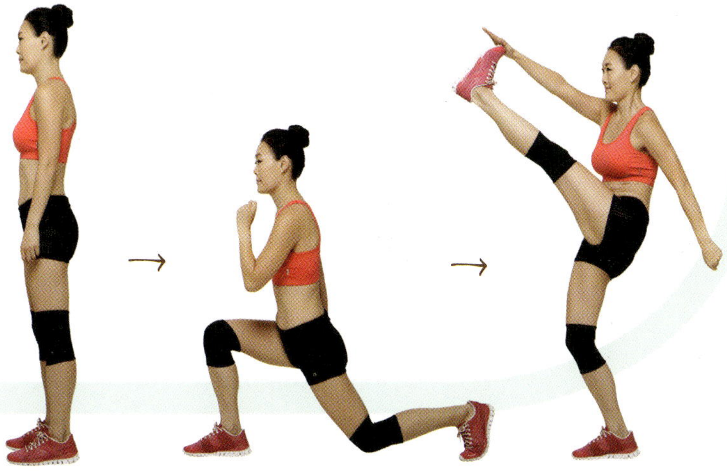

199

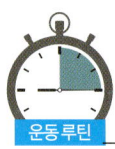

운동 루틴

15분 엉덩이 살 빼는 운동

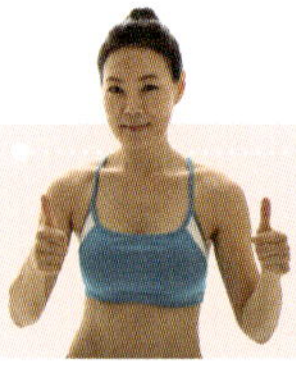

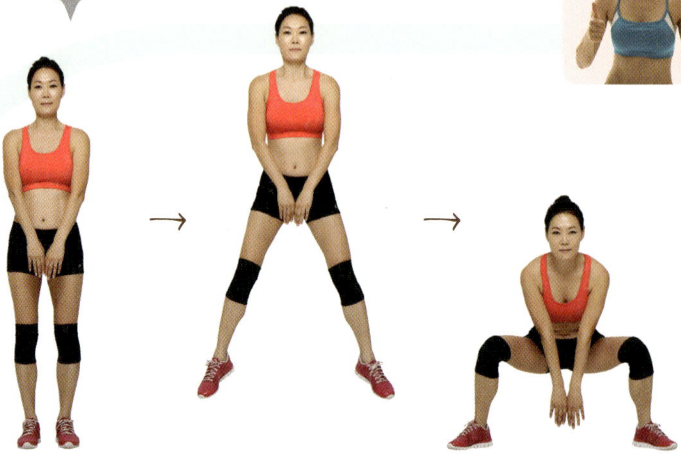

15분 동안 해당 운동 세트를 최대한 빠른 속도로 반복한다.

1 다이내믹 스쿼트 20회 ★114쪽 참고

2 스쿼트 20회 ★74쪽 참고

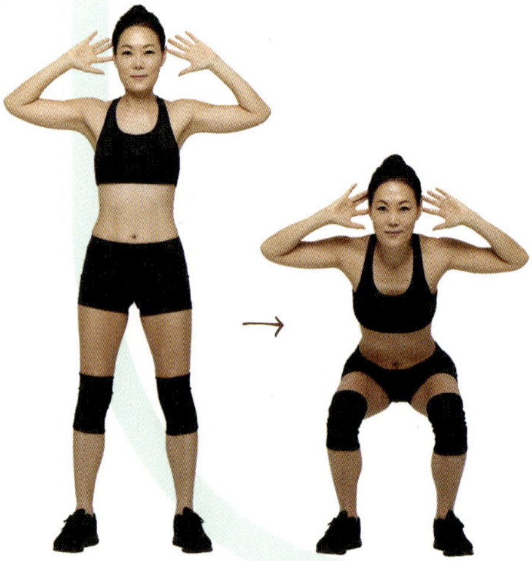

3 앞으로 런지 트위스트 30회 ★121쪽 참고

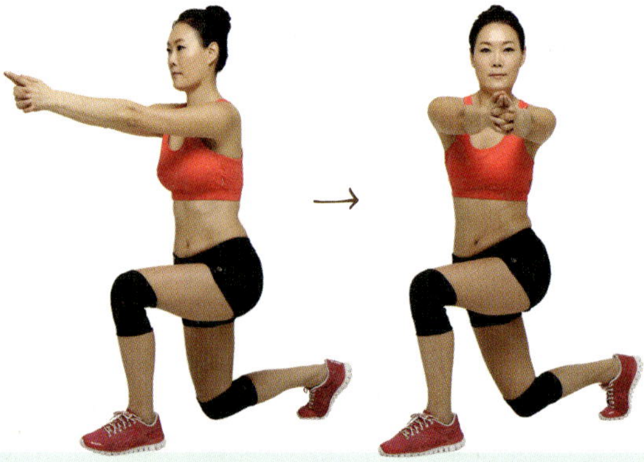

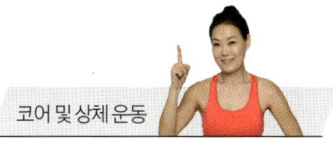

코어 및 상체 운동

[다이내믹 스쿼트×20] + [스쿼트 ×20]+ [앞으로 런지 트위스트×30] + [사이드 런지 점프×20] + [한 발 브리지(좌)×15] + [한발 브리지(우)×15]

6 한 발 브리지(우) **15회**
★127쪽 참고

5 한 발 브리지(좌) **15회**
★127쪽 참고

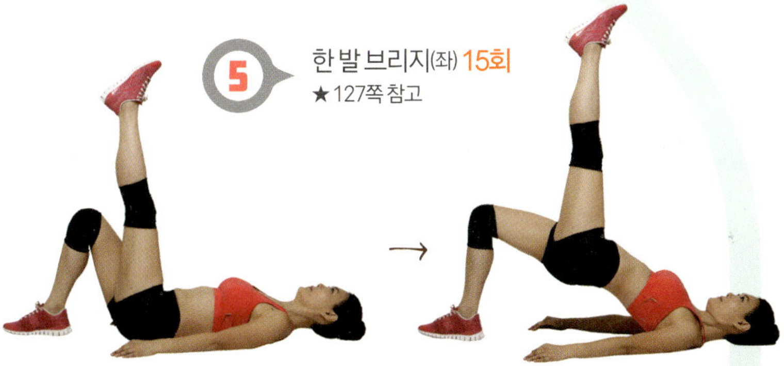

4 사이드 런지 점프 **20회**
★126쪽 참고

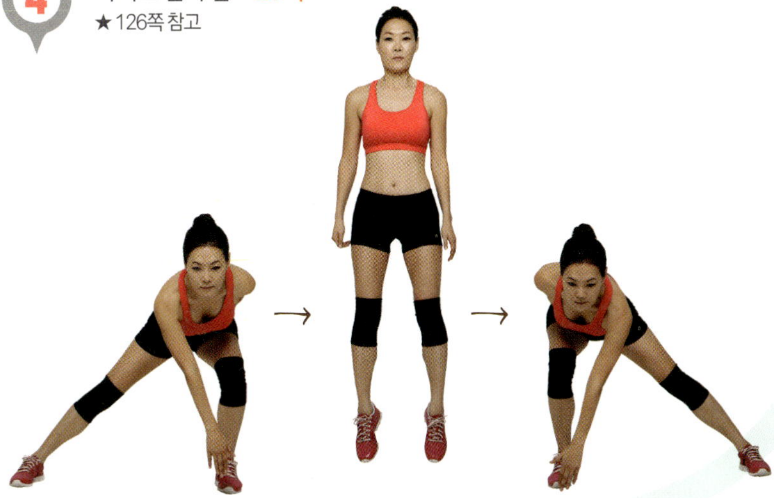

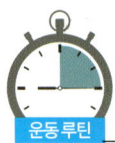

15분 헐렁한 몸통 쪼잇쪼잇 운동

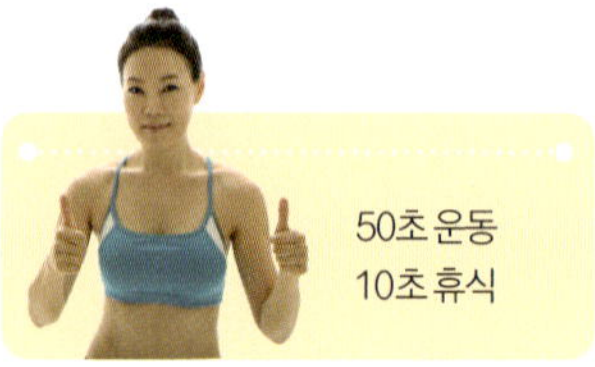

1 암 워킹 + 푸시업 + 플랭크 무릎 차기
★ 102쪽, 80쪽, 82쪽 참고

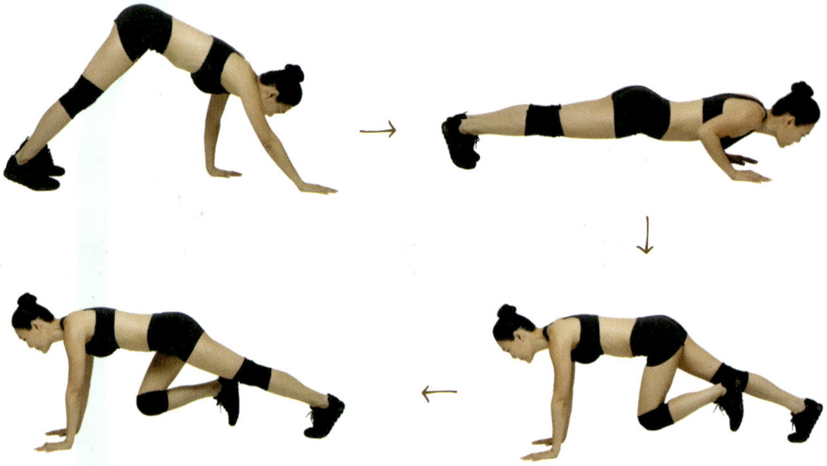

50초 운동
10초 휴식

2 토 터치 크런치
★ 105쪽 참고

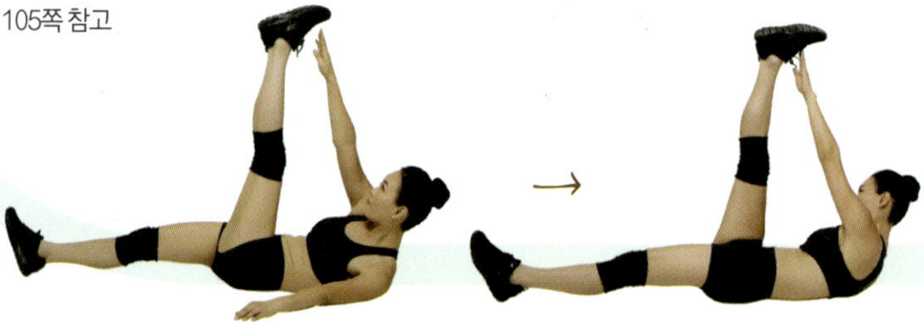

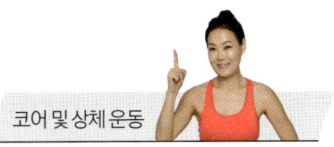
코어 및 상체 운동

[암 워킹 + 푸시 업 + 플랭크 무릎 차기] + 토 터치 크런치 + 게 자세 발차기 + 누웠다 일어서기 + [플랭크 워크 + 플랭크 로] : 3세트

5 플랭크 워크 + 플랭크 로
★103쪽, 88쪽 참고

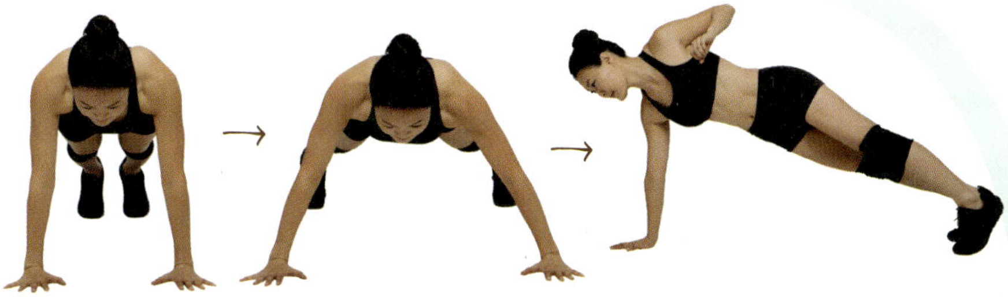

4 누웠다 일어서기 ★96쪽 참고

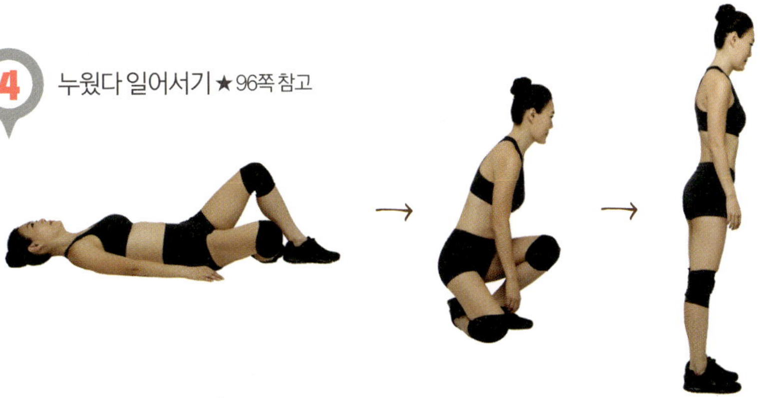

3 게 자세 발차기 ★89쪽 참고

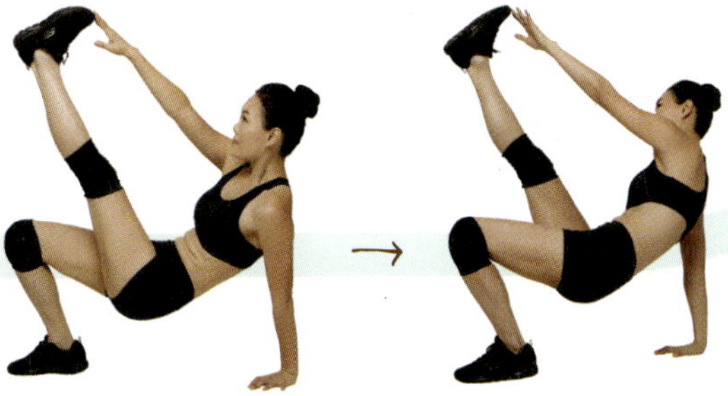

203

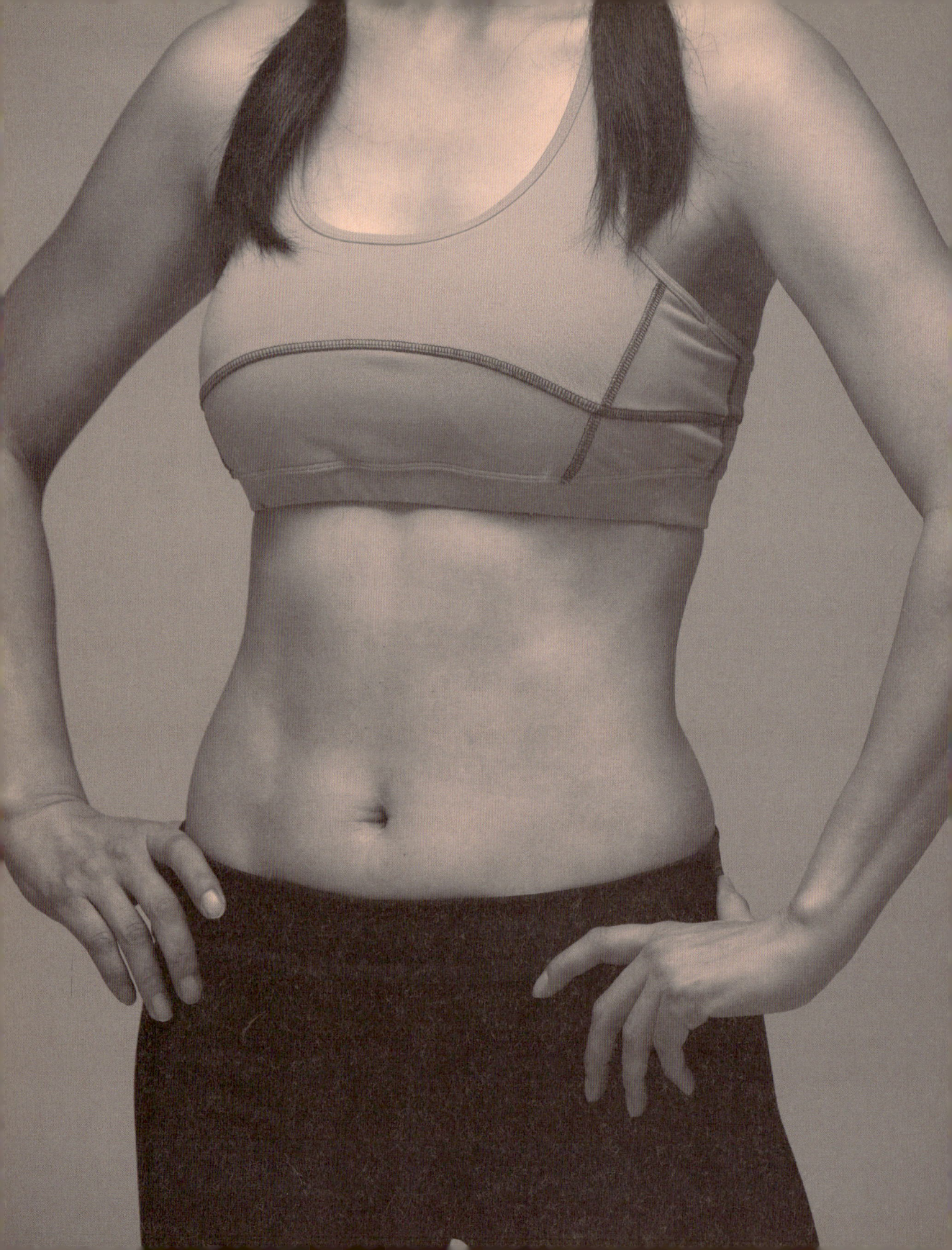

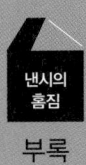

부록

동영상으로 따라 하는
인생개조 홈트 프로젝트

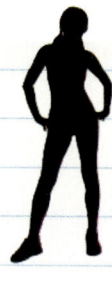

다이어터로 시작해서 평생어터가 되기 위한 첫걸음, 낸시의 '인생개조 8주 홈트 프로젝트'의 탄생!

'시작이 반이다'라는 말이 있듯이 어떤 일이든 첫걸음이 가장 힘든 법입니다. 홈 트레이닝도 마찬가지겠죠. 저역시 이 첫걸음을 내딛기가 얼마나 힘든지 잘 알고 있답니다. 그래서 많은 사람이 쉽게 첫걸음을 뗄 수 있는 홈트 프로그램을 고민하였고 인바디 사와 함께 인생개조 프로젝트를 기획하게 되었습니다.

수백 대 일의 경쟁을 뚫고 선정된 1기와 2기 참여자 각각 스무 명은 물론이고 유튜브와 블로그를 통해 참여한 많은 분이 인생개조 프로젝트로 엄청난 삶의 변화를 체감하였습니다. 8주간의 건강한 다이어트와 하루 30분의 홈 트레이닝으로 식습관 및 생활 습관을 개선하고 그 과정을 통해 자신을 사랑하는 법을 완벽히 배워 스스로의 삶의 주역으로 거듭난 것입니다.

과학적으로 짜인 8주간 하루 30분, 낸시가 제시하는 홈 트레이닝을 따라 하면 근력 운동을 처음 하는 분도 어렵지 않게 근력 운동의 기본 동작을 마스터할 수 있습니다. 지금까지의 노하우를 총망라하여 설계한 이 프로젝트로 많은 분이 예전과는 다른 삶을 살게 되었고 제게 있어서도 인생 프로젝트가 되었습니다.

더 많은 분이 이 인생개조 8주 프로그램을 십분 활용하여 인생개조의 주인공이 되었으면 하는 바람으로 이 노하우를 부록으로 담았습니다.

이 프로젝트를 함께한 인바디 사는 체성분 분석기 '인바디'로 유명한 회사이죠. 저와는 2013년 특별한 인연을 맺게 되는데요. 당시 저는 하루 서너 시간씩 자면서 블로그 '낸시의 홈짐'을 열정적으로 운영하고 있었습니다. 인바디 사의 담당자를 통해 인바디를 접하게 되고 그 뒤 인바디는 제가 더 효과적인 다이어트를 할 수 있도록 많은 도움을 주고 있습니다.

근력 운동을 하면서 다이어트를 하다 보면 분명히 몸의 지방은 정리가 되고 보디라인이 살아나는 것이 보이는데 체중은 꿈쩍도 안 하는 경우가 많습니다. 그래서 초조하고 힘이 빠지기 마련인데 인바디로 체성분을 분석해보면 체중은 변화가 없더라도 체지방은 빠지고 근육이 늘고 있다는 것을 확인할 수 있습니다. 그러므로 체중의 변화에 너무 민감해할 필요가 없다는 것을 인지하게 되고 다이어트가 단순히 체중을 감량하는 것이 아니라는 것을 숫자를 통해 확인할 수 있는 것이지요.

인생개조 8주 홈 트레이닝 프로그램을 시작하자!

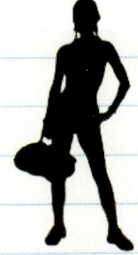

인생개조 8주 홈 트레이닝 프로그램은 다음과 같은 분께 인생개조의 기회를 드립니다.

√ 거울에 비친 자신의 모습을 미워하는 당신

√ 출산 후 늘어진 뱃살과 온몸에 붙어 있는 지방을 떼어내고 싶은 당신

√ 건장한 몸에도 불구하고 약한 체력이 고민인 당신

√ 운동의 '운' 자도 모르고 살아온 당신

√ 낸시의 홈짐을 눈팅만 하면서 나도 운동해보고 싶다는 당신

√ 다른 데는 다 멀쩡한데 유독 뱃살만 올라와 있는 당신

√ 힘들게 다이어트해서 살을 뺐는데 요요 현상이 와 우울한 당신

√ 낸시의 홈짐 운동들이 무서워 어디서부터 시작해야 할지 갈피를 잡지 못하겠는 당신

√ 운동 왕초보라서 운동이 무서운 당신

인생개조 8주 홈 트레이닝 프로그램은 근력 운동 초보자도 쉽게 시작할 수 있도록 기초 단계를 포함한 운동 영상 총 16개로 구성되어 있습니다. 첫 번째 운동 영상을 3일간 반복하여 실시한 후 다음 영상으로 넘어갑니다. 첫날 운동의 느낌과 3일 차 운동의 느낌이 확실히 다르다는 것을 경험하게 될 것입니다.

홈 트레이닝 8년 차인 저도 같은 운동 루틴을 되풀이해도 늘 새로운 느낌이고 또 매번 할 때마다 전신의 근육이 골고루 자극되는 것을 느낍니다. 몸의 근육이 발달하면 발달할수록 자극점이 달라지기도 하고 잔 근육까지도 섬세하게 발달시켜 주는 것이 바로 이 기능성 운동의 특징이기도 합니다. 게다가 최강의 유산소 운동도 함께 묶여 있기 때문에 다른 운동은 굳이 할 필요가 없습니다. (다만 식이 조절을 함께해야 효과가 크므로 건강한 식습관을 생활화하는 것은 각자의 몫입니다.)

온몸에는 갑옷 같은 근육을 그리고 멘탈에는 강철 같은 방패를 장착하고자 하시는 분들, 오늘부터 시작하세요! 8주만 투자하면 인생이 바뀝니다! 자 그럼, 멘탈에 총알 장전부터 해볼까요!

"힘드니까 운동이다."

"Strong is new sexy."

■ 8주 홈 트레이닝 프로그램의 16개 운동을 모두 섭렵했다면 1~2주 정도 휴식을 취한 뒤 한 번 더 되풀이해보세요. 운동 효과가 향상되는 것을 느낄 수 있을 것입니다.

1 저강도 홈 트레이닝 ❶
고도 비만, 출산 직후, 노약자

❶ 팔 흔들며 무릎 올려 걷기
❷ 크로스 암 엉덩이 차기
❸ 제자리 뛰기
❹ 시소 팔 흔들기
❺ 펀치 킥 스쿼트
❻ 걷기 잭
❼ 벽 대고 푸시업 무릎 차기
❽ 스쿼트 사이드 펀치
❾ 에어로빅 무릎 찍기
❿ 테이블 버피
⓫ 스탠딩 악어 걸음
⓬ 테이블 버피
⓭ 런지 레터럴 레이즈
⓮ 사이드 런지 바이셉 컬
⓯ 테이블 버피

2 저강도 홈 트레이닝 ❷
고도 비만, 출산 직후, 노약자

① 제자리 뛰기
② 스탠딩 팔꿈치 무릎 닿기
③ 번갈아 등 근육 로
④ 엉덩이 차며 뛰기
⑤ 스윙
⑥ 암 스윙 무릎 차기 (좌)
⑦ 암 스윙 무릎 차기 (우)
⑧ 의자 버피
⑨ 굿모닝 트위스트
⑩ 스모 스쿼트 펀치
⑪ 스탠딩 옆구리 크런치
⑫ 의자 플랭크 무릎 차기
⑬ 앉아서 상체 트위스트
⑭ 스윙
⑮ 암 스윙 무릎 차기 (좌)
⑯ 암 스윙 무릎 차기 (우)
⑰ 의자 버피
⑱ 굿모닝 트위스트
⑲ 스모 스쿼트 펀치
⑳ 스탠딩 옆구리 크런치
㉑ 의자 플랭크 무릎 차기
㉒ 앉아서 상체 트위스트
㉓ 의자 버피
㉔ 런지 레터럴 레이즈
㉕ 의자 버피
㉖ 벽 푸시업
㉗ 의자 버피
㉘ 벽 푸시업 밀기
㉙ 하늘 자전거
㉚ 스탠딩 트위스트 무릎 차기
㉛ 스트레칭

3 저강도 홈 트레이닝 ❸
고도 비만, 출산 직후, 노약자

[준비 운동]
1. 어깨 돌리기
2. 상체 트위스트
3. 제자리 뛰기
4. 사이드 걷기 잭
5. 무릎 올려 걷기 마칭
6. 사이드 걷기 잭
7. 사이드 투 사이드 점프
8. 엉덩이 차며 뛰기
9. 발차기
10. 상체로 원 그리기

[본 운동]
1. 원 스텝 무릎 팔꿈치 닿기
2. 크로스 런지 등 조이기
3. 원 점핑 잭 투 걷기 잭
4. 뒤로 앞으로 런지 걷기 (좌)
5. 뒤로 앞으로 런지 걷기 (우)
6. 걷기 버피
7. 테이블 푸시업
8. 걷기 버피 어깨 탭
9. 사이드 투 사이드 스쿼트 펀치
10. 스쿼트 옆차기
11. 원 스텝 무릎 팔꿈치 닿기
12. 원 점핑 잭 투 걷기 잭
13. 크로스 런지 등 조이기
14. 걷기 버피
15. 테이블 푸시업
16. 걷기 버피 어깨 탭
17. 사이드 투 사이트 스쿼트 펀치
18. 스쿼트 옆차기

[복근 운동]
1. 제자리 뛰기
2. 플랭크 무릎 차기
3. 팔꿈치 플랭크 홀드
4. 사이드 플랭크 홀드 (좌)
5. 사이드 플랭크 홀드 (우)
6. 토 터치
7. 팔꿈치 플랭크 홀드
8. 사이드 플랭크 홀드 (좌)
9. 사이드 플랭크 홀드 (우)
10. 토 터치

4 저강도 홈 트레이닝 ❹
고도 비만, 출산 직후, 노약자

[준비 운동]

1. 제자리 걷기 잭
2. 무릎 올려 트위스트 (좌)
3. 무릎 올려 트위스트 (우)
4. 점핑 잭×1, 걷기 잭×2
5. 스쿼트 바이셉 컬
6. 투 훅스 원 니킥 (좌)
7. 투 훅스 원 니킥 (우)
8. 엉덩이 차며 뛰기
9. 앞으로 뒤로 암 워킹
10. 발차기

[본 운동]

1. 우드 촙 (좌)
2. 우드 촙 (우)
3. 브리지
4. 의자 스쿼트
5. 의자 푸시업
6. 걷기 버피
7. 의자 스쿼트
8. 의자 푸시업
9. 걷기 버피
10. 플랭크 무릎 차기

5 하체 운동

[준비 운동]

1. 제자리 뛰기
2. 무릎 올려 걷기 프레스
3. 허리 굽혀 사이드 런지
4. 좌우 무릎 올려 트위스트
5. 엉덩이 차며 뛰기
6. 다이내믹 무릎 차기 (좌)
7. 다이내믹 무릎 차기 (우)
8. 마카레나 앞으로 뒤로 걷기
9. 오버 헤드 스쿼트
10. 발차기

[본 운동]

1. 무릎 터치 스쿼트
2. 암 워킹
3. 플랭크 업 앤 다운 워크
4. 스쿼트
5. 무릎 푸시업 후 플랭크 무릎 차기×2
6. 스모 스쿼트

6 탄탄한 몸을 위한 전신 근력 운동

[준비 운동]

1. 제자리 걷기
2. 무릎 올려 터치 (좌)
3. 무릎 올려 터치 (우)
4. 점핑 잭×1, 걷기 잭×2
5. 스쿼트 바이셉 컬
6. 런지 프레스 등 조이기
7. 스모 바운스 펀치
8. 엉덩이 차며 뛰기
9. 발차기
10. 업 앤 다운 크게 숨쉬기

[본 운동]

1. 스쿼트
2. 플랭크 무릎 차기
3. 와이드 스쿼트 튕기기
4. 플랭크 로
5. 무릎 올려 뛰기
6. 푸시업

7 코어·하체 단련 운동

[준비 운동]

1. 어깨 돌리기
2. 제자리 뛰기
3. 무릎 올려 트위스트 (좌)
4. 무릎 올려 트위스트 (우)
5. 무릎 올려 바운스
6. 점핑 잭×1, 걷기 잭×2
7. 런지 프레스 등 조이기
8. 스쿼트 , 훅스×2
9. 엉덩이 차며 뛰기
10. 발차기

[본 운동]

1. 암 워킹
2. 스쿼트
3. 암 워킹
4. 와이드 스쿼트
5. 암 워킹
6. 플랭크 무릎 차기
7. 벽 잡고 런지 (좌우)

8 체지방을 태우는 전신 근력 운동

[준비 운동]

1. 제자리 뛰기
2. 점핑 잭×1, 걷기 잭×2
3. 무릎 올려 로테이션 (좌)
4. 무릎 올려 로테이션 (우)
5. 무릎 올려 뛰기
6. 스쿼트 토 터치
7. 런지 잭 (좌)
8. 런지 잭 (우)
9. 엉덩이 차며 뛰기
10. 발차기

[본 운동]

1. 벽 잡고 런지 (좌)
2. 벽 잡고 런지 (우)
3. 무릎 대고 푸시업×2, 플랭크 무릎 차기×2
4. 무릎 올려 뛰기
5. 스쿼트
6. 와이드 스쿼트

9 옆구리살 빼는 전신 근력 운동

[준비 운동]

1. 제자리 뛰기/걷기
2. 엉덩이 차며 레터럴 레이즈
3. 사이드 셔플
4. 무릎 올려 걷기 프레스
5. 점핑 잭×1, 걷기 잭×2
6. 스쿼트 프런트 프레스
7. 런지 바이셉 컬
8. 스탠딩 악어 걸음
9. 무릎 올려 뛰기
10. 스탠딩 토 터치

[본 운동]

1. 스쿼트
2. 플랭크 무릎 차기
3. 런지
4. 악어 걸음
5. 낮게 점핑 잭
6. 푸시업

10 체지방을 태우는 근력 운동과 유산소 운동

[준비 운동]

1. 무릎 올려 걷기
2. 제자리 뛰기
3. 무릎 올려 트위스
4. 스쿼트 펀치 킥
5. 앞으로 런지 프레스 (좌)
6. 앞으로 런지 프레스 (우)
7. 사이드 투 사이드 점프
8. 점핑 잭×1, 걷기 잭×2
9. 크로스 런지 크로스 암
10. 엉덩이 차며 뛰기

[본 운동]

1. 런지
2. 버피 플랭크 무릎 차기
3. 스쿼트 트위스트
4. 버피 푸시업
5. 악어 걸음

[보너스: 유산소 운동]

1. 무릎 올려 뛰기
2. 점핑 잭

11 근력을 키워주는 운동

[준비 운동]

1. 제자리 뛰기
2. 크로스 암 엉덩이 차기
3. 무릎 올려 트위스트 (좌)
4. 무릎 올려 트위스트 (우)
5. 점핑 잭×1, 걷기 잭×2
6. 와이드 스쿼트 2펀치
7. 런지 프레스 등 조이기
8. 무릎 올려 바운스
9. 인 앤 아웃 뛰기
10. 발차기

[본 운동]

1. 버피 푸시업 로
2. 스텝 업
3. 슈퍼맨 다리 들기
4. 와이드 스쿼트
5. 의자 딥
6. 런지

12 본격 복근 만들기 전신 운동

[준비 운동]
1. 제자리 뛰기
2. 무릎 올려 등 근육 조이기
3. 인 앤 아웃 뛰기
4. 1-2-3 트위스트 (좌)
5. 1-2-3 트위스트 (우)
6. 런지 레터럴 레이즈
7. 스탠딩 악어 걸음
8. 점핑 잭×1, 걷기 잭×2
9. 엉덩이 차며 뛰기
10. 발차기

[본 운동]
1. 스텝 업 (좌)
2. 플랭크 점프
3. 스텝 업 (우)
4. 플랭크 워크
5. 런지
6. 푸시업 버피×2

[보너스: 유산소 운동]
1. 무릎 올려 뛰기
2. 점핑 잭

13 살 안 찌는 몸 만드는 운동

[준비 운동]

1. 무릎 올려 로테이션
2. 무릎 올려 터치
3. 점핑 잭×1, 걷기 잭×2
4. 제자리 뛰기 펀치
5. 크로스 런지 크로스 암
6. 무릎 올려 바운스 내려치기
7. 무릎 차기 발차기
8. 크로스 점핑 잭
9. 엉덩이 차며 뛰기
10. 앞으로 뒤로 뛰기

[본 운동]

1. 스텝 업 (좌)
2. 푸시업×2, 어깨 탭
3. 스텝 업 (우)
4. 엎드려 푸시업
5. 버피 걷기 점프
6. 브릿지

[타바타 운동]

1. 스텝 업
2. 플랭크 무릎 차기

14 체지방을 빼고 근육 만드는 운동

[준비 운동]

1. 제자리 뛰기
2. 무릎 올려 트위스트 (좌)
3. 무릎 올려 트위스트 (우)
4. 1-2-3 무릎 올려 트위스트
5. 점핑 잭×1, 걷기 잭×2
6. 인 앤 아웃 뛰기
7. 앞으로 뒤로 뛰기
8. 스쿼트 바이셉 컬
9. 런지 레터럴 레이즈
10. 엉덩이 차기

[본 운동]

1. 스쿼트
2. 버피 악어 걸음
3. 런지 레터럴 레이즈 (좌)
4. 버피 발 옆으로 찍기
5. 런지 레터럴 레이즈 (우)
6. 마운튼 클라이머

15 하체 비만 탈출 운동

[준비 운동]

1. 제자리 뛰기
2. 무릎 올려 뛰기
3. 점핑 잭×1, 걷기 잭×2
4. 무릎 올려 트위스트 (좌우)
5. 스쿼트 바이셉 컬
6. 런지 프레스 등 조이기
7. 사이드 런지
8. 점핑 잭
9. 엉덩이 차며 뛰기
10. 발차기

[본 운동]

1. 런지 (좌)
2. 버피 푸시업
3. 런지 (우)
4. 마운트 클라임
5. 사이드 런지 (좌)
6. 엎드려 푸시업 무릎 차기
7. 사이드 런지 (우)
8. 180도 버피

16 몸짱의 시작! 전신 근력 운동

[준비 운동]

1. 무릎 올려 걷기
2. 제자리 뛰기
3. 점핑 잭
4. 인 앤 아웃 뛰기
5. 앞으로 뒤로 뛰기
6. 스탠딩 악어 걸음
7. 상체 트위스트
8. 스쿼트 바이셉 컬
9. 엉덩이 차며 뛰기
10. 발차기

[본 운동]

1. 스쿼트
2. 마운틴 클라이머
3. 스쿼트 스탠딩 악어 걸음
4. 마운틴 클라이머
5. 와이드 스쿼트 튕기기
6. 낮게 점핑 잭

[보너스 운동]

1. 팔꿈치 플랭크
2. 사이드 플랭크 홀드 (우)
3. 사이드 플랭크 홀드 (좌)

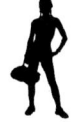

고강도 홈 다이어트 인생개조 프로젝트
낸시의 홈짐

1판 1쇄 발행 2018년 5월 23일
1판 2쇄 발행 2018년 6월 15일

지은이 낸시
펴낸이 고병욱

기획편집실장 김성수 **책임편집** 김소정 **기획편집** 양춘미 이새봄 **외서기획** 엄정빈
마케팅 이일권 송만석 김재욱 김은지 **디자인** 공희 진미나 백은주
제작 김기창 **관리** 주동은 조재언 신현민 **총무** 문준기 노재경 송민진

사진 필립 **교정교열** 북드림(신정진) **본문 디자인** 북드림

펴낸곳 청림출판(주)
등록 제1989-000026호

본사 06048 서울시 강남구 도산대로 38길 11 (논현동 63) 청림출판(주)
제2사옥 10881 경기도 파주시 회동길 173 (문발동 518-6) 청림아트스페이스
전화 02-546-4341 팩스 02-546-8053
홈페이지 www.chungrim.com **이메일** life@chungrim.com
블로그 blog.naver.com/chungrimlife **페이스북** www.facebook.com/chungrimlife

ⓒ 낸시, 2018
ISBN 979-11-88700-13-4 (13690)

- 이 책은 저작권법에 따라 보호를 받는 저작물이므로 무단 전재와 무단 복제를 금합니다.
- 책값은 뒤표지에 있습니다. 잘못된 책은 구입하신 서점에서 바꿔드립니다.
- 청림Life는 청림출판(주)의 논픽션·실용도서 전문 브랜드입니다.
- 이 도서의 국립중앙도서관 출판예정도서목록(CIP)은 서지정보유통지원시스템 홈페이지
  (http://seoji.nl.go.kr)와 국가자료공동목록시스템(http://www.nl.go.kr/kolisnet)에서 이용
  하실 수 있습니다.(CIP제어번호: CIP2018013259)